GREGOR BAUER

# DAS ÜBER NATÜRLICHE

## FAKT ODER FAKE?



weltbuch

*Liebe Leserin, lieber Leser,*

*Gott ist für die einen der Urgrund allen Seins, für die anderen eine Illusion. In diesem Buch mute ich beiden Seiten einiges zu.*
*Aber ich versichere Ihnen: Ich respektiere Ihre Überzeugung und freue mich auf den Austausch mit Ihnen.*

*Ihr Gregor Bauer*


WELTBUCH Verlag GmbH
Sargans/Schweiz

www.weltbuch.com

1. Auflage, Deutsch, 05/2021
ISBN 978-3-906212-82-1

Idee Coverdesign: Elisabeth Bauer
Cover/Buchdesign, Buchsatz, Korrektorat: Weltbuch Verlag
Gesamtproduktion: Weltbuch Verlag

*Für meine Eltern*

# Inhalt

# *1.*
# Zur Einstimmung

„Stellen Sie sich vor, Sie liegen schwer krank in der Klinik. Ein Arzt hat Ihnen eben gesagt, dass Ihre Operation kurzfristig vorgezogen wurde. Sie ist unvermeidlich, aber hochriskant: Entweder sie wird Ihr Leben retten, oder Sie werden aus der Narkose nicht mehr aufwachen. Die Chancen stehen 50:50. Vor der Operation haben Sie noch eine Stunde Zeit. Vor Ihnen liegen ein Stift und ein Schreibblock. Was schreiben Sie an wen?“

Mit dieser Frage wurde ich in einem Seminar konfrontiert, das mich auf meine ehrenamtliche Arbeit als Hospizbegleiter vorbereiten sollte. Was würde ich in dieser Situation tun? Würde ich es schaffen, meinen Lieben etwas Tröstendes zu schreiben? Oder würde meine Hand zu sehr zittern vor lauter Angst? Angst wovor? Vor dem, was nach meinem Tod auf meine Hinterbliebenen zukommen würde – oder vor dem, was mich selbst erwarten würde, sei es das ewige Nichts oder ein anderes Leben in einer völlig unbekannten Dimension?

Erwartet uns denn etwas nach diesem Leben? Was glauben Sie, mal ganz im Ernst? Gibt es jemanden oder etwas, das alles durchdringt, alles übersteigt, allem Sinn gibt und das unsere Seelen erhält, über den Tod hinaus?

Viele halten diese Fragen für unbeantwortbar. In diesem Buch setze ich mich dennoch damit auseinander. Lassen Sie mich skizzieren, warum ich es geschrieben habe und wie ich diese Fragen angehe.

## Warum habe ich dieses Buch geschrieben?

Als ich ein Kind war, verstand sich die Sache noch von selbst: Natürlich gibt es einen Himmel, in den der liebe Gott alle lieben Menschen nach ihrem Tod aufnimmt – und hoffentlich auch meinen Wellensittich. Dass es einen Gott vielleicht gar nicht gibt – dieser Gedanke kam mir erst, als ich bereits in der Pubertät war. Dann aber traf er mich umso heftiger.

Bald änderten sich die Vorzeichen: Die Ablehnung Gottes verband sich mit der Auflehnung gegen erstarrte gesellschaftliche Konventionen – oder gegen das, was ich dafür hielt. Aber nicht an Gott zu glauben blieb eine düstere Angelegenheit: Es bedeutete, der schrecklichen Realität ins Auge zu sehen, dass alles sinnlos ist.

Erst später habe ich gelernt, dass man auch auf optimistische Weise Atheist sein kann. „Neue Atheisten" wie Richard Dawkins (*1941) und Susan Blackmore (*1951) begreifen die Überwindung der Religion als Chance, unbelastet von irrationalen Ängsten das Leben zu genießen. Sie sind überzeugt, dass die Menschen glücklicher wären, wenn sie ihre religiösen Vorstellungen aufgeben würden. Deshalb gehen sie auf Konfrontationskurs zur Religion. Dabei setzen sie vor allem auf Argumente aus den Naturwissenschaften.

Als Jugendlicher konnte ich mir nicht vorstellen, dass Naturwissenschaften oder Mathematik zu der Frage nach Gott und dem Sinn des Lebens irgendetwas beitragen könnten. Sich mit Biologie zu befassen, um dem Rätsel des Lebens auf die Spur zu kommen: Das erschien mir so abwegig, wie sich mit der Papierqualität eines Buches zu beschäftigen, statt es zu lesen.

Als sich gegen Ende meiner Pubertät der Glaube an Gott wieder durchsetzte, geschah das nicht durch logische Argumentationsfiguren, sondern durch starke Erlebnisse, die ich religiös deutete. Eines dieser Schlüsselerlebnisse entzündete sich an einem Bändchen, von dessen Umschlag mich ein gesammelter Blick durchdringend anblickte: „Ich und Du“, eine Schrift des jüdischen Religionsphilosophen Martin Buber (1878–1965).

Das Buch aufzuschlagen und die ersten Zeilen zu lesen war eine Offenbarung. Ich war so ergriffen, dass mir gar nicht auffiel, dass Buber nicht etwa argumentierte oder begründete, sondern behauptete: So ist es. Er tat das so überzeugend, dass ich ihm unwillkürlich glaubte.

Wie konnte das geschehen? Später dachte ich mir: Offenbar haben wir Menschen ein tiefes Bedürfnis zu glauben. Wenn wir zur richtigen Zeit und in der richtigen Weise darauf angesprochen werden, dann geben wir alle Bedenken auf und glauben, auch ohne Gründe.

Ich fragte mich: Wie soll ich mit diesem Verlangen nach Glauben umgehen? Soll ich mich ihm überlassen, um zu Gott zu finden? Oder soll ich diesem Bedürfnis widerstehen, um keinen Wahnvorstellungen zu erliegen?

Nach einer chaotischen Pubertät wollte ich mich neu sortieren und dabei alles richtig machen. Ich wurde sehr fromm, auf eine unnatürlich bigotte Art, wie ich es heute sehe. Überzeugt, dass ich die Existenz Gottes beweisen könne, begann ich, Philosophie zu studieren. Kants „Kritik der reinen Vernunft“ (1787) überzeugte mich jedoch davon, dass man Gott nicht beweisen kann. Ich gewann den Eindruck, dass die Philosophie sich heute nicht mehr mit der Frage nach Gott beschäftigt, und verlor deshalb das Interesse an ihr.

Als meine Tochter und mein Sohn heranwuchsen, erlebte ich erneut, dass in der Religion Kräfte schlummern, denen rational nur schwer beizukommen ist: Eine Sehnsucht wurde in mir übermächtig, meine Kinder in denselben katholischen Traditionen aufwachsen zu sehen, mit denen ich selbst als Kind glücklich gewesen war. Aber was mir damals Geborgenheit gegeben hatte, ließ sich nicht mehr wiederherstellen.

Die Bindekraft religiöser Traditionen erlebte ich erneut, als ich 2016 aus dem Texter- in den Lehrberuf wechselte, um Geflüchtete in Deutsch zu unterrichten. Aber ich erfuhr auch, dass sich nicht wenige Geflüchtete von dem Glauben ihrer Vorfahren abwenden. Oft sind sie aufgebracht wegen des entmündigenden religiösen Zwangs, dem sie in ihren Heimatländern ausgesetzt waren.

Unsere Religionsfreiheit ist äußerst attraktiv für Menschen, die das Gegenteil kennenlernen mussten. Aber wie frei sind wir wirklich in unserer Entscheidung? Bin ich durch meine Erziehung nicht viel zu stark vorgeprägt, als dass ich die Argumente der Gegenseite überhaupt noch aufnehmen könnte?

Falls es so sein sollte, würde mein Glaube auf tönernen Füßen stehen. Deshalb wollte ich der Sache auf den Grund gehen: Schaffe ich es, die Argumente, die gegen meine Überzeugung sprechen, mindestens genauso ernst zu nehmen wie die Argumente, die mich bestätigen? Die Frage, ob es etwas Übernatürliches gibt, ist mir zu wichtig, als dass ich beiseite schieben dürfte, was dagegen spricht. Zumal wenn es von Wissenschaftlern kommt. Ob Pro oder Contra, alles muss auf den Tisch. Dieses Buch ist mein Versuch, diesem Anspruch gerecht zu werden.

## Warum glauben wir, was wir glauben?

Mit welchen Traditionen sind Sie aufgewachsen? Wie stehen Sie heute dazu? Falls Ihre Traditionen Sie mittlerweile nicht mehr überzeugen sollten: Könnten Sie es sich leisten, mit ihnen zu brechen? Oder würden Ihre Lieben Ihnen das nicht verzeihen – sei es Ihre Familie, seien es Freunde oder Kolleginnen? Vielleicht haben Sie auch bereits zu viel für Ihre Religion geopfert, um noch an ihr zweifeln zu können?

Falls Sie aber bereits mit Ihrer Familientradition gebrochen haben sollten: Haben Sie das wirklich? So mancher – oder manche – wechselt zwar seine Weltanschauung, bemerkt aber nicht, dass er in seiner neuen Überzeugung genauso verbissen intolerant ist wie die Autoritäten, die er meint überwunden zu haben.

Machen wir uns nicht alle Illusionen über unsere Chancen, zu einer eigenen, rational begründeten Weltanschauung zu kommen? Zu viel steht auf dem Spiel. Nicht nur für religiöse Menschen: Auch im Atheismus kann man sich wohl fühlen und Halt finden. Dann muss man einen hohen Preis zahlen, wenn man seinen Atheismus aufgibt.

Religiöse Menschen, die zweifeln, bekommen es mit der Angst zu tun, dass mit dem Tod alles aus sein könnte. Atheistinnen, die zweifeln, erschrecken vielleicht genauso vor dem Gegenteil: dass die Seele nach dem Tod weiterleben könnte. So oder so binden wir das Urvertrauen, ohne das wir nicht leben können, an die Weltanschauung, die uns liegt.

Wie steht es also? Gibt es eine transzendente Dimension? Oder haben die Atheisten Recht, die diese Zuversicht für vorwissenschaftlich und überholt halten?

Ich möchte diese Alternative etwas genauer formulieren und die Begriffe klären, die ich in diesem Buch verwenden werde:

## Um welchen Konflikt geht es?

Auf der einen Seite stehen alle, die an die Existenz einer Seele glauben, die nach dem Tod weiterlebt, sei es mit oder ohne Wiedergeburt. Dieser Glaube geht fast immer einher mit weiteren Überzeugungen:

- dass der Mensch einen freien Willen hat, sich also für oder gegen das Böse entscheiden kann,
- dass die Welt und das Leben einen Sinn haben, den wir nicht willkürlich selbst setzen können,
- dass es jenseitige Wesen gibt, wie Gott oder Engel.

Einige dieser Menschen hängen einer Religion an, andere bezeichnen sich als spirituell, jedoch religiös ungebunden. Einige glauben als Monotheisten an einen persönlichen Gott, andere haben von der transzendenten

Dimension andere Vorstellungen. Ich werde all diese Menschen gelegentlich als „Gläubige“ bezeichnen, obwohl genau genommen auch Atheisten „Gläubige“ sind: Auch Atheisten glauben etwas, nur eben etwas anderes. Mit „spirituell“ bezeichne ich Menschen, die an etwas Übernatürliches glauben, ob sie sich nun einer bestimmten Religion verpflichtet fühlen oder nicht. „Spirituell“ klingt also offener als „religiös“ und schmeckt mehr nach Freiheit, doch schließen die beiden Begriffe einander nicht aus.

Auch Atheisten nennen sich selbst gelegentlich „spirituell“. Aber wenn ich diesen Begriff in diesem Buch verwende, dann meine ich Menschen, die an etwas Übernatürliches glauben. Statt „das Übernatürliche“ könnte ich auch sagen „das Transzendente“ oder „das Transzendentale“: Diese Begriffe haben in diesem Buch dieselbe Bedeutung.

Auf der anderen Seite stehen diejenigen, die alle religiösen und vergleichbaren spirituellen Vorstellungen ablehnen. Sie vertreten stattdessen ein Weltbild, in dem die Physik restlos alles erklärt. Gegen die erste Partei halten fast alle von ihnen fest:

- Es gibt keine Seele. Das Bewusstsein ist vielmehr vollständig durch hirnphysiologische Prozesse erklärbar. Ein Leben nach dem Tod ist deshalb ausgeschlossen.
- Der Mensch hat die Aufgabe und die Chance, den Sinn seines Lebens selbst zu setzen.
- Es mag Wesen auf anderen Planeten geben, aber jenseitige Wesen und eine transzendentale Dimension gibt es nicht.

Für diese Partei ist die Bezeichnung „Atheistinnen“ gebräuchlich. Deshalb werde ich sie auch so nennen, obwohl das etwas ungenau ist. Denn es gibt sehr wohl Menschen, die zwar an etwas Übernatürliches glauben, nicht jedoch an einen Gott. Sie gehören zur ersten Gruppe der religiös oder spirituell Orientierten. Deshalb verwende ich statt „Atheisten“ auch den präziseren Ausdruck „Naturalisten“. Naturalistinnen und Naturalisten sind überzeugt, dass alles Teil der physischen Natur ist, auch der Geist oder das Bewusstsein.

Der Konflikt zwischen diesen beiden Weltbildern treibt mich um. Ich werde ihn darstellen, umfassend, themenübergreifend und aus wechselnden Perspektiven.

Die Zuspitzung auf den Gegensatz zwischen Naturalismus und Transzendentalismus ist nicht unproblematisch. So gibt es sehr wohl auch Naturalistinnen und Naturalisten, die sich als spirituell bezeichnen. Es gibt Atheistinnen und Atheisten, die an übernatürliche Phänomene glauben, besonders in China, wo im 17. und 18. Jahrhundert unsensible Kirchenmänner den Gottesbegriff in Misskredit brachten. Und es gibt die Unentschiedenen, die „Agnostiker", die den Konflikt für unlösbar halten.

Umso mehr werde ich darauf achten, dass die Zwischentöne nicht verloren gehen. Beispielsweise werde ich den katholischen Theologen Hans Küng (*1928) vorstellen, der den Naturwissenschaften so weit entgegen kommt, dass sich manche Gläubige fragen mögen: Was ist an diesem Weltbild eigentlich noch religiös? Und es wird von Nobelpreisträgern die Rede sein, die über die Wunder der Quantenwelt neue Verbindungen zur Religion herstellen.

Wie gehe ich nun das Thema an? Beginnen wir mit der Frage nach einem Gott.

### Worauf basiert heute die Überzeugungskraft des Atheismus?

Unter Theologen ist die Beschäftigung mit folgender Frage beliebt: Wie kann Gott gleichzeitig allmächtig und gut sein? Wenn Gott das wäre, dann würde er das Leid auf der Erde nicht zulassen. Nun gibt es aber unsägliches Leid, auch von offensichtlich unschuldigen Wesen, von kleinen Kindern beispielsweise, oder auch von Tieren. Wie kann Gott da existieren?

Diese so genannte „Theodizee"-Frage hat zur Voraussetzung, dass wir uns Gott als gleichzeitig allmächtig, gütig und gerecht vorstellen, in einem für uns Menschen begreifbaren Sinn. Das aber ist keineswegs selbstverständlich. Deshalb ist fraglich, ob heute noch gilt, was der Schriftsteller Georg Büchner (1813–1837) noch behaupten konnte: dass das Leid der „Fels des Atheismus" sei.

Natürlich kann es auch heute noch geschehen, dass ein Mensch über einem unerträglichen Schmerz oder angesichts des unermesslichen Leids auf der Welt seinen Glauben an Gott verliert. Aber insgesamt ist das Leid eher der Fels des Glaubens als des Atheismus. Gerade dann, wenn es den Menschen schlecht geht: In Zeiten von Not, Krieg, Armut und Vertreibung, gerade dann nehmen sie ihre Zuflucht zum Glauben. Wo – wie in Nigeria, Mali oder den USA – große Teile der Bevölkerung in Armut leben oder ständig von Armut bedroht sind, da sind die Gotteshäuser voll. Wo jedoch – wie in den skandinavischen Ländern – ein starker Sozialstaat für allgemeinen Wohlstand und materielle Sicherheit sorgt, dort ist das Interesse am Glauben erheblich geringer.

Nein: Der Fels des Atheismus ist heute nicht das Leid, es sind die Naturwissenschaften. Die Auseinandersetzung mit dem naturwissenschaftlich argumentierenden Atheismus zieht sich deshalb wie ein roter Faden durch das gesamte Buch.

## Was erwartet Sie in diesem Buch?

Hier nun ein Überblick über unsere Themen:

**Wissenschaftsgeschichte:** Warum ist es eigentlich zu dem Zerwürfnis zwischen Naturwissenschaft und Glauben gekommen? Um das besser zu verstehen, blicken wir zunächst in die Kirchengeschichte. Lange hat die Kirche versucht, den wissenschaftlichen Fortschritt zu verhindern, auch mit Gewalt. Aber ist der Konflikt zwischen Naturwissenschaft und Religion nicht viel grundsätzlicher?

**Gottesbeweise:** Philosophen und Theologen haben immer wieder versucht, zwingende Beweise für den Glauben an Gott vorzulegen. Offensichtlich konnten sie damit nicht alle Menschen überzeugen. Seit der Philosoph Immanuel Kant (1724–1804) sich die Gottesbeweise vorgeknöpft hat, gelten sie als erledigt. Zu Recht? Und selbst wenn es so ist: Vielleicht ist dennoch der eine oder andere Gedanke darunter, der Sie beeindruckt?

**Evolution:** Der Biologe Richard Dawkins ist überzeugt: Die Evolutionstheorie von Charles Darwin (1809–1882) macht den Glauben an einen Gott überflüssig. Warum ist er sich da so sicher? Wie geht er damit um, dass so viele Menschen unbeeindruckt weiter an einen Gott glauben? Und gelten die Prinzipien der Evolution absolut, wie Dawkins lehrt, oder stoßen sie an Grenzen?

**Hirnforschung:** Hirnforscher fühlen sich jeden Tag mehr darin bestätigt, dass unser Bewusstsein ausschließlich physiologische Ursachen hat. So sieht das auch Daniel C. Dennett (*1942). Er glaubt erklären zu können, wie sich das Bewusstsein aus unbewussten Anfängen heraus entwickelt hat. Wie macht er das? Und würde das wirklich bedeuten, dass wir keine unsterbliche Seele haben?

**Quantenmechanik**: Der Geist ist nichts als ein Nebenprodukt komplexer Materie? Widerspruch gegen diese These kommt auch aus den Naturwissenschaften selbst: Was meinen wir, wenn wir „Materie" sagen? Besteht Materie überhaupt aus Materie? Warum verhalten sich Elementarteilchen anders, wenn sie beobachtet werden? Wie kann es sein, dass verschränkte Teilchen unabhängig von Zeit und Raum miteinander kommunizieren? So fragen Quantenmechaniker. Religiös und spirituell orientierte Menschen knüpfen daran große Erwartungen. Zu Recht?

**Naturwissenschaft als Segen und Alptraum**: Niemand will auf Naturwissenschaft und Technik verzichten. Aber durch sie sind wir auch bedroht von Atomwaffen, Klimawandel, Artensterben, digitaler Überwachung, Genmanipulation und Künstlicher Intelligenz. Dürfen wir den Wissenschaftlern noch vertrauen? Müssen wir ihrem Einfluss Grenzen setzen? Auch ihrem Einfluss auf unsere Glaubensentscheidungen?

**Theologie**: Sind Evolutionstheorie und der Glaube an ein ewiges Leben Gegensätze? Nein, sagen moderne Theologinnen. Sie halten die Naturwissenschaften und die Religion für vereinbar. Das meint auch Hans Küng (*1928), einer der meistgelesenen Theologen der Gegenwart. Wie argumentiert er? Und was bleibt von der transzendenten Dimension, wenn man das heutige naturwissenschaftliche Weltbild uneingeschränkt akzeptiert?

**Parapsychologie**: Wenn eine Weltanschauung so selbstsicher auftritt wie die naturwissenschaftliche, dann liegt die Frage nahe: Gibt es Phänomene, die mit diesem Weltbild in Widerspruch stehen, sei es tatsächlich oder scheinbar? Parapsychologen arbeiten daran, solche Phänomene aufzuspüren. Was ist ihnen bisher gelungen? Wie reagieren anerkannte Wissenschaftler darauf? Und wie verhalten sich parapsychologische Forschung und religiöse Wunder zueinander?

**Nahtoderfahrungen:** Viele Menschen machen an der Grenze zum Tod tiefe seelische Erfahrungen. Danach ist für sie nichts mehr wie zuvor: Materielle Ziele werden unwichtig, die Liebe wird zum zentralen Lebensinhalt, und an einem Leben nach dem Tod gibt es für diese Menschen keinen Zweifel mehr. Wie begründen sie ihre Zuversicht? Und was sagt dazu ihre schärfste Gegnerin, die Ex-Parapsychologin Susan Blackmore?

**Tod:** Was bleibt von all unseren Argumenten für oder gegen den Glauben an einen Gott, wenn wir eines Tages im Sterben liegen? Werden wir dann immer noch sicher sein, was danach kommt – sei es, dass uns das erlösende Nichts erwartet, sei es, dass unsere Seele weiterlebt? Natürlich können wir das vorher nicht wissen. Aber ich möchte Ihnen doch weitergeben, was mir Hospiz-Mitarbeiterinnen dazu gesagt haben, die schon viele Menschen in ihren letzten Tagen und Stunden begleitet haben. Und ich stelle Ihnen Christopher Hitchens (1949–2011) vor. Der Autor hat, schwer an Krebs erkrankt, bis kurz vor seinem Tod geschrieben und ist bis zuletzt ein Atheist geblieben.

## Was erwartet Sie in diesem Buch nicht?

Nicht beschäftigen werde ich mich mit Atheisten, die gegen einen Gott vor allem moralisch argumentieren, wie Friedrich Nietzsche (1844–1900) oder Albert Camus (1913–1960). Denn uns interessiert hier weniger, ob Gott etwas vorzuwerfen sei, sondern ob Gott – oder wie immer wir das Transzendente nennen wollen – tatsächlich existiert.

Beiseite lasse ich auch Atheisten, die die Religion pathologisieren, also als etwas Krankhaftes betrachten, wie Ludwig Feuerbach (1804–1872), Karl Marx (1818–1883) oder Sigmund Freud (1856–1939). Denn auch sie tragen wenig zu der Frage bei, die uns hier vor allem beschäftigt: ob es eine transzendente Wirklichkeit gibt oder nicht.

Nicht eingehen werde ich auch auf die spezifischen Vorstellungen der verschiedenen Religionen. Was die christlichen Kirchen voneinander unterscheidet, warum Muslime den Ramadan begehen oder welche buddhistischen Schulen es gibt: All das wird uns hier nicht beschäftigen.

Ich konzentriere mich auf das, was die Transzendenz-Gläubigen gemeinsam haben, und auf das, was die Naturalisten dagegen einzuwenden haben.

Ich wünsche Ihnen eine anregende Lektüre.

***Gregor Bauer***
Düren, im April 2021

# 2.
# Wissenschaftsgeschichte: Was haben Naturwissenschaft und Religion einander angetan?

„Engel haben an der Universität nichts zu suchen." So hat mein Philosophie-Professor klargestellt, was er davon hält, wenn die Religion Einfluss nehmen will auf die Wissenschaft: nichts.

Und dafür hat er gute Gründe, wie die Geschichte der Naturwissenschaften zeigt. Hat die Religion der Wissenschaft nicht lang genug Knüppel zwischen die Beine geworfen? Waren es nicht die Mythen der Frommen, die der Einsicht in die Naturgesetze im Weg standen? Hat sich der Glaube an Gott und die Unsterblichkeit nicht mit Evolutionstheorie und Hirnforschung erledigt?

Dieser Eindruck liegt nahe. Aber seien wir nicht voreilig: Wie wir das Verhältnis von Naturwissenschaft und Religion sehen, ist auch eine Frage der Perspektive. Deshalb möchte ich die Geschichte der Naturwissenschaften zweimal knapp skizzieren, von gegensätzlichen Standpunkten aus.

Zur Skizze 1: Hier orientiere ich mich vor allem an:

- Lars Jaeger (2015): Die Naturwissenschaften. Eine Biographie

Jaeger (*1969), Physiker und Unternehmer, ist ziemlich sauer auf die Kirche, weil sie seinen Kollegen immer wieder das Leben schwer gemacht hat. Für ihn als Naturalist ist klar: Religion ist als vorwissenschaftliches Denken zu überwinden und durch Wissenschaft zu ersetzen.

## Wie alt ist der Konflikt zwischen Wissenschaft und Religion?

Die Geschichte der Naturwissenschaften konnte, so Jaeger, überhaupt erst beginnen, als Menschen zum ersten Mal religiöse Mythen als Erklärung für natürliche Vorgänge ausschlossen. So gesehen, war Anti-Religiosität von Anfang an ein Merkmal der Naturwissenschaften.

Die frühesten Überlieferungen einer solchen Geisteshaltung stammen aus der „Achsenzeit": So bezeichnete der Philosoph Karl Jaspers (1883–1969) die Zeitspanne von etwa 800 bis 200 vor Christus. Damals wurden in China, Indien, Palästina, Persien und Griechenland die geistigen Grundlagen gelegt, die die Menschheit heute noch prägen. Für das Verhältnis von Religion und Wissenschaft besonders wichtig wurde die ionische Revolution der „Vorsokratiker" in den griechischen Kolonien des sechsten Jahrhunderts.

Der erste von ihnen, Thales von Milet (ca. 624–547 v. Chr.), ist auch der erste, von dem wir wissen, dass er die Welt rational erklärte: Alles, was es gibt, führte er auf nur eine einzige Grundsubstanz zurück – auf Wasser. Weitere vorsokratische Entmythologisierer waren:

- Anaximander (ca. 610–545 v. Chr.). Er führte Gewitter nicht mehr auf einen blitzeschleudernden Zeus zurück, sondern erklärte sie als Folge platzender Druckluftwolken.
- Heraklit (ca. 544–484 v. Chr.) verachtete den überlieferten Volksglauben und hielt sich stattdessen an seine eigenen Sinne.
- Parmenides (ca. 540–470 v. Chr.) setzte radikal auf den bloßen Verstand.
- Demokrit (ca. 460 – ca. 370 v. Chr.) und sein Vorgänger Leukipp (5. Jh.) erklärten alles, was überhaupt existiert, mit unterschiedlich zusammengesetzten Atomen im leeren Raum.

Die Anhänger der Religion haben solche Auffassungen schon sehr früh als bedrohlich empfunden und erbittert bekämpft:

- Anaxagoras (ca. 500–428 v. Chr.) entging nur knapp der Hinrichtung. Sein Verbrechen: Er hatte behauptet, dass die Sonne nicht ein Gott sei, sondern ein glühender Steinhaufen.
- Sokrates (469–399 v. Chr.) wurde als Lehrer des kritischen Denkens zum Tod verurteilt.
- Aristoteles (384–322 v. Chr.) floh aus Athen, als er wegen angeblicher Gotteslästerung mit dem Todesurteil rechnen musste.

### Wann war die erste Blütezeit von Wissenschaft und Technik?

Das wissenschaftliche Denken war jedoch nicht mehr aufzuhalten – jedenfalls zunächst nicht: Nach Aristoteles und bis ins späte zweite Jahrhundert nach Christus hinein kam es zu einer wahren Explosion des Wissens in der gesamten griechischsprachigen Welt, also von Sizilien über Südosteuropa, Kleinasien, Ägypten und Syrien bis ans Schwarze Meer.

Es war die Zeit des Hellenismus. Ob Seefahrt, Ackerbau, Bergbau oder Militär: Überall wurde ein erstaunlich hoher technologischer Stand erreicht. Naturforscher kamen modernen wissenschaftlichen Erkenntnissen und Methoden bereits sehr nahe:

- Aristarchos von Samos (310 bis um 230 v. Chr.) lehrte, dass sich die Erde um die Sonne drehe. Die Kirche sträubte sich gegen diese Einsicht noch 19 Jahrhunderte später mit Händen und Füßen.
- Archimedes von Syrakus (287–212 v. Chr.) kombinierte schon Experimente mit mathematischen Methoden.

Damit wurde Archimedes zum Vorläufer der wissenschaftlichen Revolution, die noch 1700 Jahre auf sich warten ließ.

Auch andere hellenistische Forscher betrieben bereits Wissenschaft im heutigen Sinn: Sie experimentierten und schlossen von Einzel-Phänomenen auf allgemeine Erkenntnisse (Induktion).

Auch anatomische Untersuchungen an menschlichen Leichen gab es damals schon, wenn auch gegen die religiösen Verbote der Zeit. Auf diese Weise entdeckte der Mediziner Herophilos von Chalkedon (ca. 330–255 v. Chr.) zusammen mit Erasistratos von Keos (ca. 305–250 v. Chr.) den Unterschied zwischen Arterien und Venen. Der geriet im christlichen Mittelalter (ca. 500–1500 n. Chr.) wieder in Vergessenheit, wie viele andere wissenschaftliche Erkenntnisse des Hellenismus. Warum wohl?

## Warum fiel das Mittelalter hinter den Hellenismus zurück?

In der mittelalterlichen Medizin wurden Herophilos und Erasistratos ersetzt durch Galen (129 oder 131 bis 205 oder 215 v. Chr.). Medizinisch war das ein Rückschritt, denn Galens Anatomiekenntnisse basierten auf der Untersuchung von Tierkörpern, nicht von menschlichen Leichen. Aber Galen passte besser zur herrschenden religiösen Ideologie. Denn er betrachtete den menschlichen Körper als Ausdruck göttlicher Macht und Perfektion.

Die christliche Religion, seit dem vierten Jahrhundert nach Christus im Römischen Reich tonangebend, wurde bald zur alles beherrschenden Ideologie. Vom Wesen her autoritär und dogmatisch, war ihr kritisches Denken nicht in die Wiege gelegt. Zur wissenschaftlichen Forschung verhielt sie sich immer wieder gleichgültig bis feindselig.

Besonders vernichtend fällt Jaegers Urteil über die Zeit vom fünften bis zum frühen elften Jahrhundert aus: Er charakterisiert sie als Epoche des kompletten intellektuellen Zerfalls und des Vergessens antiken Wissens. Andere Denktraditionen als die platonische blieben für Jahrhunderte unbekannt.

Erst ab dem 13. Jahrhundert konnte der Verfall des wissenschaftlichen Denkens aufgehalten werden. Selbstständiges naturwissenschaftliches Denken und Forschen gab es in Westeuropa erst wieder ab dem 15. Jahrhundert, als die Kirche bereits ziemlich schwächelte.

## Wie hat die islamische Welt im Mittelalter die Wissenschaften gefördert?

An der deprimierenden Situation intellektuellen Stillstands änderte sich erst etwas, als Europa im zwölften Jahrhundert in direkten Kontakt mit arabischen Gelehrten kam. Ist die islamische Religion also wissenschaftsfreundlicher als die christliche?

Jahrhundertelang sah es so aus. Von 750 bis 1250, während ihres „goldenen Zeitalters“, waren arabische Gelehrte den westeuropäischen in Wissenschaft und Technologie weit überlegen.

- Algorismi (ca. 780 bis 835 oder 850) entwickelte das heute noch gültige arabische Zahlensystem.
- Alhazen (ca. 965 bis ca. 1040) war der erste, der im Mittelalter wieder Experimente durchführte. Unter anderem schuf er Grundlagen für die perspektivische Malerei der frühen Renaissance.
- Avicenna (980–1037) wurde – neben Hippokrates und Galen – zur dritten medizinischen Lehrautorität des späten Mittelalters.
- Averroës (1126–1198) übte als Übersetzer und Kommentator des Aristoteles sowie als Verfasser einer medizinischen Enzyklopädie großen Einfluss auf die mittelalterliche Scholastik aus.

Nur dank arabischer Übersetzungen, die ins Lateinische übertragen wurden, war Aristoteles seit dem 12. und 13. Jahrhundert westlichen christlichen Gelehrten zugänglich. Und ohne die Vorleistungen arabischer Astronomen hätte Nikolaus Kopernikus (1473–1543) wohl kaum seine kopernikanische Wende vollzogen, hin zu einem Weltbild, in dem die Erde sich um die Sonne dreht.

Diese wissenschaftlichen Leistungen der arabischen Welt waren möglich, solange im Islam die wissenschaftsfreundliche Mu'tazili-Schule tonangebend war. Mit der Zeit gewann jedoch die rigoros orthodoxe Ash'ari-Schule die Oberhand. Sie begegnete den Wissenschaften mit Misstrauen.

Im arabischen Raum wurde die Religion also strenger, während sie gleichzeitig im christlichen Westeuropa schwächer wurde. Damit hängt es zusammen, dass sich die großen naturwissenschaftlichen und technischen Umwälzungen ab dem 17. Jahrhundert im christlichen Abendland abspielten.

Merke also: Je schwächer die Religion ist, egal welche, desto besser steht es um die Wissenschaft.

## Wie begann die wissenschaftliche Revolution?

Zu Beginn des 16. Jahrhunderts war die Kirche bereits so schwach, dass die wissenschaftliche Revolution ihren Lauf nehmen konnte: In Europa hatte Mitte des 14. Jahrhunderts die Pest gewütet. Etwa 25 Millionen Menschen hatte sie getötet, ein Drittel der damaligen Bevölkerung. In dieser dramatischen Lage hatte sich die Kirche als überfordert erwiesen. Ihre Gebete und Bußübungen hatten dem Schwarzen Tod nichts anhaben können. Deshalb begannen die Ärzte nun, sich mit den körperlichen Ursachen der Krankheit zu beschäftigen.

Das Massensterben dünnte die Hierarchien aus, auf denen sich die Macht der Kirche gegründet hatte. So konnten neue wirtschaftliche und politische Kräfte an Boden gewinnen, die Wissenschaft und Technik schätzten und förderten. Die Erfindung des Buchdrucks um 1450 eröffnete neue Möglichkeiten des Gedankenaustauschs an der kirchlichen Kontrolle vorbei.

Nun schlug in Westeuropa die Stunde der wissenschaftlichen Schriften aus der Zeit des Hellenismus. Vermittelt wurden sie unter anderem durch griechische Flüchtlinge aus Byzanz, das ab 1453 im Osmanischen Weltreich aufging. Ihre wiederentdeckten Erkenntnisse und Methoden beflügelten die westlichen Gelehrten. Unterdessen wurde 1485 bei den Osmanen der Buchdruck verboten: eine religiös motivierte Entscheidung mit fatalen Folgen für die Konkurrenzfähigkeit der islamischen Welt.
So ereignete sich in Westeuropa von 1500 bis 1700 einer der bedeutendsten Umbrüche der Menschheitsgeschichte.

## Warum bekämpfte die Kirche die Freiheit der Wissenschaften?

Die Macht der Kirche war freilich noch lange nicht überwunden. Zwar war sie durch die Auszehrungen der Pestzeit sowie – seit dem frühen 16. Jahrhundert – durch die Kirchenspaltung bereits angezählt. Aber das machte sie zunächst eher noch gefährlicher. Denn noch lange versuchte die Kirche, das Rad der Geschichte zurückzudrehen und ihre alles beherrschende Stellung zurückzuerlangen.

Dabei schreckten die geistlichen Autoritäten auch vor äußerster Brutalität nicht zurück – in bester Absicht, wohlgemerkt: Sie waren überzeugt, dass alle Andersgläubigen in der Verdammnis enden würden. Deshalb mussten sie verhindern, dass der Irrtum noch mehr Menschen anstecken und in die Hölle ziehen würde. So glaubten die Inquisitoren auch verantwortlich zu handeln, als sie 1633 den Astronomen Galilei unter Androhung der Folter zwangen, seine wissenschaftlichen Erkenntnisse zu widerrufen.

Die kirchliche Ideologie rechtfertigte also die Folterung und Hinrichtung von Menschen, die sich nichts anderes hatten zuschulden kommen lassen, als wissenschaftliche Forschung zu betreiben. Brauchen wir uns da zu wundern, wenn Wissenschaftler auf Kirche und Religion nicht gut zu sprechen sind?

Galilei (1564–1642) hatte bestritten, dass die Erde der unbewegliche Mittelpunkt der Welt sei, wie die Kirche lehrte. Vielmehr drehe sich die Erde um die Sonne. Das durfte nicht sein. Denn dadurch hätte der Mensch seine zentrale Stellung im Kosmos verloren.

Dass die Idee mit der Sonne als Zentralgestirn nicht neu war, haben wir gesehen: Sie war in hellenistischer Zeit von Aristarchos vertreten worden. Die mittelalterliche Kirche hielt es jedoch mit dem Weltbild des Claudius Ptolemäus (100–160 n. Chr.), der – wie Aristoteles – die Erde als Mittelpunkt des Alls betrachtete.

Als 1543 Kopernikus die Erde wieder auf die Reise um die Sonne schickte, war die Kirche davon zunächst sogar angetan. Denn anhand seiner

Berechnungen ließ sich auch der kirchliche Kalender genauer bestimmen. Erst 1616 ließ sie sein Werk „De revolutionibus orbium coelestium" verbieten. Da hatte der Protestant Johannes Kepler (1571–1630) bereits festgestellt, dass die Planetenbahnen elliptisch verlaufen – zur Bestürzung der frommen Astronomen, die durch die unschönen Ellipsen den christlichen Glauben an die Perfektion der Schöpfung gefährdet sahen.

Seit 1609 konnte Galilei den Himmel durch ein Fernrohr beobachten. Was er sah, bestätigte, dass die Erde sich um die Sonne drehte. Da es der Kirche an Argumenten fehlte, nötigte sie ihren renitenten Sohn schließlich zum Einlenken durch eine Warnung vor dem Tod auf dem Scheiterhaufen.

Mit der Zeit akzeptierte aber auch die Kirche die unbestreitbaren kosmologischen Tatsachen. Sie passte ihr Weltbild an und besann sich darauf, dass mathematisch derart präzise Naturgesetze doch nur von ihrem Gott eingerichtet sein konnten.

Das sahen auch die Wissenschaftler lange so. Bis hin zu Galilei und Newton glaubten sie noch, dass hinter den Naturgesetzen eine höchste göttliche Instanz stecke, die mit der Natur auch ihre Gesetze erschaffen habe. Sie hatten sich eben noch nicht ganz von den kirchlichen Dogmen der Vergangenheit befreit, meint Jaeger. Doch je mehr die Wissenschaftler erkannten, umso weniger erschien ihnen eine Rückführung natürlicher Phänomene und Gesetze auf einen Gott überzeugend.

## Wie wandelte sich das Leben der Menschen im 19. Jahrhundert?

Im 19. Jahrhundert änderten Naturwissenschaft und Technik das Leben der Menschen Schlag auf Schlag. Am Ende des Jahrhunderts wurden Waren in der Massenproduktion hundertmal schneller gefertigt als zu seinem Beginn. Die Städte waren nachts von elektrischem Licht erleuchtet, die Menschen konnten telefonieren, mit der Eisenbahn oder in den ersten Autos fahren. Auch die Nahrungsproduktion wurde durch neue Agrartechnologien komplett umgewälzt. All das lässt sich verstehen als Triumph des naturwissenschaftlichen über das religiöse Denken: Die Kirche hatte während des gesamten Mittelalters nichts Vergleichbares zustande gebracht.

Um Arbeit zu finden, zogen die Menschen scharenweise aus ihren Dörfern in die Nähe der Fabriken. Der Kirche gelang es nicht, die Verbindung zu den entwurzelten Menschen aufrechtzuerhalten: Die Proletarier gaben dem harten Realismus eines Karl Marx den Vorzug vor den rückwärts gewandten Träumen der Romantik mit ihrem verklärenden Blick auf das katholische Mittelalter.

## Wie hat Darwin den Mensch ins Tierreich integriert?

Derweil bereitete ein Biologe den schärfsten Angriff auf das christliche Menschenbild vor, den die kirchliche Lehre seit dem Aufkommen der Naturwissenschaften hatte verkraften müssen: Charles Darwin (1809–1882).

Die Vorarbeit hatten die Geologen geleistet: Sie hatten zunehmend erkannt, dass die Erde viel älter sei als in der Bibel behauptet. Lange hatte man der Bibel entnommen, dass die Erde vor wenigen tausend Jahren von einem Gott erschaffen worden sei, komplett in ihrer heutigen Gestalt. Noch 1654 errechnete der Theologe James Usher die Entstehung der Erde auf den Vormittag des 23. Oktober 4004 vor Christus. Da hätte das Leben gerade mal ein paar tausend Jahre Zeit gehabt, sich zu entwickeln.

Nun also machten die neuen erdgeschichtlichen Dimensionen den Weg frei für Darwins Evolutionstheorie. Unter anderem auf einer Weltreise hatte er unzählige Belege dafür zusammengetragen: Die Lebewesen sind nicht von einem Gott fertig erschaffen worden, sondern sie haben sich unabhängig voneinander entwickelt, in unzähligen kleinen Schritten. Die verschiedenen Arten lassen sich auf gemeinsame Vorfahren zurückführen.

Darwin zögerte lange, diese neuen Ideen zu veröffentlichen. Als er sie schließlich 1859 in seinem Werk „Über die Entstehung der Arten“

ausführlich darlegte, wusste er, dass er ein gesellschaftliches Erdbeben auslösen würde. Denn nun waren die unterschiedlichen Pflanzen- und Tierarten nicht länger von einem Gott erschaffene Geschöpfe. Stattdessen waren sie ohne göttliches Zutun allein aus ihren Lebensbedingungen heraus natürlich erklärbar. Und wenn sich dies für Farne, Schildkröten und Affen zeigen ließe: Warum dann nicht auch für den Menschen?

Tatsächlich legte Darwin 1871 noch einmal nach und beschrieb auch den Menschen als ein evolutionär sich stetig weiterentwickelndes Tier, mit Vorfahren, die es mit den Affen teilte, und nahen Verwandten, die ausgestorben waren. Der Mensch, in der Bibel das Werk Gottes und der einsame Höhepunkt seiner Schöpfung, war geschrumpft zu einem Tier, dessen Entstehung rein natürlich erklärbar war.

Lars Jaeger schildert den gewaltigen Widerstand aus religiösen Kreisen gegen diese Theorie, aber auch gegen andere wissenschaftliche Erkenntnisse. Immer wieder hat die Kirche den wissenschaftlichen Fortschritt behindert, bis sie nach heftiger Gegenwehr schließlich doch einsehen musste, dass die Wissenschaft Recht hat. Stück um Stück musste sie vor der Wissenschaft zurückweichen.

### Widerlegt die Biologie den Glauben an eine unsterbliche Seele?

Der Widerstand gegen Darwins Evolutionstheorie ist bis heute nicht verstummt. Im christlichen Raum sind es vor allem evangelikale Kreise, die sie nach wie vor bekämpfen. Unter Muslimen weltweit wird sie wohl mehrheitlich abgelehnt.

Die Beunruhigung über die Evolutionstheorie in konservativ-religiösen Kreisen ist berechtigter, als moderne Theologen zugeben mögen.

Viele Gläubige fragen: Folgt aus der Evolution, dass der Mensch keine Seele hat und damit auch kein ewiges Leben? Und tatsächlich wird die

Evolutionstheorie von Biologinnen und Biologen sehr wohl verstanden als Angriff auf den Glauben an eine Seele und ein ewiges Leben.

Wie der Schöpfergott, so ist aus Sicht der Biologen auch die Seele ein religiöser Mythos, der der naturwissenschaftlichen Erkenntnis im Wege steht und früher oder später weichen muss. An seine Stelle treten die Erkenntnisse der Evolutionstheorie. Mit ihr wird längst nicht mehr nur die Entstehung der Arten erklärt. Sie ist auch mehr als der aussichtsreichste Kandidat für die Erklärung von Leben und Bewusstsein: Inzwischen gilt die Evolution als das umfassendste Prinzip überhaupt. Sie ist grundlegend geworden für die Erklärung des gesamten Kosmos.

An der Widerlegung des Glaubens an die Seele arbeiten heute viele Hirnforscher. Sie sind überzeugt, dass das Bewusstsein keiner übernatürlichen Erklärung bedarf, sondern ausschließlich ein Produkt physikalischer und chemischer Prozesse ist. Täglich sammeln sie mehr Erkenntnisse, die diese Hypothese bestätigen. Noch steht der Beweis aus, doch früher oder später, so sind sie überzeugt, wird er genauso kommen wie einst der Beweis der elliptischen Planetenbahnen.

Wie wird es weitergehen? Wird sich die Religion, von überholten Vorstellungen befreit, im Angesicht der Wissenschaft behaupten können? Sind nur rückständige Fundamentalismen in Gefahr, die wir vielleicht ohnehin nicht wollen? Oder wird die Wissenschaft irgendwann die Religion selbst widerlegen? Und mit ihr überhaupt jede Hoffnung auf einen transzendenten Sinn und auf ein Weiterleben der Seele nach dem Tod? Ist es vielleicht heute schon so weit, und es hat sich nur noch nicht überall herumgesprochen?

So weit Skizze 1. Nun zu Skizze 2: Gibt es Gründe, Religion und Spiritualität in einem positiveren Licht zu sehen?

## Was hat die Religion zu ihrer Verteidigung vorzutragen?

Zurück zu den Naturphilosophen der griechischen Antike: Haben sie wirklich die Religion verworfen, um die Welt aus rein natürlichen Ursachen zu erklären?

Im Grunde lässt sich das von keinem einzigen der Vorsokratiker behaupten:

- Thales, der früheste unter den ionischen Revolutionären, bekannte, dass alles erfüllt von Göttern sei.
- Anaximander – der mit den platzenden Druckluftwolken – sah in der Natur ein religiöses Grundgesetz am Werk: das nicht menschengemachte moralische Prinzip von Schuld und Sühne.
- Xenophanes (ca. 570–475) attackierte zwar die überlieferten Götter, bekannte sich aber zum Glauben an eine unveränderliche Gottheit.
- Pythagoras (ca. 570 bis nach 510) galt als der Begründer einer zahlenmystischen Heilslehre.
- Heraklit (ca. 544–484) lehrte einen Gott, der „sich wandelt wie das Feuer".
- Parmenides (ca. 540–470) glaubte, hinter den trügerischen Sinnestäuschungen das ewige Sein zu erkennen.
- Empedokles (*ca. 494) sah in Liebe und Hass elementare Kräfte des Weltalls und lehrte die Seelenwanderung.
- Demokrit, angeblich ein Materialist, lehrte, dass die Menschen alles Gute den Göttern verdankten, während sie das Schlechte sich selbst zuzuschreiben hätten.
- Anaxagoras hielt den Geist nicht – wie heutige Naturalisten – für ein spätes Nebenprodukt komplexer Materie, sondern für ewig: „Alles hat der Geist angeordnet, wie es werden sollte, war und ist".

Grundsätzlich skeptisch gegenüber der Religion waren wohl erst die Sophisten (ca. 450 bis ca. 380 v. Chr.), eine Gruppe pragmatischer Gebildeter, die nützliche Kenntnisse gegen Geld weitergaben. Doch auch sie haben die Existenz der Götter nicht ausgeschlossen.

Ihr Zeitgenosse Sokrates (469–399) war zwar berüchtigt für seine Methode, alles zu hinterfragen und in Zweifel zu ziehen, auch das Weiterleben nach dem Tod. Dennoch bekannte er sich bis zuletzt zum Glauben an die Götter. Und Epikur (um 341 bis 271 oder 270) glaubte zwar nicht an ein Leben nach dem Tod, aber eben doch an Götter – die sich freilich für die Schicksale der Menschen nicht interessieren.

Aber warum erwähnen wir das hier überhaupt? Versteht es sich nicht von selbst, dass die Philosophen der Antike keine Atheisten waren? Damals war nun mal der Glaube an Götter so selbstverständlich wie heute das Vertrauen in die Wissenschaften. Kann uns das nicht egal sein? Der religiöse Glaube der Naturphilosophen ist heute überholt. Worauf es ankommt, ist das Neue: die Beiträge, die sie zu einer wissenschaftlichen Welterklärung geleistet haben, die ohne Götter auskommt.

Stimmt das? Oder steckt auch in dem Teil des antiken Erbes, den wir als vorwissenschaftlich abtun, ein Schatz, der uns verloren gegangen ist und den es wieder zu finden gilt?

Warum eigentlich sollten wir nicht nach den Erfahrungen fragen, auf denen die religiöse Zuversicht der Menschen in früheren Zeiten gründete? Denn so erfolgreich moderne Naturwissenschaft und Technik auch sind: Vielleicht ist es ja gerade ihr Erfolg, der sie so sehr berauscht, dass sie die Defizite ihres Welt- und Menschenbildes gar nicht mehr wahrnehmen können?

Doch zurück zum Glauben der alten Griechen: Sokrates und Platon haben gegen die sophistische Skepsis für religiöse Überzeugungen Position bezogen. Und Aristoteles glaubte zwar nicht an ein Weiterleben der Seele nach dem Tod, aber doch an einen Gott, den „unbewegten Beweger".

Was die Kirche in ihren Anfängen angeht: Sicherlich hat ihre religiöse Borniertheit dazu beigetragen, dass das Mittelalter hinter den hellenistischen Stand des Wissens zurückfiel. Doch gab es dafür auch andere Gründe, wie auch Jaeger betont. Insbesondere haben sich die Römer bereits vor der Christianisierung wenig für die abstrakten Naturkenntnisse der hellenistischen Gelehrten interessiert. Worauf sie aus waren, das war der praktische Nutzen, sei er wirtschaftlich, verwaltungstechnisch oder militärisch. Wo der nicht zu erkennen war, gerieten die überlieferten Erkenntnisse in Vergessenheit. Die Römer zerschlugen die hellenistischen Zentren und versklavten große Teile der dortigen griechischen Bevölkerung, lange bevor die Christen an Einfluss gewannen.

Zugegeben: Im Mittelalter hat die strenge Religion den wissenschaftlichen Fortschritt gebremst. Aber es gab auch damals schon Geister, die die Vernunft betonten: die Vertreter der Scholastik, einer streng rationalen, vor allem an Beweisführungen interessierten Denkweise. Auch sie waren religiös, wie Anselm von Canterbury (ca. 1033–1109) und Petrus Abaelardus (1079–1142) sowie später Thomas von Aquin (1225–1274) und sein Lehrer Albertus Magnus (1200–1280), zwei Wegbereiter der modernen Naturwissenschaft.

Als die Scholastik schließlich wegen ihrer fehlenden empirischen Grundlagen und ihrer extremen Theorielastigkeit kritisiert wurde, geschah dies durch einen Franziskanermönch, der sich sehr für Mystik begeisterte: Roger Bacon (1214–1292).

Und was ist mit dem Verfall der arabischen Wissenschaft seit dem 13. Jahrhundert, Folge der rigorosen Strenggläubigkeit der islamischen Ash'ari-Schule? Auch hier sind andere Gründe zumindest mitverantwortlich, die auch Jaeger nicht verschweigt: Vorangegangen waren verheerende Kreuzzüge sowie die Zerstörung Bagdads durch die Mongolen im Jahr 1257. Seit der Entdeckung Amerikas Ende des 15. Jahrhunderts verschaffte sich zudem Westeuropa durch die Ausbeutung des neuen Kontinents wirtschaftliche Vorteile, an denen die islamische Welt nicht teilhatte.

Fromme spätmittelalterliche Theologen waren es, die mit ihren scharfsinnigen Überlegungen den Weg bereiteten für die Einsicht, „dass Gott rational nicht greifbar, dass er nicht in der Art einer logischen Ableitung ‚beweisbar' ist" (von Ditfurth 1982, Seite 193). Ihrer Vorarbeit verdanken wir, dass die Naturwissenschaft sich schließlich von der Theologie lösen und selbstständig forschen konnte.

Im 16. und 17. Jahrhundert hatten die Naturwissenschaftler diese Trennung vollzogen. Sie untersuchten alles, was sich wiegen und messen lässt, experimentell, ohne sich darum zu kümmern, was die Kirche lehrt und was in der Bibel steht. Das bedeutet aber nicht, dass sie alle Bereiche der Wirklichkeit für messbar hielten: Sie unterschieden zwischen der naturwissenschaftlich erfassbaren Welt und der Dimension des Transzendenten, die sie der Kirche und den Theologen überließen.

So sahen das auch die vier Begründer des physikalischen Weltbilds, das bis ins 20. Jahrhundert gültig blieb. Sie wollten keineswegs dem Atheismus den Weg bereiten, der sich heute auf sie beruft. Denn alle vier waren eifrige Christen:

- Kopernikus war Domherr, Doktor des Kirchenrechts und fasziniert von neuplatonischen Spekulationen über die Sonne als materielles Abbild Gottes.
- Kepler war evangelischer Theologe.
- Galilei stand über viele Jahre mit führenden Vertretern der katholischen Kirche in regem Austausch.
- Isaac Newton (1643–1727) beschäftigte sich intensiv mit der Bibel und den Kirchenvätern.

Mit der Zeit stellten die Naturwissenschaftler fest, dass ihre Methoden überwältigend erfolgreich waren. Auf der anderen Seite schafften es die Theologen nicht, über die transzendente Welt irgendwelche beweisbaren Ergebnisse zu erzielen. War also nicht doch die Erklärung von allem, was es gibt, bei den Naturwissenschaftlern am besten aufgehoben?

Früher hatte man übernatürliche Erklärungen für physikalische Phänomene nur aus methodischen Gründen ausgeschlossen: Man wollte ausprobieren, wie weit man mit einer rein natürlichen Erklärung der Welt kommen würde. Doch je besser das klappte, desto mehr Wissenschaftler fragten sich, warum sie überhaupt noch an das Übernatürliche glauben sollten.

So wurde auch Darwin im 19. Jahrhundert in seinem religiösen Glauben durch seine naturwissenschaftliche Beschäftigung stark verunsichert. Er konnte sich keinen freundlichen Schöpfergott vorstellen, der Wesen erschaffen würde wie die parasitären Wespen: Diese lähmen andere Insekten und legen ihre Eier in ihnen ab. Die paralysierten Tiere werden dann von den Wespenlarven aufgefressen, von innen heraus, langsam, bei lebendigem Leib. Solche Monstren sollte dieser Gott erschaffen haben?

Darwin kannte noch viele andere Beispiele für die Grausamkeit der Natur. Auch Schicksalsschläge hatten an der Erschütterung seines Glaubens Anteil, besonders der Tod seiner zehnjährigen Lieblingstocher Annie (1851). Ein entschiedener Atheist war Darwin dennoch nicht. In seinen späten Jahren hat er sich als Agnostiker bezeichnet.

Zugegeben also: Es gibt in den Naturwissenschaften eine historische Entwicklung weg vom Glauben. Aber diese Entwicklung ergriff längst nicht alle Naturwissenschaftler. Gegen diesen Trend stellte sich beispielsweise der Naturforscher, der beinahe zeitgleich mit Darwin eine ganz ähnliche Theorie der Evolution durch natürliche Selektion entwickelt hatte: Alfred Russel Wallace (1823–1913).

Wallace hatte auf seinen Forschungsreisen südostasiatische Stammesgesellschaften kennen gelernt. Dabei fiel ihm auf, dass die Menschen in seiner Heimat England roher und weniger mitfühlend waren. Ob es daran lag, dass die neue, naturwissenschaftliche Weltsicht den Menschen mit ihrer Religion auch ihren moralischen Halt genommen hatte? War der Naturalismus also ungenügend?

Diese Sorge trieb Wallace um, als er 1865 zum ersten Mal an einer spiritistischen Sitzung teilnahm. Sehr zum Ärger Darwins entwickelte er die Überzeugung, dass die menschliche Seele nicht naturalistisch zu erklären sei, sondern einen übernatürlichen Ursprung habe, und vermutete hinter dem Universum einen göttlichen Plan.

An eine unsterbliche Seele glaubte also immerhin einer der beiden „Väter der Evolutionstheorie". Und er war nicht der einzige, der damals schon die Evolutionstheorie mit der Religion für vereinbar hielt: Von Anfang an zählten zu Darwins Unterstützern auch etliche hochrangige Kleriker der anglikanischen Kirche.

Auch nach Wallace hatten keineswegs alle Vordenker der Naturwissenschaften ein naturalistisches Weltbild. Albert Einstein (1879–1955), der mit seiner Relativitätstheorie die Newtonsche Physik ablöste, glaubte zwar nicht an einen persönlichen Gott. Aber er hat offenbar doch eine höhere Intelligenz als Ursache des Universums angenommen. Und von den Pionieren der Quantentheorie glaubten etliche, dass das Bewusstsein der Materie vorausgehe.

Was einige der größten Physiker des 20. Jahrhunderts über Naturwissenschaft und Religion gedacht haben, lässt sich in dem Sammelband „Physik und Transzendenz" von 1986 nachlesen. Herausgeber ist Hans-Peter Dürr (1929–2014), zeitweise der engste Mitarbeiter der Physiker-Legende Werner Heisenberg. Hier beispielhaft einige Stimmen:

- **Max Planck** (1858–1947), mit seinem „Planck'schen Wirkungsquantum" der Begründer der Quantenphysik, empört sich, dass „die Gottlosenbewegung [...] sich mit Eifer die fortschreitende naturwissenschaftliche Erkenntnis zunutze macht und im angeblichen Bunde mit ihr in immer schnellerem Tempo ihre zersetzende Wirkung auf die Völker der Erde in allen ihren Schichten vorantreibt" (Seite 23).
- **James Jeans** (1877–1946), für seine Beiträge zur Kosmogonie ausgezeichnet mit der Goldmedaille der Royal Astronomical Society of London, deutet den Stand der Wissenschaft im Jahr 1931 so: „Der Geist erscheint im Reich der Materie nicht mehr

als ein zufälliger Eindringling; wir beginnen zu ahnen, dass wir ihn eher als den Schöpfer und Beherrscher des Reiches der Materie begrüßen sollten [...]" (Seite 64).

- **Arthur Eddington** (1882–1944), mehrfach von renommierten astronomischen Gesellschaften mit Preisen ausgezeichneter Astrophysiker, mahnt zur Bescheidenheit: Was die Physik zu bieten hat, ist „nicht die Realität selbst, sondern nur ihr Skelett" (Seite 99). Würde ein Engel „die Erde mit Einsteins Augen sehen", so würde er „das Wesentliche übersehen" (Seite 127).
- **Pascual Jordan** (1902–1980), als theoretischer Physiker maßgeblich an der Entwicklung und mathematischen Formulierung der Quantenmechanik beteiligt, hebt hervor, dass „die Vorstellung, dass die Entzauberung der Welt durch die Naturwissenschaft ein *unvermeidliches* Ergebnis naturwissenschaftlicher Forschung sei, auf zeitgebundenem Irrtum beruht". Die „materialistische Naturphilosophie" sei heute „nicht mehr, wie ihre Anhänger gern in Anspruch nehmen, im Einklang mit naturwissenschaftlicher Erkenntnis" (Seite 227).

Bis heute ist es keineswegs so, dass alle Naturwissenschaftlerinnen und Naturwissenschaftler naturalistisch dächten. Der Philosoph Thomas Nagel (*1937), ein atheistischer Kritiker des Neo-Darwinismus, bestreitet, dass heute unter Forscherinnen und Forschern der Naturalismus die vorherrschende Geisteshaltung sei. Nach allem, was er wisse, verträten sie dazu meist keine bestimmte Meinung (Nagel 2016, S. 12f). Nur unter denjenigen Naturwissenschaftlern, die sich überhaupt dazu äußerten, gelte der „reduktive Materialismus" im Allgemeinen als „die einzige ernsthafte Möglichkeit", so Nagel weiter. Aber auch unter ihnen findet man Offenheit für religiöse und spirituelle Auffassungen. Das gilt insbesonders zu Themen der Kosmologie und Quantenphysik, weniger für Evolutionsbiologie und Hirnforschung.

So weit Skizze 2. Vernachlässigen wir nun die Naturwissenschaftlerinnen und Naturwissenschaftler, die der Religion neutral oder positiv gegenberstehen, und halten wir uns an die tonangebenden, die den naturalistischen Standpunkt vertreten. Nach ihnen sind Religionen überholte Systeme aus einer Zeit, in der die Menschen noch keine rationalen Erklärungen für die Rätsel der Welt hatten. Unsere Vorfahren haben sich fromme Geschichten ausgedacht, weil sie es nicht besser wussten. Heute sind wir weiter und müssen deshalb die Religionen hinter uns lassen. Was ergibt sich aus einer solchen Auffassung?

## Was kommt nach der Religion?

Der Philosoph Michael Schmidt-Salomon (*1967) ist Vorstandssprecher der Giordano-Bruno-Stiftung, benannt nach einem italienischen Astronomen, der 1600 von der römischen Inquisition verbrannt wurde. Im Auftrag dieser humanistischen Stiftung verfasste Schmidt-Salomon 2005 ein Dokument, das in Deutschland zu einem der am meisten diskutierten Positionspapiere des Naturalismus wurde: das „Manifest des evolutionären Humanismus".

Schmidt-Salomon formuliert in diesem Manifest Ziele, für die sich einzusetzen lohnt. Das Leben bietet so viel Schönes: das Strahlen eines Kindes, der Duft von frischem Brot, die Nähe eines geliebten Menschen. Wir sollten lernen, all das zu genießen, statt uns von unerfüllbaren Idealen den Kopf verdrehen zu lassen. Vergeuden wir nicht unsere Zeit mit dem vergeblichen Versuch, ein göttliches Wesen zufrieden zu stellen, das es nicht gibt, damit es uns in ein Jenseits einlässt, das nicht existiert. Genießen wir stattdessen das wirkliche Leben in seiner Endlichkeit.

Man mag diese Genussorientierung eigennützig nennen. Aber eigennützig sind wir alle, auch die Streber nach einem Logenplatz im Jenseits. Doch Eigennutz schließt Gemeinsinn und Mitgefühl nicht aus. Wir können unser Leben der Emanzipation widmen, der eigenen und der unserer Mitmenschen. Dann befreien wir uns von der Fixiertheit auf uns selbst und erleben Sinn. Aufzugehen in etwas, das größer ist als wir selbst, ist also kein Privileg der Religiösen. Zwar ist da kein Gott, der unserem Leben Sinn geben könnte, und auch keine mystifizierte Natur. Das bedeutet aber nicht, dass unser Leben sinnlos ist. Im Gegenteil: Ohne einen Gott sind wir frei, uns den Sinn unseres Lebens selbst zu stiften.

Allerdings lehren uns die Naturwissenschaften auch: Wir Menschen stehen nicht im Mittelpunkt eines geordneten Kosmos. Wir sind nur eine flüchtige Randerscheinung, verloren in den riesigen Weiten eines erkaltenden Universums ohne Sinn. Unsere Geschichte ist keine Heilsgeschichte. Aufgetaucht vor einem Sekundenschlag auf der planetaren Uhr, werden wir aussterben wie andere Tiere. Wir sind nicht die erhabene Krone der Schöpfung, sondern eine Variante der Trockennasenprimaten, eine absichtslose Folge evolutionärer Prozesse. Der Irrtum ist uns in die Wiege gelegt. Denn unser Gehirn und unsere Sinne sind nicht darauf ausgerichtet, die Wahrheit zu erkennen, sondern zu überleben und unsere Gene weiterzugeben. Eine Seele haben wir nicht. Ja, wir haben nicht einmal ein Ich. Was uns so erscheint, ist ein Produkt unbewusster neuronaler Prozesse. Unsere Ideale sind Illusionen, unsere Ideen nicht von bleibendem Wert. Was manche von uns in Visionen von einer transzendentalen Welt zu schauen meinen, sind hirnphysiologisch erklärbare Halluzinationen. Wir sind unser Gehirn, nichts weiter. Wenn unser Hirn tot ist, sind wir tot. Die Idee, dass unsere Seele den Tod unseres Körpers überleben könnte, ist wissenschaftlich widerlegt.

Dieses Weltbild Schmidt-Salomons entspricht dem, was Wissenschaftler heute sagen. Ist es auch human? Immerhin nennt Schmidt-Salomon sein Weltbild humanistisch.

Schmidt-Salomon will uns aus entmündigenden Denkverboten befreien und uns ermutigen, unser Leben in die eigene Hand zu nehmen und frei von Unterdrückung unsere Persönlichkeit zu entfalten. Das ist human. Er will uns davon überzeugen, dass wir in einem Universum leben ohne Transzendenz, ohne Hoffnung auf ein Leben nach dem Tod. Das ist human für diejenigen unter uns, die mit dieser Vorstellung gut zurechtkommen. Aber was ist mit den anderen?

An diesem Punkt täuscht sich Schmidt-Salomon, und mit ihm alle, die offensiv einen hoffnungsfrohen Atheismus für alle propagieren: Ihm ist nicht klar, wie schrecklich der Verlust des Glaubens für religiöse Menschen sein kann.

Wer Religion nicht braucht, sollte nicht damit behelligt werden. Es ist in Ordnung, Atheistin oder Atheist zu sein. Aber stellen Sie sich eine Mutter vor, die glaubt, dass ihr tödlich verunglückter Sohn im Jenseits weiterlebt und dass sie ihn dort eines Tages wieder in ihre Arme schließen wird. Wie sollte es für sie eine frohe Botschaft sein, dass das Jenseits wissenschaftlich widerlegt sei?

Es gibt einen naturalistischen Weg, mit dem Tod umzugehen. Aber nicht für alle. Und Schmidt-Salomon will alle überzeugen. Was mich angeht: Ich finde die Vorstellung, dass mit dem Tod alles aus sein soll, unerträglich. Natürlich könnte sie dennoch wahr sein. Aber so lange das nicht mit absoluter Sicherheit feststeht: Warum sollte ich nicht weitersuchen nach Anhaltspunkten für Transzendenz?

Im nächsten Kapitel beschäftigen wir uns mit den Versuchen der Philosophen, Gott zu beweisen. Sind diese Versuche überholt?

# 3.
# Gottesbeweise:
## Hat Kant sie widerlegt?

2007 waren viele Millionen US-Bürger weit über ihre Verhältnisse verschuldet. Angelockt von leichtfertigen Kreditangeboten, hatten sie Immobilien erworben, ohne zu wissen, wie sie ihre Hypotheken jemals abbezahlen sollten. Hatten sie nicht bedacht, dass die hohen Raten sie im Alltag zu sehr einschränken würden, dass sie krank oder arbeitslos werden könnten, dass der Wert ihrer Immobilie sinken, die Zinsen dagegen steigen könnten? Offensichtlich nicht: Die Immobilienblase platzte, zahllose Häuslebauer verloren ihr Dach über dem Kopf.

Bestimmt hatte jeder Investor für seine fatale Fehlentscheidung rational wirkende Gründe. Aber wie viele unvermögende Menschen haben damals solche Gründe lediglich vorgeschoben, um ihren Leichtsinn zu kaschieren? Folgten sie ihrer Vernunft – oder folgten sie in Wirklichkeit gegen jede Vernunft ihrer tiefen Sehnsucht, ein eigenes Heim zu besitzen und darin zu leben?

„Gottesbeweise" sind wie die rational wirkenden Gründe, die wir vorschieben, um unserer Sehnsucht zu folgen. Wirklich relevant sind sie nicht: Wohl keiner der Theologen, die sich im Lauf der Geschichte irgendwelche Gottesbeweise ausgedacht haben, hat aufgrund derartiger Beweise an Gott geglaubt. Ausschlaggebend für ihren Glauben waren wohl eher Motive wie der tiefe Wunsch, dass die Welt sinnvoll gefügt sei, dass in und über allem ein intelligentes und gutes Wesen stehe, dass das Leben mit dem Tod nicht ende und dass dies alles möglichst konform sei mit der religiösen Doktrin der eigenen Familie und Gesellschaft.

Insofern verwundert es nicht, dass das Ergebnis von zwei Jahrtausenden Bemühung um eine rationale Begründung des Glaubens an einen Gott eher mager ist. Oder ist dieses Urteil zu schroff? Findet sich unter den Gottesbeweisen vielleicht doch das eine oder andere Argument, das Sie überzeugen könnte? Immerhin hat sogar Kant, der Zertrümmerer der Gottesbeweise, mindestens ein Argument für den Glauben gelten lassen. Schauen wir uns also die gängigen Gottesbeweise an.

### Der ontologische Beweis: Muss ein Gott existieren, weil er der Größte ist?

Unser erster Gottesbeweis, der „ontologische", stammt von dem Erzbischof Anselm von Canterbury (ca. 1033–1109). Der heiliggesprochene Kirchenlehrer hat dazu beigetragen, dass die mittelalterliche Theologie rationaler wurde. Doch wer seinen ontologischen Gottesbeweis heute zum ersten Mal liest, könnte das Gefühl haben, jemand schnüre ihm einen Knoten ins Hirn:

- Gott ist der Größte. Er ist also das, worüber hinaus nichts Größeres gedacht werden kann. Das aber, worüber hinaus nichts Größeres gedacht werden kann, muss wirklich existieren. Denn sonst würde ihm ja etwas fehlen: das Existieren nämlich. Wenn Gott aber etwas fehlen würde, dann wäre er ja unvollkommen – also nicht das, worüber hinaus nichts Größeres gedacht werden kann. Gott ist aber vollkommen. So haben wir ihn schließlich definiert. Also muss Gott existieren.

Anselm hat diesen Gedanken viel poetischer ausgedrückt. Vielleicht hat er ihn gar nicht als Beweis aufgefasst, sondern als Meditation, für Menschen, die bereits an Gott glauben, also nicht mehr überzeugt werden müssen. Als Beweis jedenfalls ist er untauglich. Das lässt sich mit folgendem Gegenbeweis veranschaulichen:

- Die Erschaffung der Welt ist das Größte. Sie ist also das, worüber hinaus nichts Größeres gedacht werden kann. Gott aber wäre, wenn es ihn gäbe, größer als die Erschaffung der Welt. Das aber widerspräche der Prämisse. Also existiert Gott nicht.

Einen ähnlichen Gegenbeweis von Douglas Gasking zitiert Richard Dawkins in „Gotteswahn“ (S. 117).

Natürlich ist dieser Gedankengang unsinnig – aus denselben Gründen wie der Beweis des Anselm: weil man nicht von einem ausgedachten Begriff auf etwas real Existierendes schließen kann.

### Die Wette des Pascal: Mag Gott eingeschüchterte Gläubige mehr als mutige Atheisten?

Ein anderer Beweis stammt von Blaise Pascal (1623–1662). Der französische Mathematiker, Physiker und Philosoph war von einem tiefen mystischen Erlebnis geprägt: 1654 erfuhr er „den Gott Abrahams, Isaaks und Jakobs, nicht den der Philosophen und Gelehrten“. Die Erinnerung daran trug er, in den Saum seines Mantels eingenäht, stets bei sich.

Zu Pascals Zeit wollten viele Denker bereits Glauben und Wissen klar voneinander trennen. Ihm jedoch war das nicht geheuer. Er wollte Verstand und Herz zusammenführen.

Pascals Gottesbeweis, besser gesagt, seine „Wette“, ist sicherlich nicht seine beste Idee, aber wohl seine berühmteste. Im Grunde ist sie kein Beweis, sondern ein Überredungsversuch, aus pragmatischen Gründen sicherheitshalber an Gott zu glauben. Die Wette geht so:

- Gott existiert entweder, oder er existiert nicht. Die Vernunft kann das nicht entscheiden. Wir aber müssen uns entscheiden. Denn wir müssen unser Leben gestalten, und wir haben dabei keine andere Wahl, als entweder auf die eine oder auf die andere Option zu setzen. Also bleibt uns nichts anderes übrig, als die folgende Wette einzugehen:

- Option 1: Ich glaube an Gott. Dann gewinne ich entweder – falls Gott nicht existiert – nichts oder ich gewinne – falls er existiert – alles: die ewige Seligkeit.
- Option 2: Ich glaube nicht an Gott. Dann gewinne ich entweder – falls er nicht existiert – nichts oder ich verliere – falls er existiert – alles: die ewige Seligkeit.

Sprich: Wer an Gott glaubt, kann nichts verlieren, aber alles gewinnen. Wer nicht an ihn glaubt, kann nichts gewinnen, aber alles verlieren. Es ist also klar, worauf man bei der Lebenswette setzen sollte: auf Gott.

Wie Pascal selbst zugibt, hat die Sache freilich einen Haken: Nur weil ich es für schlau halte, an Gott zu glauben, kann ich noch lange nicht tatsächlich an ihn glauben. Insofern beweist die Wette nicht nur nichts – sie bewirkt auch nichts.

Eines gefällt mir an Pascals Wette: Er tut nicht so, als ob wir objektiv über Gott nachdenken könnten. Nein: Unser Leben ist endlich, die Zeit läuft, und je länger wir fruchtlos darüber nachgrübeln, ob ein Gott existiert, desto mehr Zeit verstreicht ungenutzt. Wenn wir also mit unserer existenziellen Grundentscheidung nicht in die Pötte kommen, bevor unsere Lebenszeit abgelaufen ist, dann haben wir unser gesamtes Leben entscheidungslos vertan. Vor dieser Gefahr will Pascal warnen.

Am Ende aber vergaloppiert er sich, zumindest aus heutiger Sicht. Der Atheist Richard Dawkins legt den wunden Punkt von Pascals Argumentation offen: Angenommen, es gäbe einen Gott – wer sagt denn, dass ihm so viel daran läge, dass wir an ihn glauben? Vielleicht wäre ihm ein ehrlicher Atheist lieber als ein eingeschüchterter, ängstlich Kosten und Nutzen abwägender Gläubiger?

## Der ethnologische Beweis: Können fast alle menschlichen Kulturen irren?

Der dritte Beweis wurde bereits in der Antike vorgetragen, von Marcus Tullius Cicero (106–43), Stilikone des klassischen Latein. Dieser ungeheuer vielseitige Vollblut-Politiker befasste sich vor allem dann mit Philosophie, wenn es in der Politik nicht so gut lief und er deshalb zur Untätigkeit verdammt war. Was die Existenz der Götter betrifft, war er eher skeptisch. Sein Beweis scheint ihn selbst also nicht so recht überzeugt zu haben:

- Alle Völker glauben an etwas Göttliches, ohne dass sich die Völker darüber untereinander abgesprochen hätten. Also muss dieser Glaube eine reale Grundlage haben.

Diese große Übereinstimmung ist in der Tat beeindruckend und kann für religiöse Menschen eine Bestärkung sein. Aus Sicht der Naturalisten ließe sich jedoch einwenden: Was die Völker im Einzelnen glauben, unterscheidet sich so sehr voneinander, dass es ihren Glauben eher widerlegt als bestätigt. Und was soll es schon bedeuten, wenn sie einen Glauben miteinander teilen? Lange Zeit haben nahezu alle Kulturen geglaubt, dass die Erde im Zentrum des Alls stehe. Dabei haben sie sich von ihrer Intuition täuschen lassen. Genauso lässt sich täuschen, wer heute der naiven Intuition folgt, dass alles eine göttliche Ursache haben müsse.

Ein religiöser Mensch könnte dagegen zu bedenken geben: Vielleicht steht hinter dem Glauben der Völker mehr als Naivität? Vielleicht beruht er auf spirituellen Erfahrungen, die wir heute kaum noch machen, weil unser Zugang zu unserer Tiefendimension verschüttet ist?

## Der teleologische Beweis: Ist in der Natur ein göttlicher Plan erkennbar?

Den vierten Gottesbeweis hat unter anderem Thomas von Aquin (1225–1274) vertreten. Der Dominikaner schärfte seinen Verstand, unbeeindruckt von päpstlichen Verboten, an „heidnischen" Autoren und wurde so zum wohl größten katholischen Theologen aller Zeiten. Sein Gottesbeweis heißt „teleologisch", zu Deutsch „zielorientiert", weil Thomas davon ausgeht, dass in der Natur eine Zielorientierung erkennbar ist:

- Gott erkennen wir an der Ordnung und Zweckmäßigkeit, die wir in der Natur und in ihren Gesetzen vorfinden. Von den laufenden Verbesserungen, die wir in der Natur beobachten, können wir auf eine göttliche Weltenlenkung schließen.

Liegt also der Natur ein göttlicher Plan zugrunde? Ihre überwältigende Schönheit und Komplexität wird sicherlich immer wieder Menschen zu diesem Schluss führen. Allerdings sehen das wohl die meisten Naturwissenschaftler heute anders. Sie erklären die Entstehung des Lebens und den Artenreichtum ohne einen Gott mit der Evolutionstheorie.

### Der Kontingenzbeweis: Wäre unsere zufällige Welt möglich ohne ein absolutes Wesen?

Der fünfte Beweis taucht ebenfalls bei Thomas von Aquin auf:

- Die Welt müsste es nicht unbedingt geben: Alles in ihr ist nicht notwendig, sondern entbehrlich, weil es entsteht und vergeht – die Fachleute sagen: Die Welt ist „kontingent". Alles, was kontingent ist, muss aber auf eine Ursache zurückgehen, die nicht kontingent ist, sondern absolut. Das absolute Wesen aber ist Gott.

Dagegen lässt sich einwenden: Was soll die strenge Unterscheidung zwischen notwendig und nicht notwendig bedeuten? Was soll damit gesagt sein, dass die Welt nicht notwendig ist? Und selbst wenn sie das wäre: Wieso folgt daraus, dass sie zwangsläufig eine notwendige Ursache braucht?

### Der Schöpfungsbeweis: Können wir einen Gott an seinen Werken erkennen?

Dieser Gottesbeweis findet sich in der Bibel, im ersten Kapitel des Paulusbriefs an die christliche Gemeinde von Rom. Paulus (vor 10 v. Chr (?) bis 60 n. Chr.), ursprünglich ein Feind der christlichen Gemeinden, hatte eine erschütternde mystische Erfahrung, die er als Vision des auferstandenen Jesus deutete. Danach wurde er zum erfolgreichsten Missionar der Christenheit. In seinem Brief schrieb er:

- Was man von Gott erkennen kann, ist unter den Menschen offenbar; denn Gott hat es ihnen offenbart. Denn sein unsichtbares Wesen, seine ewige Kraft und Göttlichkeit wird seit der Erschaffung der Welt an dem erkannt, was Gott gemacht hat. Es gibt also keine Entschuldigung.

Gottes Existenz ist also aus der Welt unmittelbar einsichtig, meint Paulus. Das wird immer wieder Menschen überzeugen. Aber eben nicht alle. Es ist, wie wenn sich ein Mathematik-Schüler eine präzise Begründung sparen wollte, indem er schlicht auf seine geometrische Zeichnung an der Tafel zeigt und dazu sagt: „Man sieht's." Der eine sieht es tatsächlich, die andere aber eben nicht.

### Der Kausalitätsbeweis: Was ist die Ursache von allem?

Dieser Beweis ist sehr verbreitet, auf viele Menschen wirkt er sehr überzeugend:

- Alles hat eine Ursache. Irgendjemand aber muss die erste Ursache gesetzt haben. Und das ist Gott.

Das ist in der Tat ein starkes Argument. Kindern leuchtet es unmittelbar ein, und das ist kein schlechtes Zeichen. Dennoch: So zwingend, wie viele Gläubige meinen, ist es nicht.

Atheistinnen und Atheisten könnten einwenden: Wenn alles eine Ursache hat, muss dann nicht auch Gott eine Ursache haben? Falls wir uns aber entschließen, bei Gott eine Ausnahme zu machen und anzunehmen, dass er keine Ursache braucht: Könnten wir dann nicht genauso gut irgendwo anders eine Ausnahme machen?

Leicht abgewandelt, lässt sich dieses Gegenargument auch gegen weitere Varianten des kosmologischen Beweises richten. Beispielsweise gegen den Bewegungsbeweis mit Gott als dem ersten Beweger. Oder gegen den Stufenbeweis mit Gott als absolutem Endpunkt in der Abstufung der Werte.

## Wie raubt Kant den Gottesbeweisen ihre Beweiskraft?

Unser vorletzter Beweis stammt von Immanuel Kant (1724–1804). Von Kant? Wie kann das sein? Ist Kant nicht der Zertrümmerer der Gottesbeweise?

Schauen wir uns zunächst an, wie Kant die Gottesbeweise zertrümmert. Dann schauen wir uns den Beweis an, den er trotzdem noch aufstellt – falls es denn ein Beweis ist.

Kant widerlegt die Gottesbeweise auf Basis seiner Erkenntnistheorie. Mit dieser werden wir uns nun beschäftigen, allerdings nur unverschämt kurz und ohne Fachbegriffe, die man erst umständlich erklären müsste.

Die kürzeste Darstellung von Kants Erkenntnistheorie, die ich kenne, stammt von Heinrich von Kleist (1777–1811). Der deutsche Dichter befand sich 1801 in einer schweren Sinnkrise. Die Kant-Lektüre hatte ihn zutiefst verstört, wie er am 28. März 1801 in einem Brief an seine Verlobte Wilhelmine von Zenge (1780–1852) schreibt. Ich habe mich von Kleists Darstellung inspirieren lassen:
Stellen Sie sich vor, Sie wären mit einer grün getönten Brille im Gesicht geboren (bei Kleist sind es grün getönte Augenlinsen). Diese Brille hätten

Sie noch niemals abgesetzt. Dann würden Sie alles, was Sie sehen, für grün halten. Erst wenn Sie Ihre Brille eines Tages doch absetzen könnten, würden Sie merken: Das stimmt doch alles gar nicht! Die Farben sind doch ganz anders! Jetzt erst erkenne ich, wie die Welt in Wirklichkeit aussieht!

Was nun Kleist von Kant gelernt hat – und das zu seinem großen Entsetzen: Wir alle haben tatsächlich eine solche Brille auf. Aber wir werden sie niemals absetzen können.

Diese Brille ist keine farblich getönte Sonnenbrille. Sondern es ist der unüberwindliche Zwang, alles in Raum und Zeit wahrzunehmen.

Bisher haben Sie vielleicht geglaubt, dass Raum und Zeit wirklich da draußen in der Welt sind. Dann wird es Ihnen schwer fallen zu begreifen: Tatsächlich sind Raum und Zeit genauso eine Illusion wie die grüne Tönung der Brille in unserem Beispiel. Diese Illusion werden Sie niemals überwinden können.

Aber damit nicht genug: Sie haben noch eine zweite Brille auf. Das ist die Brille von Ursache und Wirkung. Diese Brille zwingt Sie zu glauben, dass alles eine Ursache hat. Sie können gar nicht anders denken. Und Sie werden es niemals können. Denn auch Ursache und Wirkung – die „Kausalität“ – ist eine Brille, die Sie niemals ablegen werden.

Kants „Kritik der reinen Vernunft“ enthält noch weitere solcher „Brillen“, aber das sind die wichtigsten.

Wir müssen also radikal umdenken: Bisher hielten wir Raum, Zeit und Kausalität für objektive Tatsachen, die unabhängig von uns existieren. Aber das tun sie nicht: Sie sind feste Bestandteile unseres Erkenntnisapparats, ohne die für uns nichts geht.

Das aber bedeutet: Die Welt wird sich uns immer nur durch den Filter unseres Erkenntnisapparats zeigen, also wie verzerrt, sprich: Wir werden niemals die Wahrheit über die Welt erkennen können. Das war es, was Kleist so schrecklich enttäuscht hat.

Durch die neuere Naturwissenschaft wurde Kant zumindest teilweise bestätigt: Raum und Zeit sind – gegen Newtons Überzeugung – tatsächlich nicht so, wie wir sie uns vorstellen. Albert Einstein (1879–1955) hat gezeigt, dass es sich mit Raum und Zeit ganz anders verhält, auf eine für uns unvorstellbare Weise. Oder können Sie sich die gekrümmte Raumzeit der Relativitätstheorie vorstellen? Und was Ursache und Wirkung angeht: Durch die Quantenmechanik wissen wir heute, dass unter den kleinsten Teilchen, aus denen sich alles zusammensetzt, nicht das Gesetz von Ursache und Wirkung herrscht, sondern der pure Zufall.

Die neuere Verhaltensforschung betrachtet Kants Erkenntnistheorie vor dem Hintergrund der Evolution. Sie stellt fest: Unsere Wahrnehmung muss etwas mit der Welt da draußen zu tun haben. Sonst hätte sie uns und unseren Vorfahren nicht dabei helfen können, in dieser Welt zu überleben. Auf der anderen Seite bestätigt sie aber Kants Urteil, dass wir die Welt nicht so sehen, wie sie objektiv ist.

Kant sagt im Grunde nichts anderes: Obwohl Raum, Zeit und Kausalität keine objektiven Tatsachen sind, können wir uns auf sie verlassen. Für den Alltagsgebrauch stimmt es: Alles geschieht in Raum und Zeit, alles hat eine Ursache. Aber es stimmt eben nicht immer.

Wann stimmt es nach Kant nicht? Auf Raum, Zeit und Kausalität können wir uns nur so lange verlassen, wie wir uns in unserer Erfahrungswelt bewegen. Also da, wo wir etwas sehen, hören, riechen, schmecken, fühlen oder uns vorstellen können – und diese Sinneseindrücke mit dem Verstand verarbeiten.

Nicht verlassen können wir uns auf unseren Erkenntnisapparat, sobald wir etwas herausfinden wollen, das unsere Erfahrungswelt übersteigt. Zum Beispiel, ob die kleinsten Teilchen, aus denen alles zusammengesetzt ist, unendlich oft weiter teilbar sind. Oder ob die Welt einen ersten Anfang hat. So etwas können wir nicht erfahren. Deshalb ist alles, was wir uns darüber ausdenken, haltlose Spekulation.

Genauso ist es leider aber auch mit den Fragen, die uns am meisten interessieren: Existiert ein Gott? Haben wir einen freien Willen? Erwartet uns nach unserem Tod ein ewiges Leben?

All das würden wir nur zu gerne wissen. Aber Gott, Willensfreiheit und Unsterblichkeit können wir nicht erfahren. Deshalb funktioniert unser Erkenntnisapparat hier nicht. Es ist, wie wenn wir versuchen würden, mit einem Hammer einem Gespenst den Schädel zu zertrümmern. So veranschaulicht es Christian Godin in seiner „Geschichte der Philosophie für Dummies".

Aber kann man Gott nicht doch erfahren? Zum Beispiel in einer inneren Schau, wie es Mystiker berichten, oder in Wundern? Und kann sich Gott nicht offenbaren, zum Beispiel in der Bibel?

Von all dem hält Kant nichts. Offenbarungen, Wunder, übersinnliche Fähigkeiten, kirchliche Gottesdienste – all das ist für ihn religiöser Wahn.

Bedeutet das, dass Kant nicht an Gott glaubt? Man könnte es meinen. Immerhin haben später viele Atheisten die Erkenntnistheorie Kants für ihre Argumentation gegen die Religion verwendet. Und dafür hatten sie gute Gründe.

Dennoch: Kant selbst hat es anders gesehen. Er hat sich zum Glauben an Gott bekannt. Wie ist das möglich?

Damit sind wir bei Kants „Gottesbeweis", der eigentlich keiner ist.

## Das moralische Gesetz in mir: Brauchen wir eines Gottes ausgleichende Gerechtigkeit?

Kant geht aus von dem moralischen Gesetz, das er in sich findet und das wir alle in uns spüren. Wir alle sind sicher: Es ist richtig, Gutes zu tun, und falsch, anderen Menschen zu schaden.

Nun geht es aber in der Welt oft ungerecht zu: Wer Gutes tut, muss dafür Nachteile erleiden. Wer dagegen nur an sich selbst denkt und anderen schadet, wird dafür auch noch belohnt. Dieser ungerechte Zustand muss ausgeglichen werden.

Wie geht das? Auf dieser Welt geht es nicht – oder höchstens teilweise. Also muss es in der anderen Welt gehen: Wir müssen annehmen, dass uns nach dem Tod eine andere Welt erwartet, in der die Gerechtigkeit von Gott wiederhergestellt wird.

Dieser Gedanke hat Kant überzeugt. Zwar nicht als Beweis, denn ein Wissen lässt sich daraus nicht ableiten. Aber als vernünftiger Grund, an Gott zu glauben.

Atheisten könnten nun einwenden: Gibt es das moralische Gesetz überhaupt? Und wenn ja: Wer sagt, dass es unbedingt durchgesetzt werden müsste? Selbst wenn das wünschenswert wäre: Was folgt daraus? Vielleicht ist die Welt ungerecht, ohne Ausgleich, und wir müssen damit leben?

Hinzu kommt: Biologen erklären heute unser moralisches Verhalten ziemlich unmoralisch als evolutionär erfolgreiche Anpassungsstrategie der Tierart Homo sapiens.

Damit mögen sie Recht haben. Dennoch behält Kants Argument eine gewisse Überzeugungskraft. Es wird wohl immer Menschen geben, die sich davon angesprochen fühlen. Und sei es, um anderswo weiterzusuchen nach dem, was sie bei Kant selbst nicht finden.

## Der moderne kosmologische Beweis: Wer hat die Naturkonstanten aufeinander abgestimmt?

Unser letzter Gottesbeweis ist eine moderne Variante des kosmologischen Gottesbeweises:

- In der Physik gibt es bestimmte unveränderliche Größen, wie Lichtgeschwindigkeit, Masse des Elektrons oder elektrische Elementarladung. Warum sind sie genau so, wie sie sind? Dafür gibt es keine Erklärung, auch die Evolutionstheorie kann keine liefern. Nun sind diese Naturkonstanten aber exakt so aufeinander abgestimmt, dass das Leben, wie wir es kennen, möglich ist. Selbst bei den geringsten Abweichungen in nur einer Konstante gäbe es Leben, wie wir es kennen, nicht. Eine derart präzise Feinabstimmung ist aber so extrem unwahrscheinlich, dass sie nur erklärbar ist, wenn ein planender Geist dahinter steht.

Dieser Beweis wird als „Feinabstimmung der Naturkonstanten" diskutiert. Mehr dazu im nächsten Kapitel.

# 4. Evolution: Was kann sie erklären, was nicht?

Was würden Sie davon halten, wenn Sie jemand von den folgenden Glaubensvorstellungen überzeugen wollte:

- In Ihrer Nachbarschaft lebt ein Zauberer, aus dem sich nachts ein tierähnliches Wesen erhebt und davonfliegt, um Ernten zu zerstören und Menschen zu vergiften. Dieser Magier trifft sich mit anderen Zauberern zu Festmählern, bei denen sie gemeinsam ihre Opfer verzehren und künftige Angriffe planen. Wenn Sie nachts gut aufpassen, kann es passieren, dass Sie einen solchen Unhold mit eigenen Augen über die Häuser hinweg fliegen sehen.

Sie halten diese Geschichte für einen Ausbund der Phantasie, der mit der Wirklichkeit nichts zu tun hat? Nun, in dem Naturvolk in Kamerun, in dem diese Geschichte erzählt wird, sieht man das anders. Aber vielleicht schenken Sie lieber der folgenden Geschichte Glauben:

- Es lebte einmal ein Sohn einer Jungfrau, der einen toten Freund wieder zum Leben erweckt hat, als der bereits stark nach Verwesung roch. Dieser Mann ist hingerichtet worden, danach aber wieder lebendig geworden und vierzig Tage später mit seinem gesamten Körper im Himmel verschwunden. Wenn einer seiner Priester heute Brot und Wein segnet, dann werden daraus Fleisch und Blut dieses Mannes.

Wenn Sie Christin oder Christ sind, dann werden Sie sich für diese Geschichte sicherlich eine vorteilhaftere Darstellung wünschen. Möglicherweise werden Sie auch nicht alles wörtlich so glauben, wie es hier steht. Aber Sie werden sicherlich die zweite Geschichte für vernünftiger halten als die erste. Warum eigentlich? Für einen Außenstehenden wäre klar: Das liegt daran, dass Sie ihr von frühen Kindesbeinen an ausgesetzt waren, in einer Umgebung, in der alle dasselbe glaubten.

Beide Beispiele habe ich dem Bestseller entnommen, in dem der Biologe Richard Dawkins zeigen möchte, dass der Glaube an einen Gott heute absurd ist: „The God Delusion" (2006), zu Deutsch „Der Gotteswahn". Jede Religion, so Dawkins, kommt denen seltsam vor, die nicht damit aufgewachsen sind. Denen aber, die damit aufgewachsen sind, fällt das meist nicht einmal auf.

Nun möchte ich eine dritte Geschichte ergänzen:

- Es war einmal eine Zeit, da war alles, was es heute gibt, von Ihrer Nase bis zum entferntesten Stern, zusammengequetscht auf einem winzig kleinen Punkt, kleiner als ein Stecknadelknopf. Davor gab es nicht nur nichts: Es gab auch kein „Davor", weil es die Zeit noch nicht gab und auch nicht den Raum. Beides ist damals erst entstanden. Schwupps, war vor 13,8 Milliarden Jahren plötzlich alles da, hat sich mit rasender Geschwindigkeit ausgebreitet und breitet sich nun immer weiter aus. Leben entstand erst neun Milliarden Jahre später. Das erste Lebewesen war winzig klein und sehr einfach gebaut. Aus ihm haben sich alle Pflanzen und Tiere entwickelt. Auch der Mensch. Mit irgendwelchen göttlichen Mächten hat das nichts zu tun, die gibt es nicht. Außer Physik gibt es nichts.

Diese dritte Geschichte ist die, die heute von den Naturwissenschaftlern erzählt wird, genauer: von den naturwissenschaftlich argumentierenden Atheisten. Warum sollte es eine geringere Zumutung sein, an diese dritte Geschichte zu glauben, als an die ersten beiden?

Da ist aber ein entscheidender Unterschied, würden Naturalisten nun einwenden: Die dritte Geschichte ist im Unterschied zu den ersten beiden unzählige Male auf ihre Richtigkeit überprüft und bestätigt worden. Viele Technologien, die heute in unserem Leben täglich hervorragend funktionieren, basieren darauf, dass diese Theorie stimmt. Und indem sie täglich funktionieren, belegen sie täglich, dass wahr ist, was die Naturwissenschaftlerinnen und Naturwissenschaftler über unsere Welt sagen.

Dieses moderne Weltbild der Naturwissenschaften verteidigt Richard Dawkins vehement gegen Angriffe von religiöser Seite.

## Wofür steht Richard Dawkins?

Wofür Dawkins in der Öffentlichkeit steht, hat im März 2013 eine Episode der Simpsons-Serie aufs Korn genommen. Darin erscheint Dawkins als böser Dämon in einem Alptraum von Ned Flanders. Dieser bibeltreue Christ findet sich in der Hölle wieder, wo ihm Richard Dawkins erläutert, was er da gerade in seinem Höllenkessel zusammenbraut: „Eintopf aus katholischen Heiligen".

Zum Glück sieht die Religionskritik von Dawkins im wirklichen Leben anders aus. Nicht zu übersehen war die von ihm unterstützte Atheismus-Kampagne, angestoßen von der britischen Journalistin Ariane Sherine: 2008 und 2009 war in mehreren Ländern und Sprachen auf Bussen die Botschaft zu lesen: „Es gibt wahrscheinlich keinen Gott. Hör auf, dir Sorgen zu machen, und genieße dein Leben."

„Wahrscheinlich" gibt es keinen Gott: Dass es ihn vielleicht doch geben könnte, schließt Dawkins nicht völlig aus. Aber er hält es für derart unwahrscheinlich, dass es absurd wäre, ernsthaft mit einem Gott zu rechnen. „Genieße dein Leben": Dass wir nicht mit einem Gott rechnen müssen, hält Dawkins für eine befreiende Botschaft. Immerhin ist Sherines Bus-Kampagne entstanden als Reaktion auf plakatierte Höllendrohungen fundamentalistischer Christen. Und in der Tat: Wer würde bestreiten, dass es für Fundamentalismus-Geschädigte befreiend wäre, die Angst vor der Hölle zu überwinden?

Aber ist Dawkins nicht auf seine Weise ebenso fundamentalistisch, wenn er mit denselben Mitteln kämpft wie seine evangelikalen Gegner? Vermischt er nicht in unzulässiger Weise naturwissenschaftliche Fakten mit seiner atheistischen Weltanschauung?

Dawkins sieht das anders: Die meisten Naturwissenschaftler hielten sich nur deshalb mit Religionskritik zurück, weil sie, zumal in den USA, den Konflikt mit der gesellschaftlich tief verwurzelten Religion scheuten. Er selbst weigere sich, derartige diplomatische Rücksichten zu nehmen, und spreche offen aus, was andere nur hinter vorgehaltener Hand sagten.

1986 hat Dawkins ein Buch veröffentlicht, das als Update von Darwins Evolutionstheorie gefeiert wurde: „The Blind Watchmaker", zu Deutsch: „Der blinde Uhrmacher". Darin will er auch den Glauben an einen Schöpfergott ad absurdum führen. Wie argumentiert er?

## Was hat die Evolutionstheorie mit Gott zu tun?

Unsere Welt ist voller Rätsel. Aber keines davon ließe sich mit der Hypothese Gott besser lösen als ohne, ist Dawkins überzeugt. Die Entwicklung des Lebens vom ersten Einzeller bis hin zu uns Menschen lasse sich vollständig anhand von Darwins Evolutionstheorie erklären. Wer Darwin gründlich studiere, begreife, warum religiöser Glaube in der Menschheit seit jeher so verbreitet – und warum er falsch sei.

Es ist wie mit der Kosmologie: Weil wir auf der Erde sind, kommt es uns so vor, als ob die Sonne sich um uns bewege. Erst durch gründliche Beobachtung und viel Nachdenken sind unsere Vorfahren darauf gekommen, dass es umgekehrt ist. Das war die kopernikanische Revolution.

Nun also die darwinsche Revolution. Vor Darwin konnte man beim Anblick einer Pflanze, eines Tieres oder gar eines Menschen sagen: Irgendjemand muss dieses erstaunliche Wesen doch erschaffen haben. Schließlich gäbe es ja auch keine Häuser oder Uhren, wenn sie niemand zuvor geplant und gebaut hätte. So, wie Häuser und Uhren von Menschen geschaffen werden, so werden Pflanzen und Tiere von Gott geschaffen.

Dieses Argument leuchtet jedem Kind ein. Deshalb sind Kinder natürliche Theisten, Gottgläubige also. Aber Darwin hat genauer hingesehen und herausgefunden: Dafür, dass der Mensch entstehen konnte, brauchte es keinen Gott. Denn der Mensch hat sich völlig natürlich aus Lebensformen entwickelt, die einfacher sind als er selbst.

Alle Pflanzen- und Tierarten sind über lange Zeiträume hinweg aus denselben ersten Einzellern entstanden. Das geschah überall nach demselben Muster, in dem zwei Faktoren zusammenwirken:

- zufällige Mutation: geringfügige Veränderungen in einigen Nachkommen, die wir heute auf genetische Ursachen zurückführen
  *PLUS*
- natürliche Selektion: Diejenigen Lebewesen setzen sich durch, die sich dank vorteilhafter Mutationen besonders gut an die jeweiligen Umweltbedingungen anpassen können.

**Wie hat die Evolution den Menschen hervorgebracht?**

Wenn Lebewesen – egal, welche – ihre Erbanlagen an die nächste Generation weitergeben, dann kommt es manchmal zu geringfügigen Abweichungen im Erbgut. So entstehen Lebewesen, die sich von ihren Vorfahren geringfügig unterscheiden.

Beide, die alten und die neuen Varianten, leben gefährlich. Beide müssen sich unter denselben Umweltbedingungen behaupten und um begrenzte Nahrungsressourcen konkurrieren. In dieser Situation setzen sich diejenigen

Varianten durch, die sich am besten an die Umweltbedingungen anpassen. Nur sie schaffen es zu überleben und sich fortzupflanzen, während die erfolglosen untergehen.

Dieser Prozess heißt „natürliche Selektion". Er läuft überall auf der Erde ab, und das unter den unterschiedlichsten Bedingungen: im Wasser, auf dem Land, in heißen und kalten Regionen, bei Dauerregen und Dürre, im Wald, auf offenem Gelände oder in finsteren Höhlen. Auch die Lebewesen selbst sind Teil dieses Prozesses und werden einander zu Wettbewerbern, zur Nahrung, zur Bedrohung oder auch zum Schutz.

Mit der Zeit führte das dazu, dass die Unterschiede zwischen den Arten immer größer und die Lebensformen immer komplexer wurden, bis irgendwann ein derart intelligentes Säugetier wie der Mensch möglich wurde.

### Wie anerkannt ist die Evolutionstheorie?

Die großen Kirchen betonen heute, dass diese Evolutionstheorie und der Glaube zueinander nicht im Widerspruch stehen. Aber für Richard Dawkins war Darwins Evolutionstheorie der entscheidende Grund, warum er sich für den Atheismus entschieden hat. Denn Darwin habe mit seiner natürlichen Erklärung für die Entstehung des Lebens das Hauptargument für die Existenz Gottes beseitigt: Seit Darwin brauche es keinen Schöpfer mehr.

Zahlreiche Gläubige auf der ganzen Welt sehen das genauso – entscheiden sich aber nicht gegen Gott, sondern gegen die Evolutionstheorie. Sie argumentieren beispielsweise, dass sie nur eine Theorie sei, also nicht mit hundertprozentiger Sicherheit bewiesen wie beispielsweise der Satz des Pythagoras.

Diese Einschätzung könnte auf einem Missverständnis beruhen: Wenn Wissenschaftler von einer „Theorie" sprechen, dann meinen sie damit nicht eine fragwürdige Behauptung, sondern sie meinen ein System wissenschaftlich begründeter Aussagen. Sicherlich, anders als religiöse

Dogmen darf ein solches System beliebig oft von jeder und jedem in Frage gestellt und überprüft werden. Das bedeutet aber nicht, dass eine wissenschaftliche Theorie unsicherer wäre als ein religiöses Dogma.

Was die Evolutionstheorie angeht: Sie soll bereits zahlreichen Überprüfungen unterzogen worden sein und bisher jede bestanden haben. Unter heutigen Biologen gilt es jedenfalls als Tatsache, dass Darwins Evolutionstheorie, erweitert um Erkenntnisse der Genetik, im Kern richtig ist. Nur einige Aspekte seien noch nicht abschließend geklärt.

Ganz unwidersprochen ist diese Überzeugung freilich auch unter Wissenschaftlern nicht. Nicht alle Einwände kann man abtun als Realitätsverweigerung aus dem kreationistischen Lager, das archäologische Tatsachen abstreitet, um die biblische Zeitrechnung aufrechterhalten zu können. Auch ein anerkannter Philosoph wie Thomas Nagel bezweifelt, dass ausschließlich Mutation und Auslese das Leben aus toter Materie hervorgebracht hätten sowie für die Artenvielfalt verantwortlich seien. Er hält diese darwinsche Lehre für eine „Annahme" und „nicht etwa eine gut bestätigte wissenschaftliche Hypothese" (Nagel 2016, S. 24).

### Wie argumentiert ein Außenseiter gegen die darwinsche Theorie von der Entstehung der Arten?

Außerhalb des heutigen Konsenses über die darwinsche Evolutionstheorie bewegt sich auch der Biologe Michael Nahm (*1970). Dass er nicht vom Fach sei, kann man ihm nicht vorwerfen: Immerhin hat Nahm sowohl Zoologie studiert als auch Botanik, Genetik und Paläontologie. So rüttelt er auch nicht etwa an den naturwissenschaftlichen Fakten: Die Evolution erkennt er als Tatsache an. Wogegen er sich wendet, ist Darwins Theorie, dass diese Evolution ausschließlich durch zufällige Mutation und natürliche Selektion zu erklären sei.

Die Argumente, die aus Nahms Sicht dagegen sprechen, hat er in einem Buch zusammengetragen, das etablierte Naturwissenschaftler bereits im

Titel abschreckt: „Evolution und Parapsychologie als Grundlagen für eine neue Biologie und die Wiederbelebung des Vitalismus" (2007).

Parapsychologie, Vitalismus – das sind Reizwörter, mit denen man Wissenschaftler jagen kann. Es ist deshalb anzunehmen, dass kaum jemand, der auf seinen wissenschaftlichen Ruf bedacht ist, dieses Buch auch nur angefasst hat. Dennoch können wir davon ausgehen, dass alle Argumente, die Nahm anführt, auf allgemein anerkannten biologischen Fakten basieren. Überprüfbar sind seine Argumente auf jeden Fall.

Was also spricht aus Nahms Sicht gegen eine rein darwinistische Erklärung der Artenvielfalt?

Hier einige seiner Gegenargumente:

- Die meisten Mutationen sind schädlich. Nützlich sind Mutationen nur dann, wenn mehrere Mutationen im Körper gleichzeitig auftreten und sinnvoll zusammenwirken. Wie aber können solche abgestimmten Mutationen als „zufällig" bezeichnet werden?
- Es sind augenlose Fliegen-Mutationen beobachtet worden, die innerhalb von acht bis zehn Generationen wieder normale Augen entwickelt haben – mit anderen Genen als ihre Artgenossen. Wie lässt sich das vereinbaren mit der darwinschen Lehre, nach der ein so komplexes Gebilde wie das Auge nur in zahlreichen winzigen Teilschritten entstehen kann?
- Während der so genannten „Kambrischen Explosion" vor mehr als 500 Millionen Jahren entstanden fast alle heute noch bekannten Tierstämme innerhalb von fünf bis zehn Millionen Jahren – geologisch betrachtet ein winziger Zeitraum. Wie ist dieses sprunghaft schnelle Auftreten mit der kleinschrittigen Evolutionstheorie Darwins vereinbar?
- Manche Pflanzen haben vor Jahrmillionen Strategien entwickelt und bis heute bewahrt, die der Aufzucht und Pflege von Insekten dienen. Diese so genannten „Gallinsekten" haben für die

hegenden Pflanzen keinen Nutzen, im Gegenteil. Wie ist dieses selbstlose Verhalten dieser Pflanzen mit der Lehre vereinbar, dass alle erfolgreichen Mutationen nur dem eigenen Vorteil im Überlebenskampf dienen?

- Warum verzichten in Insektenstaaten die meisten Individuen auf ihre eigene Fortpflanzungsfähigkeit und stellen sich stattdessen in den Dienst der sich fortpflanzenden Königin? Dawkins hat dieses Verhalten in „The Selfish Gene" (1976) mit dem hohen Verwandtschaftsgrad zwischen Königin und Volk begründet. Dieses Argument trifft aber allenfalls auf den kleineren Teil der Insektenstaaten zu.

Einige Aspekte der Evolutionstheorie sind aber auch nach gängiger Lehrmeinung noch ungeklärt. Dazu gehören die Entstehung des Lebens und des Bewusstseins – keine Kleinigkeiten also.

## Wie ist das Leben entstanden?

Dass sich die Entwicklung vom ersten Einzeller bis zur heutigen Vielfalt der Pflanzen- und Tierarten, den Mensch eingeschlossen, durch den darwinschen Mechanismus gut erklären lässt: Das gilt heute für die meisten Biologen als Tatsache. Aber was war davor? Warum ist Leben überhaupt entstanden?

Was die Entstehung des ersten Lebewesens angeht, des Einzellers also, aus dem sich alle anderen bekannten Lebensformen entwickelt haben: Könnte auch da die Evolution bereits die entscheidende Rolle gespielt haben? Nun, ihre Prinzipien lassen sich nicht nur auf das Leben anwenden, sondern teilweise auch auf die unbelebte Natur. Wenn beispielsweise ein schmaler Spalt in einem Fels nur kleine Steine durchlässt, während er die großen Brocken abhält: Dann findet ein natürlicher Ausleseprozess statt, ohne dass Leben beteiligt ist. Dawkins sieht in der unbelebten Natur viele Möglichkeiten für solche Ausleseprozesse, die auch aufeinander aufbauen können. Bei solchen Prozessen könnte das Leben seinen Anfang genommen haben. Und was die Eigenschaft der DNA angeht, unzählige Informationen auf kleinstem Raum zu speichern: Auch diese Fähigkeit findet sich bereits in der unbelebten Natur, beispielsweise in den winzigen Kristallen, aus denen Ton zusammengesetzt ist.

Wo ist eigentlich die Trennlinie zwischen unbelebter und belebter Materie? Biologinnen und Biologen geben für Leben mehrere Kriterien an, die gemeinsam erfüllt sein müssen. Dazu zählen im Allgemeinen:

- chemische und physikalische Umwandlungsprozesse (Stoffwechsel)
- ein sich selbst regulierendes System (Homöostase)
- Empfindlichkeit für chemische oder physikalische Änderungen in der Umwelt
- Fähigkeit zur Reproduktion (Fortpflanzung)
- Fähigkeit zu wachsen und sich zu entwickeln

Manche dieser Eigenschaften finden sich auch in der unbelebten Natur. Auch hier ereignen sich Umwandlungsprozesse, die manche Einheiten – Kieselsteine beispielsweise – überstehen, andere – wie Sanddünen – nicht. Auch Übergangsformen von der unbelebten zur belebten Natur gibt es: Viren haben keinen eigenen Stoffwechsel, können sich aber vermehren. Nimmt man hinzu, dass alle Lebewesen aus denselben Atomen zusammengesetzt sind wie die unbelebte Natur: Dann erscheint es schlüssig, dass die Entstehung des Lebens rein physikalisch durch evolutionäre Prozesse erklärbar sein sollte.

*Dass* sich das Leben – und auch das menschliche Bewusstsein – so erklären lässt, davon sind die meisten Biologen heute überzeugt. Sie bezeichnen die Entstehung von Leben aus unbelebter Materie als „chemische Revolution" und die ersten Einzeller als „Prokaryoten". *Wie genau* das erste Lebewesen entstanden ist, von dem alle anderen abstammen – das haben sie noch nicht herausgefunden. Nach Dawkins' Überzeugung steht das Entscheidende jedoch bereits fest: Leben und Bewusstsein sind eine *Folge* zunehmender Komplexität und nicht ihre *Ursache*.

Gegen diese neodarwinistische Sicht auf die Entstehung des Lebens argumentierte Michael Nahm 2007, dass die langkettigen Molekülverbindungen, die als die Grundbausteine des Lebens anerkannt sind – Proteine sowie die Säuren DNS und RNS, so genannte „Polymere" –, in der „Ursuppe" nicht hätten entstehen können. Aber stimmt das heute noch? In neueren Ursuppen-Experimenten ist es sehr wohl gelungen, aus anorganischen Verbindungen organische entstehen zu lassen. Allerdings entsprachen die simulierten Laborbedingungen offenbar nicht den Verhältnissen in der Urzeit. Nahm schrieb mir am 5. März 2021 dazu, dass die neueren Ursuppen-Experimente an seiner Einschätzung nichts geändert haben: „So entstehen in der Natur keine langkettigen Verbindungen, die letztlich zu Leben geführt haben könnten". Doch lassen wir offen, ob den Biologen eines Tages tatsächlich gelingen wird, die Entstehung des Lebens vollständig aus physikalischen Ursachen zu erklären. Gehen wir weiter zurück: Warum ist überhaupt etwas entstanden?

## Was geschah vor 13,8 Milliarden Jahren?

Was war vor dem Urknall? „Das ist die falsche Frage", wenden manche ein. „Die Zeit ist mit dem Urknall überhaupt erst entstanden. Deshalb ergibt die Frage nach der Zeit vor dem Urknall keinen Sinn." Aber damit müssen wir uns nicht zufrieden geben. Schließlich spekulieren auch Mathematiker über Universen vor, nach oder neben dem unseren.

Wie also hat alles angefangen? Beginnen wir mit der Urknall-Theorie: Ihr zufolge hatte das gesamte Universum vor 13,8 Milliarden Jahren noch keine räumliche Ausdehnung, gleichzeitig war es unendlich heiß und dicht.

Hier müssen wir einhaken: Keine räumliche Ausdehnung? Stimmt das wirklich? Oder ist diese „Singularität" nur Ausdruck einer mathematischen Idealisierung? „Aufgrund der Heisenbergschen Unschärferelation können wir über die ersten $10^{-43}$ Sekunden nach der Entstehung der Zeit nichts Sinnvolles sagen", mahnt der Chemiker John Hands, und der Astronom

Florian Freistetter schreibt: „Unendlich kleine Objekte können außerhalb der Mathematik nicht existieren. Wenn Singularitäten auftreten, ist das ein Zeichen dafür, dass die benutzte Theorie nicht mehr funktioniert und man sich etwas anderes ausdenken muss." Weshalb der Astrophysiker Stephen Hawking (1942–2018) spekulierte, dass der Beginn des Universums auch ein Quantenfeld gewesen sein könne. Oder war es ein „String", ein winziger eindimensionaler Faden also?

Wie dem auch sei – der Anfang war jedenfalls unvorstellbar klein. Innerhalb eines Sekundenbruchteils dehnte sich das Universum aus zur Größe einer Galaxie. Gleichzeitig bildete es Teilchen von Materie und Antimaterie, die sich größtenteils gegenseitig zerstörten. Aus den überlebenden Materieteilchen bildeten sich nach etwa einer Sekunde Protonen und Neutronen. Diese verbanden sich nach drei Minuten – die Temperatur war inzwischen auf unter eine Milliarde Grad Celsius gesunken – zu Wasserstoff- und Heliumkernen. 300.000 Jahre später, bei ungefähr 3000 Grad Celsius, banden diese Kerne Elektronen an sich: Die Atome entstanden.

## Warum sind die Naturkonstanten, wie sie sind?

Wo dieser Urknall herkam, wissen wir nicht. Und warum gibt es die fundamentalen Naturkonstanten? Warum sind sie exakt so bemessen, dass ein Universum entstehen konnte, in dem Leben möglich ist? Dafür hat niemand eine Erklärung.

Die fundamentalen Naturkonstanten sind:

- Lichtgeschwindigkeit c = 299.792.458 m / s
  Die Lichtgeschwindigkeit ist die Geschwindigkeit, mit der sich Licht, elektromagnetische Wellen und Gravitationswellen im leeren Raum ausbreiten.
- Plancksches Wirkungsquantum h = 6,626070(15) * $10^{-34}$ J s
  Das Plancksche Wirkungsquantum beschreibt das Verhältnis von Energie und Frequenz in Elementarteilchen.

- Gravitationskonstante G = (6,67430(15) * $10^{-11}$ $m^3$ / kg $s^2$
  Die Gravitationskonstante bestimmt die Stärke der Gravitation. Sie ist ab der vierten Dezimalstelle unsicher (± 0,00015).
- Elementarladung e = 1,602176634 * $10^{-19}$ Coulomb
  Die Elementarladung ist die kleinste frei existierende elektrische Ladungsmenge.

Sie sehen: Die Naturkonstanten sind sehr speziell, und sie lassen sich sehr genau bestimmen.

Außer den „fundamentalen" gibt es noch die „elementaren" Naturkonstanten. Diese gelten nur für bestimmte Teilchenarten. Ein Beispiel wäre die Masse eines Elektrons.

Aus den fundamentalen und den elementaren Konstanten lassen sich weitere Konstanten ableiten, beispielsweise der „Bohrsche Radius". Das ist der Radius der ersten Elektronenschale des Wasserstoffatoms. Um ihn zu errechnen, braucht man das Plancksche Wirkungsquantum, die Lichtgeschwindigkeit, die Elementarladung und die Masse des Elektrons.

## Was wäre, wenn die Naturkonstanten anders wären?

Wie würde unsere Welt aussehen, wenn die Naturgesetze sowie die fundamentalen und elementaren Naturkonstanten nur minimal anders wären, als sie es tatsächlich sind?

Das ist eine Frage, auf die sich Naturalisten nicht gerne einlassen. Dagegen ist sie in Kreisen beliebt, die den Glauben an einen Schöpfergott nicht aufgeben wollen. Denn, so argumentieren sie: Wären die Naturkonstanten nur minimal anders, dann wäre Leben im Universum nicht möglich. Nur weil die Naturkonstanten exakt so sind, wie sie sind, können sie so zusammenwirken, dass Leben, wie wir es kennen, eine Chance hat. Wir leben also in einem lebensfreundlichen Universum. Und das ist ein unfassbar unwahrscheinlicher Glücksfall. Es ist nicht nur unwahrscheinlicher, als eine Million im Lotto zu gewinnen: Es ist unwahrscheinlicher, als mehrere Male hintereinander eine Million im Lotto zu gewinnen. Kann das Zufall sein?

Die Naturkonstanten im Universum sind „feinabgestimmt", lautet also die These. Diese Feinabstimmung ist derart exakt auf die Ermöglichung von Leben zugeschnitten und dabei so unwahrscheinlich, dass ein Plan dahinterstehen muss: der Plan eines intelligenten Wesens, das wir Gott nennen können.

Natürlich ist diese These umstritten, wie alles, was den Naturalismus infrage stellt. Aber immerhin: 2007 sagte selbst Richard Dawkins über das Argument, nach dem „die fundamentalen Naturkonstanten des Universums zu gut sind, um wahr zu sein": Dieses Argument komme einem relevanten Einwand gegen seinen Atheismus noch am nächsten.

Was also spricht dafür, dass die Naturkonstanten tatsächlich feinabgestimmt sind? Um das besser zu verstehen, wechseln wir nun ins Lager der Dawkins-Gegner.

### Eignen sich die Naturkonstanten als Indiz für einen Schöpfergott?

Eine aktuelle Darstellung der Naturkonstanten und ihrer Feinabstimmung habe ich in einem Buch gefunden, das ein Naturalist wohl nur mit der Pinzette anfassen würde: „Das geplante Universum". Das Buch wurde herausgegeben von der „Studiengemeinschaft Wort und Wissen", einem christlich-evangelikalen Verein, der die Naturwissenschaften mit dem Glauben an den biblischen Schöpfergott in Einklang bringen will. Wir sollten also vorsichtig sein bei den Schlussfolgerungen, die die Autoren aus der Faktenlage ziehen. Aber die Faktenlage selbst dürfte korrekt dargestellt sein. Dass „Wort und Wissen" fachwissenschaftlich in der Regel nicht zu beanstanden ist, gestehen auch ihre Kritiker zu. Die Angaben lassen sich zudem leicht überprüfen. Es handelt sich nicht um esoterisches Geheimwissen.

Die vier Autoren von „Das geplante Universum“ sind klug genug, nicht von einem kreationistischen Weltbild auszugehen, sondern von der Urknall-Theorie. Schließlich wollen sie nicht ihren eigenen Verein überzeugen, sondern ein kritisches Publikum. Für ihre Expertise spricht, dass sie alle ausgewiesene Naturwissenschaftler sind:

- Dr. Markus Widenmeyer ist promovierter Chemiker und in der zentralen Forschung eines Technologiekonzerns tätig.
- Dr. Tobias Holder promovierte am Max-Planck-Institut für Festkörperforschung zu stark korrelierten Elektronen, einem Thema der Quantenmechanik, und beschäftigt sich heute als wissenschaftlicher Mitarbeiter mit der Physik der kondensierten Materie.
- Dr. Boris Schmidtgall promovierte in bioorganischer Chemie und forschte am Institut für Makromolekülwissenschaft und -Design in Straßburg, bevor er im April 2018 zur Studiengemeinschaft Wort und Wissen wechselte.
- Dr. Peter Trüb promovierte an der Eidgenössischen Technischen Hochschule Zürich auf dem Gebiet der experimentellen Teilchenphysik und arbeitet in der Forschungsabteilung eines Herstellers von Röntgen- und Elektronendetektoren.

Diese Naturwissenschaftler also wollen zeigen: Die lebensfreundliche Einrichtung des Universums hängt von Faktoren ab, die so unwahrscheinlich sind, dass man nicht von einem Zufall ausgehen kann. Starke Anhaltspunkte für diese These hat auch der Chemiker John Hands in „Cosmosapiens“ zusammengetragen, jedoch ohne den Schluss auf einen Schöpfergott zu ziehen.

Die folgende Darstellung der Feinabstimmung basiert vor allem auf Daten aus „Das geplante Universum“ und „Cosmosapiens“. Die Daten selbst dürften in der Physik unbestritten sein; erst bei ihrer weltanschaulichen Deutung gehen die Meinungen auseinander.

Damit Leben möglich wird, benötigt ein Universum unter anderem:

- stabile Materie
- chemische Bausteine, aus denen sich biologische Körper zusammensetzen können
- einen Planeten wie die Erde als Lebensraum
- einen Stern wie die Sonne als Energiequelle

All das gibt es nur, weil die physikalischen Grundkräfte und die Naturkonstanten äußerst präzise aufeinander abgestimmt sind.

## Was braucht es für stabile Materie?

Alle Materie, die wir kennen, ist aus drei Elementarteilchen aufgebaut: den Up-Quarks, den Down-Quarks und den Elektronen.

Wären die Up-Quarks schwerer, so würde es keinen normalen Wasserstoff geben. Wären sie erheblich schwerer, so wären die Protonen im Atomkern nicht mehr stabil. Es gäbe dann keine Atome. Wären dagegen die Down-Quarks schwerer, so gäbe es außer Wasserstoff keine weiteren chemischen Elemente, also auch nicht die chemischen Verbindungen, aus denen sich alle biologischen Lebewesen zusammensetzen.

Atome wären auch kaum möglich ohne das so genannte Quantisierungsprinzip: Elektronen können in einem Atom nur ganz bestimmte Energieniveaus einnehmen. Es gibt eine minimale Energie, die sie nicht unterschreiten können. Gäbe es diese untere Schranke nicht, so könnten die Elektronen zu viel Energie verlieren und in den Atomkern stürzen.

Dass es Materie in unserem Universum heute überhaupt noch gibt, liegt auch daran, dass es von Beginn an mehr Materie als Antimaterie gab. Denn sobald Materie und Antimaterie aufeinandertreffen, zerstören sie sich gegenseitig und zerfallen in elektromagnetische Strahlung. Glücklicherweise ist nach diesem Zerstörungsprozess noch genug Materie übrig geblieben, aus der sich unsere Welt aufbauen konnte.

## Wie sähe die Welt aus ohne feinabgestimmte physikalische Grundkräfte?

Zwischen Gravitation, elektromagnetischer Wechselwirkung, schwacher und starker Kernkraft herrscht ein Verhältnis von Anziehung und Abstoßung, das exakt so austariert ist, dass Moleküle möglich sind.

Das Verhältnis Ω (Omega) zwischen der Gravitationskraft des Universums und seiner Expansionsenergie muss eine Sekunde nach dem Urknall zwischen 0,99999999999999999 und 1,00000000000000001 gelegen haben. Sonst wäre das Universum entweder kollabiert oder zu schnell in einen Zustand der Leere expandiert.

Die starke Kernkraft kann die Bestandteile des Atoms nur zusammenhalten, weil sie stärker ist als die abstoßende elektromagnetische Kraft. Diese hat jedoch einen weiteren Wirkungsbereich. Nur deshalb kann sie die Materie gegen Kräfte schützen, die von außen auf sie einwirken.

Wäre die elektromagnetische Kraft kleiner, so hätten Moleküle und Molekülverbände nicht mehr die erforderliche Stabilität. Wäre die starke Kernkraft geringer, so würden die Elemente instabil werden, darunter auch der Kohlenstoff. Leben wäre dann unmöglich. Wäre sie dagegen größer, so würde dies die Chemie in Organismen empfindlich stören.

Die kosmologische Konstante Λ (Lambda) – in der allgemeinen Relativitätstheorie die Gravitationskraft, beschrieben als geometrische Krümmung der Raumzeit – beträgt etwa $10^{-29}$ g/cm$^3$. Wäre sie nicht so winzig klein, gäbe es keine Sterne.

Wäre die Gravitationskraft deutlich größer, so würden alle Lebewesen an Land und wahrscheinlich auch im Wasser unter ihrem eigenen Gewicht zerquetscht werden. Wäre die Gravitationskraft nur geringfügig größer, so wäre immerhin noch Leben auf einem kleineren Planeten denkbar. Aber wenn dieser Planet zu klein wäre, dann hätte er keinen flüssigen heißen Metallkern mehr wie die Erde. Und den brauchen wir, weil sein

Magnetfeld das Leben vor der zerstörerischen kosmischen Strahlung schützt.

Wäre umgekehrt die Gravitationskraft kleiner, so würde die Gasatmosphäre ins Weltall entweichen. Nur Planeten von gewaltiger Größe könnten dann noch ihre Atmosphäre halten. Solche Planeten könnten sich aber bei schwacher Gravitationskraft kaum bilden.

### Welche Folgen hätte ein anderer Ladungszustand des Universums?

Im Universum gibt es gleich viele positive wie negative Ladung, es ist also elektrisch neutral. Wäre stattdessen die Materie zu stark geladen, so würden die elektromagnetischen Abstoßungskräfte die Gravitationswirkung überflügeln. Dann gäbe es keine Sterne und keine Planeten, sondern nur hochverdünntes, feinverteiltes Gas.

### Welche Chemie braucht das Leben?

Die feinabgestimmten physikalischen Grundlagen schaffen die Voraussetzungen für eine lebensfreundliche Chemie. Viele Faktoren wirken dabei zusammen, von denen ich hier nur drei herausgreife:

- Kohlenstoff: Leben benötigt Kohlenstoff in ausreichender Menge. Denn wie kein anderes Element kann Kohlenstoff Ketten von praktisch beliebiger Länge und Ringe unterschiedlicher Größe bilden.
- Wasser: Das Lebenselixier Wasser hat seine höchste Dichte nicht am Gefrierpunkt, sondern bei 4 °C, ist also in Eisform weniger dicht als in flüssiger Form. Dieser Anomalie verdanken wir, dass Meere, Seen und Flüsse nicht von unten zufrieren, wodurch gewaltige Kältefallen entstehen würden und Fische in kälteren Regionen keine Chance hätten, den Winter zu überleben.

- Helium: Bei der Masse des Helium-Kerns würde eine winzige Abweichung genügen, und die Vielfalt der chemischen Elemente, aus der sich unsere Welt zusammensetzt, hätte nicht entstehen können.

Auf der Erde sorgt die Sonneneinstrahlung in der richtigen Intensität dafür, dass das Wasser überwiegend in flüssiger Form vorhanden ist. Die Größe der Erde ist so, dass die Atmosphäre sich weder verflüchtigt noch zu dicht wird. Wichtig sind auch die Neigung der Erdachse und die Wirkung unseres ungewöhnlich großen Mondes.

Trotz all dieser unglaublich unwahrscheinlichen Voraussetzungen hätte es aber immer noch schief gehen können mit der Entstehung des Lebens. Wie schwer es das Leben immer noch hatte, sehen wir daran, dass es in all den Milliarden Jahren nur ein einziges Mal geklappt hat: Nach allem, was wir wissen, geht alles Leben auf der Erde auf nur einen Ursprung zurück.

## Warum haben in der Lotterie des Lebens ausgerechnet Sie das richtige Los gezogen?

Um darzustellen, wie unwahrscheinlich es ist, dass wir leben, hätte ich aber gar nicht auf christlich orientierte Naturwissenschaftler zurückgreifen müssen: Der Atheist Richard Dawkins sieht das im Grunde genauso. In seinem Werk „Der entzauberte Regenbogen“ (1998) veranschaulicht er anhand vieler biologischer Details, wie unwahrscheinlich es ist, dass gerade wir gerade jetzt leben.

Extrem unwahrscheinlich und doch real ist beispielsweise, dass genau die Ei- und Samenzelle zusammengefunden haben, aus denen Sie entstanden sind, und nicht etwa eine der unzähligen anderen möglichen Kombinationen.

Extrem unwahrscheinlich und doch real: Wie passt das zusammen? In „Gotteswahn“ (S. 203) zitiert Dawkins dazu ein Gedankenexperiment des kanadischen Philosophen John Leslie (*1940). Ich gebe es hier verkürzt in eigenen Worten wieder:

- Stellen Sie sich vor, Sie sind zum Tode verurteilt. Das Urteil wird vollstreckt: Sie stehen vor den fünfzig Scharfschützen des Erschießungskommandos. Alle fünfzig Männer richten ihre Gewehre auf Sie, drücken ab – und verfehlen ihr Ziel. Die Schüsse verhallen, der Pulverdampf verzieht sich – und Sie sind noch am Leben.

Das ist ein treffendes Bild für unsere Situation: Wir alle sind wie Menschen, die gerade ihre eigene Hinrichtung überlebt haben. Denn es ist tatsächlich genauso unwahrscheinlich, dass wir am Leben sind. Ja, es ist sogar noch viel unwahrscheinlicher.

Offenbar nehmen wir diese unglaubliche Tatsache aber ganz locker auf, achselzuckend, als ob es die allergrößte Selbstverständlichkeit der Welt wäre. Etwa so: „Na klar mussten sie alle daneben schießen. Sonst könnte ich mir ja jetzt keine Gedanken darüber machen. Ich mache mir aber Gedanken darüber. Also ist es ganz normal."

Dawkins ist da anders: Er will uns lehren, diese sensationelle Chance nicht selbstverständlich zu nehmen, sondern zu nutzen, zumal das Leben, gemessen an den kosmischen zeitlichen Dimensionen, winzig kurz ist.

Vielleicht sollten wir tatsächlich unsere weltanschaulichen Konflikte gelegentlich beiseite lassen und gemeinsam feiern, dass wir am Leben sind?

Aber bohren wir weiter. Was die naturgesetzliche Ordnung angeht, so besteht das Autorenteam von „Das geplante Universum" darauf: Diese Ordnung ist mit ihren Naturkonstanten unfassbar präzise darauf eingerichtet, dass es Leben geben kann. Das ist dermaßen extrem unwahrscheinlich, dass unsere Vernunft nicht anders kann, als nach einer Erklärung zu verlangen. Und diese Erklärung kann die Evolutionstheorie nicht liefern, wie immer man im Übrigen über sie denken mag: „Charles Darwin", schreiben die

Autoren, „ahnte nicht ansatzweise, welche Komplexität biologischem Leben zugrunde liegt."

Was sagen die Naturalisten dazu? Ich stelle nun einige ihrer Einwände gegen das Konzept der Feinabstimmung vor. Was die Autoren von „Das geplante Universum" darauf erwidern, gebe ich komprimiert in eigenen Worten wieder.

## Was lässt sich gegen das Konzept der Feinabstimmung einwenden?

**Einwand:** Könnte nicht auch eine andere Zusammensetzung des Universums Leben erzeugen, in einer Form, die wir nur nicht kennen?

**Antwort:** Ganz gleich, wie diese Zusammensetzung aussehen würde: Auch sie müsste hochgradig feinabgestimmt sein, wäre also ebenfalls extrem unwahrscheinlich. Es ist, wie wenn man eine Goethe-Statue mit einer Schiller-Statue vertauschen würde: Für beides reicht der Zufall als Erklärung nicht aus. Ob wir es mit der einen Statue zu tun haben oder mit der anderen – so oder so müssen wir erklären, wie sie entstehen konnte.

Oder veranschaulichen wir es mit einem anderen Bild: Stellen Sie sich vor, ein Pilot stürzt mitten in der Wüste ab und landet exakt neben der einzigen Wasserquelle weit und breit. Wäre er nur wenige Meter weiter abgestürzt, so hätte er die Quelle schon nicht mehr finden können. In dieser Situation wird er wohl kaum sagen: „Das ist nichts Besonderes. Ich hätte ja auch irgendwo anders abstürzen können, zum Beispiel neben einem Fluss. Oder während der Regenzeit." Nein: Die Situation, wie sie ist, ist erstaunlich, und das verlangt nach einer Erklärung. Genauso ist es mit der lebensfreundlichen Einrichtung des Universums. Auch sie fordert eine Erklärung, selbst wenn andere lebensfreundliche Szenarien möglich wären.

**Einwand:** Unwahrscheinliche Dinge sind nicht unwahrscheinlich, wenn die Zeiträume, in denen sie sich ereignen können, extrem lang sind. Und das ist der Fall, wenn wir annehmen, dass unser Universum nur eines ist von vielen. In einem solchen Multiversum wäre es nicht erstaunlich, dass sich irgendwann, sozusagen nach unzähligen „Fehlversuchen", das Universum bilden würde, in dem Leben möglich ist.

Veranschaulichen lässt sich das mit dem „Theorem der endlos tippenden Affen": Affen tippen wahllos auf Schreibmaschinen herum. Wird irgendwann einer von ihnen rein zufällig einen Shakespeare-Vers aufs Papier hacken? In unserer Welt wäre das unmöglich. Sogar wenn ganze Affenhorden seit dem Urknall, also seit 13,8 Milliarden Jahren, auf ihre Schreibmaschinen eingehämmert hätten, wäre ein Shakespeare-Vers statistisch praktisch ausgeschlossen. Aber wenn die Affen unendlich viel Zeit zur Verfügung hätten, dann würde es irgendwann vielleicht doch zufällig klappen. So könnte auch unser lebensfreundliches Universum in unendlichen Zeiträumen rein zufällig entstanden sein, als eines unter unzähligen Universen, die erwartungsgemäß nicht lebensfreundlich sind.

**Antwort:** Um im Bild zu bleiben: Selbst in unendlich langen Zeiträumen könnte nur dann ein Shakespeare-Vers auf dem Papier erscheinen, wenn das Instrument, auf dem die Affen herumhacken, eine Schreibmaschine wäre und nicht etwa ein Klavier. Denn dafür braucht es eingespanntes Papier, 26 lateinische Buchstaben in Groß- und Kleinschreibung und einiges mehr. Ohne diese Voraussetzungen würden auch unendlich lange Zeiträume zu keinem Shakespeare-Vers führen.

Was in diesem Bild die Schreibmaschine ist, das sind im Universum – ob Multiversum oder nicht – die Naturgesetze und Naturkonstanten. Warum sind diese Voraussetzungen gegeben? Das müssen wir erklären. Die Annahme eines Multiversums würde dieses Problem nicht lösen, sondern allenfalls verschieben. Dann müssten wir eben die Meta-Regeln erklären, die das Multiversum sowie unser Teiluniversum möglich machten.

**Einwand:** Es ist kein Wunder, dass wir in einer lebensfreundlichen Welt leben. Schließlich können wir nur in einer lebensfreundlichen Welt sein, da wir anderswo gar nicht leben könnten.

**Antwort:** Da sind wir wieder bei dem zum Tode Verurteilten, der nach der gescheiterten Hinrichtung durch das Erschießungskommando achselzuckend sagt: Natürlich müssen sie vorbeigeschossen haben, sonst würde ich ja nicht mehr leben, ich lebe aber. Angemessen wäre eine solche Reaktion wohl kaum.

**Einwand:** Die Naturgesetze und Naturkonstanten, die unserem Universum zugrunde liegen, sind als gegeben hinzunehmen. Es ergibt keinen Sinn, gedanklich an ihnen herumzuschrauben: Wir müssen sie so akzeptieren, wie sie sind.

**Antwort:** Stellen Sie sich vor, Sie sehen, wie ein Zauberer ein Kaninchen aus seinem Hut zieht. Sie staunen: Wie macht der das? Als Erklärung sagt man Ihnen: Es gibt ein Naturgesetz, das lautet: Immer wenn ein Zauberer in seinen Hut greift, kommt ein Kaninchen heraus. Würden Sie sich mit dieser Erklärung zufrieden geben? Nein? Dann sollten Sie sich auch nicht damit zufrieden geben, dass Naturgesetze, Naturkonstanten und ihr Zusammenwirken ein lebensfreundliches Universum aus dem Hut zaubern. Es geht nicht darum, diese Faktoren als Erklärung zu akzeptieren – es geht darum, sie zu erklären.

Mit dem letzten Argument drehen die christlich orientierten Naturwissenschaftler den Spieß um: Plötzlich sind diejenigen, die alles auf Naturgesetze zurückführen, in der Rolle, in der sie eigentlich die Religiösen sehen. Denn nun stehen die Naturalisten da als diejenigen, die Dinge – Naturgesetze und Naturkonstanten – einfach hinnehmen, statt ihnen auf den Grund zu gehen.

## Was kann die Evolutionstheorie, was nicht?

Die Naturkonstanten stören den Eindruck von der Allgemeingültigkeit der Evolutionstheorie. Denn sie wollen nicht so recht zu deren Grundprinzip passen:

- Alles, was komplex ist, hat sich aus einfacheren Formen entwickelt. Am Anfang steht das Einfache. Das Komplexe setzt sich aus einfachen Bestandteilen zusammen.

Eigentlich sollte dieses Prinzip die Entstehung der Artenvielfalt erklären. Dass es das heute schon leistet, davon sind die meisten Biologen überzeugt. Zudem ist es Kandidat Nr. 1 für die Erklärung der Entstehung des Lebens sowie des Bewusstseins. Dass diese Projekte noch nicht in trockenen Tüchern sind, haben wir gesehen. Doch immerhin, auch hier sind die Biologen sehr zuversichtlich.

Aber die Evolutionstheorie soll noch mehr leisten: Die Naturalisten sind von ihrem Grundgedanken so beeindruckt, dass sie ihn ausweiten auf alles, was es jemals gab, gibt und geben wird. Auch auf die Entstehung des Kosmos. So glauben sie, den Schlüssel gefunden zu haben für eine Erklärung von allem, die Gott als Schöpfer ausschließt. Denn ein Gott wäre ja eine geistige Ursache, also komplex. Komplexität ist aber eine Folge, keine Ursache.

Dawkins erklärt es so: Wenn wir einen Gott als Anfang von allem annehmen, dann müssen wir erklären, wo dieser Gott herkommt. Statt unser Problem zu lösen, ersetzen wir es durch ein größeres. Wenn wir dagegen die Entstehung von allem ohne Gott erklären, dann fehlt uns zur Welterklärung nur noch das erste Bindeglied, sozusagen der winzige Sekundenbruchteil, in dem der Urknall begann. Dieser Anfang muss – hier spricht der Evolutionsbiologe – einfach sein. Was aber, so Dawkins, soll dadurch gewonnen sein, dass ich einen einfachen ersten Anfang – die rein physikalische Ursache von allem – ersetze durch einen komplizierten Anfang – die Ursache Gott?

Mit der Hypothese Gott, so Dawkins, würden wir voraussetzen, was wir erklären wollen: die organisierte Komplexität, die wir in den Lebewesen vorfinden. Dabei haben wir diese Komplexität doch durch die Evolutionstheorie bereits erklärt.

Was ich dabei nicht verstehe: Was hat die Evolutionstheorie zu tun mit dem Urknall, mit der Entstehung von allem also? Dawkins wird doch nicht behaupten wollen, dass die physikalischen Grundkräfte, die Naturgesetze und die fundamentalen Naturkonstanten in einem Prozess der natürlichen Selektion entstanden seien?

Nein, das tut er nicht. Jedenfalls erklärt er in „The Magic of Reality" (2012) bescheiden, dass er als Biologe die Entstehung des Universums nicht erklären kann, dass er dies den Kosmologen überlassen muss.

Vielleicht denkt Dawkins dabei an Astrophysiker wie Stephen Hawking. Der sieht angesichts der unveränderlichen Naturgesetze keinen Spielraum für einen persönlichen Gott – zumal er es für äußerst unwahrscheinlich hält, dass sich Gott angesichts der gewaltigen Größe des Universums für eine unbedeutende Randerscheinung wie uns Menschen interessieren sollte. Die letzte Instanz sind für Hawking die Naturgesetze. Eine Entstehung des Universums aus dem Nichts hält er für möglich. Sie sei vereinbar mit den Naturgesetzen. Schließlich entstünden doch auch im Mikrokosmos manche Elementarteilchen aus dem Nichts.

Und was ist mit der Feinabstimmung der Naturkonstanten? Die nimmt Hawking quasi achselzuckend hin mit dem oben behandelten Argument, dass unser Universum natürlich feinabgestimmt sein müsse, weil wir ja sonst nicht leben würden.

Dieses Argument wird aber dadurch, dass es einer der größten Physiker unserer Zeit anführt, auch nicht stärker. Wem es nicht einleuchtet, der sieht möglicherweise auch die Theorie vom Multiversum mit anderen Augen: Könnte es sein, dass hinter dieser Theorie ein letztes verzweifeltes Aufbäumen steht gegen die Einsicht, dass die Erklärung von allem, was ist, aus rein physikalischen Ursachen an der Feinabstimmung der Naturkonstanten scheitert? In unserem Universum ist diese Feinabstimmung nicht erklärbar – also erfinden wir unendlich viele Universen dazu, damit auch die Feinabstimmung so zufällig wirkt wie eine genetische Mutation. Der Astrophysiker Harald Lesch jedenfalls betont, dass die Annahme von Multiversen mit Physik nichts zu tun habe, sondern eine rein mathematische Spekulation sei, ohne Anhaltspunkte in der physikalischen Welt.

Aber zurück zu Dawkins. Wenn ich richtig verstanden habe, dann läuft sein Plädoyer gegen Gott auf folgendes Argumentationsmuster hinaus:

- Die Erklärung für alles muss einfach und für uns Menschen verständlich sein.
- Gott ist komplex und für uns Menschen unverständlich.
- Also existiert Gott nicht.

Diese Argumentation verliert an Überzeugungskraft, wenn wir die Feinabstimmung der Naturkonstanten mit bedenken. Denn diese ist alles andere als einfach. Warum die fundamentalen Naturkonstanten exakt so sind, wie sie sind, weiß niemand. Mit der Evolutionstheorie hat es jedenfalls nichts zu tun. Denn es gibt keine einfacheren Einheiten, auf die wir diese Konstanten zurückführen könnten. Wer aber auf die Theorie von den Multiversen ausweicht, um daran festhalten zu können, dass der Ursprung von allem einfach sei, muss sich fragen lassen: Was ist an einem Multiversum eigentlich einfach?

Wenn wir die Evolutionstheorie nicht verabsolutieren; wenn wir sie nicht ausweiten von der Entstehung der Pflanzen- und Tierarten auf den Anfang von allem: Was hindert uns dann noch, einen Gott als Ursache der auf Leben ausgerichteten Naturordnung anzunehmen?

Wie wir gesehen haben, gibt es Physiker und Chemiker, die angesichts der feinabgestimmten Naturkonstanten so weit gehen würden. In der Hirnforschung sieht das anders aus: Hier ist die Ablehnung eines transzendentalen Horizonts besonders ausgeprägt. Warum ist das so?

# 5.
# Hirnforschung:
## Widerlegt sie den Glauben an die Unsterblichkeit?

Gibt es ein Leben nach dem Tod? Naturwissenschaftlich argumentierende Atheisten schließen das aus: Heute wisse man, dass das Bewusstsein vollständig aus Gehirnfunktionen erklärbar und von diesen abhängig sei. Sobald das Gehirn gestorben sei, sei auch kein Bewusstsein mehr möglich.

In der Tat ist die Hirnforschung heute wohl das stärkste Bollwerk gegen den Glauben an ein Leben nach dem Tod. Denn wenn unser Bewusstsein restlos auf hirnphysiologische Prozesse zurückzuführen ist, wie sollten wir dann eine Seele haben?

Neurologen sagen heute: Unser Bewusstsein ist unser Gehirn, und unser Gehirn ist ein Produkt der Evolution. Nervenzellen wie die in unserem Hirn gibt es bereits seit mehr als einer halben Milliarde an Jahren in den unterschiedlichsten Organismen.

### Mit wem sind wir verwandt?

Machen wir uns also klar, wo unser Gehirn herkommt, und damit – so die Hirnforscher – auch unser Bewusstsein.

Zu den ältesten Lebewesen mit Nervenzellen gehören die Quallen. Die ersten, noch sehr einfachen Gehirne entstanden in Würmern. Komplexer ging es bereits in den Insektenhirnen zu. Allerdings können sie sich kaum auf veränderte Umweltbedingungen einstellen. Flexibler sind die Gehirne von Wirbeltieren, die vor etwa 500 Millionen Jahren entstanden. Auf diese Zeit geht der Hirnstamm des Menschen zurück: unser „Reptilienhirn", das Herzschlag und Atmung steuert. Daran hat sich das Kleinhirn angedockt. Ihm verdanken wir, dass wir Klavier spielen, Skifahren oder Tanzen lernen können. Später kam das Vorderhirn dazu. Mit ihm planen, bewerten und entscheiden wir.

Vor etwa 250 Millionen Jahren wuchs uns das limbische System, das Zentrum unserer Emotionen, das wir mit allen Säugetieren gemeinsam haben. Seit 200 Millionen Jahren entwickelt sich unsere Großhirnrinde. Sie ermöglicht komplexe geistige Leistungen. Ihr jüngster Teil, der Neokortex, ist bei uns viermal so groß wie bei den Schimpansen, unseren nächsten lebenden Verwandten.

## Sind wir Affen?

Mensch und Schimpanse: Das sind zwei Arten aus der Familie der Menschenaffen, ihre letzten gemeinsamen Vorfahren lebten vor sieben Millionen Jahren. Fünf Millionen Jahre später begann unser Hirn stark zu wachsen. Damals stellte ein Klimawandel unsere Vorfahren vor neue Herausforderungen, die sie offensichtlich mit zunehmender Intelligenz immer besser bewältigten. Je erfolgreicher sie waren, desto mehr Fleisch hatten sie zu essen; je mehr Fleisch sie aßen, desto mehr wuchs ihr Gehirn; je mehr ihr Gehirn wuchs, desto erfolgreicher jagten sie – und so weiter, bis zum ersten Mensch. Vor spätestens etwa 300.000 Jahren war der anatomisch moderne Mensch ausgebildet, höhere geistige Fähigkeiten scheint er allerdings erst seit etwa 70.000 Jahren entwickelt zu haben.

Das ist unsere Geschichte. Wir sind Tiere und tragen die ganze Evolutionsgeschichte mit uns herum. Normal verhalten können wir uns nur, wenn unser Gehirn mitmacht: Beschädigt ein Schlaganfall unsere Hirnrinde, erleiden wir Sprach- und Gedächtnisstörungen. Ohne funktionierendes

Kleinhirn würden wir mit jedem Gedanken herausplatzen, der uns gerade in den Sinn kommt. Wäre unser Hippocampus beschädigt, so wären wir in der Gegenwart gefangen, könnten keine Erinnerungen speichern und uns keine Zukunft vorstellen. Hätten wir zu wenig Synapsen, könnten wir uns nicht oder nur sehr mühsam auf neue Situationen einstellen. Und was geschieht, wenn die Verbindung zwischen unseren Gehirnhälften durchtrennt wird? Das scheint sich so anzufühlen, als würde man mit zwei Gehirnen leben, die unterschiedlich denken, fühlen, sich erinnern und handeln. Heißt das, dass man dann zwei Seelen hat?

## Woher kommt unser Bewusstsein?

Unser Bewusstsein ist eine Koordinierungsleistung des Gehirns, an der unzählige Nervenzellen aus vielen Regionen mitwirken. Die Naturwissenschaftler werden uns bald noch mehr darüber sagen. Denn sie untersuchen das Bewusstsein mit ihren Methoden – zu denen leider auch das Quälen von Ratten gehört.

Hirnforscher stimulieren unterschiedliche Regionen des menschlichen Gehirns und beobachten, was sich dadurch im Bewusstsein ändert. Über seinen Gesamtprozess wissen sie noch wenig, dafür umso mehr über seine Teilfunktionen wie Wachheit, Aufmerksamkeit und Gedächtnis. Und die Suche geht weiter: Wir stehen am Anfang einer naturwissenschaftlichen Theorie des Bewusstseins.

Aber sind die Methoden der Naturwissenschaft wirklich geeignet, das Bewusstsein zu ergründen? Was sagt es mir über den Schmerz, den ich fühle, wenn ich weiß, in welcher Hirnregion er entsteht? Welches Messgerät kann wiedergeben, was ich erlebe? Stehen meine „subjektiven Erlebnisqualitäten", die so genannten „Qualia", einer vollständigen Erfassung meines Bewusstseins durch die Wissenschaft nicht im Weg? Entzieht sich mein Bewusstsein nicht sogar vollständig der Wissenschaft, weil alles, was ich erlebe, vollständig subjektiv bleibt?

Tatsächlich ist der Gegensatz zwischen meinem subjektiven Erleben und den objektiven Methoden der Wissenschaft unüberbrückbar. Aber wer hofft, die Wissenschaft auf diese Weise loszuwerden, freut sich zu früh. Denn den entscheidenden Trumpf behält die Wissenschaft in der Hand: Nicht ich, sondern die Wissenschaft kann beurteilen, ob mein Bewusstsein von physischen Voraussetzungen abhängt oder nicht. Und da lässt beispielsweise die norwegische Neurologin Kaja Nordengen (*1987) keinen Zweifel: Ohne mein Gehirn wäre ich nicht ich. Mein Selbst ist physisch. Meine Persönlichkeit gäbe es nicht ohne Synapsen, Membranpotenziale und Botenstoffe. Ich bin Biologie.

## Ist der Naturalismus alternativlos?

Ist damit nicht die Hoffnung auf ein Weiterleben nach dem Tod erledigt? Angesichts der Fakten aus der Hirnforschung wirken religiöse Argumente für eine unsterbliche Seele hilflos. Was sollen wir beispielsweise noch mit der Überlegung anfangen, dass es eine ausgleichende Gerechtigkeit im Jenseits geben müsse, weil es in dieser Welt so ungerecht zugehe? Sicherlich, das Leben kann uns übel mitspielen. Aber was soll daran ungerecht sein? Haben wir denn ein Recht auf ein angenehmes Leben? Womit sollten wir das verdient haben, durch welche Schuld könnten wir es verspielen? Hat die Hirnforschung nicht gezeigt, dass wir gar nicht anders können, als so zu handeln, wie wir handeln? Wenn das wahr ist, dann können wir in diesem Leben weder eine Schuld auf uns laden noch ein Verdienst erwerben. Dann erledigt sich die Idee der ausgleichenden Gerechtigkeit von selbst.

Wir müssen tatsächlich umdenken, versichern uns Neurowissenschaftler wie Thomas Metzinger: Dass wir einen freien Willen haben, ist nur eine nützliche Illusion, die unser Gehirn uns vorgaukelt. Kant konnte noch an eine absolut gültige Moral glauben und davon auf die Existenz eines Gottes schließen. Das ist vorbei. Heute wissen wir: Was uns moralisch handeln lässt, ist die evolutionär erworbene Fähigkeit, unser Überleben durch kooperatives Verhalten zu sichern. Wer freundlich und zuverlässig ist und sich auf seine Horde verlassen kann, verbessert seine Chancen im Kampf ums Dasein. Nur deshalb sind wir auf Gemeinsinn programmiert. Nichts weiter steckt dahinter, auch keine nach Erlösung strebende Seele, die sich frei für das Gute entscheidet, und kein Gott.

## Gibt es ein Bewusstsein ohne Hirnfunktionen?

Aber geht das alles nicht zu schnell? Sind wir nicht etwas zu voreilig? Noch sind die Hirnforscher nicht in der Lage, die Entstehung des Bewusstseins zu erklären. Zwar besteht ein Zusammenhang zwischen Bewusstseinszuständen und hirnphysiologischen Vorgängen. Aber muss der kausal sein? Noch ist nicht bewiesen, dass das Bewusstsein vom Gehirn produziert wird. Könnte das Gehirn nicht auch wie ein Empfänger sein, der Bewusstseinsinhalte aufnimmt, vergleichbar einem Radiogerät, das Musiksendungen nicht produziert, sondern nur empfängt? Dann könnte das Bewusstsein auch ohne Gehirn existieren, wie eine Musiksendung, die das Radiogerät nicht braucht, auf dem sie zufällig wiedergegeben wird.

Die Hirnforscher halten von dieser Spekulation herzlich wenig, und sie arbeiten daran, sie zu widerlegen. Wir sollten damit rechnen, dass ihnen das eines Tages gelingen könnte. Heute schon argumentieren sie, dass zwar noch nicht restlos geklärt sei, *wie* das Bewusstsein im Gehirn entstehe. Aber *dass* es vollständig aus Gehirnfunktionen erklärbar sei – das sei unstrittig.

Doch selbst wenn es so ist: Dann können die Hirnforscher dennoch nicht ausschließen, dass unser Bewusstsein nur für die Dauer unseres irdischen Lebens an unseren Körper gebunden ist. Schließlich könnte das Bewusstsein dennoch aus anderen Dimensionen kommen, von denen die Naturwissenschaftler nichts wissen, und nach dem Tod dorthin zurückkehren.

Eine Analogie mag das verdeutlichen. Stellen wir uns vor, wir legen als Vinyl-Fans eine Schallplatte auf den Plattenspieler, um eine Sinfonie zu hören. Nun wollen wir erklären, was da passiert: Warum gelangen diese Töne an unser Ohr? Das tun wir, indem wir die Schallplatte und den Plattenspieler genau analysieren. Aber haben wir damit schon alles verstanden? Nein: Die Analyse des Plattenspielers lehrt uns nicht, dass die Sinfonie ganz ohne Schallplatte zuerst in dem Konzertsaal erklang, in dem sie aufgenommen wurde. Und wir lernen auf diese Weise auch nicht, dass die Sinfonie eines Tages von der analogen Schallplatte auf einen digitalen Datenträger überspielt werden könnte.

Sind die Hirnforscher nicht wie Vinyl-Fans, die ihren Horizont auf die Analyse von Schallplatte und Plattenspieler begrenzen? Haben sie denn schon alles verstanden, nur weil sie sich mit dem Gehirn genau auskennen? Nein: Die Analyse des Gehirns lehrt sie nicht, dass das Bewussstsein einen anderen Ursprung haben könnte als unsere physische Existenz. Und sie lernen auf diese Weise auch nicht, dass das Bewusstsein eines Tages, nach unserem Tod, vom Gehirn in eine andere Zustandsform übertragen werden könnte, auf einen anderen Datenträger sozusagen. Unser Bewusstsein befände sich dann in einer völlig anderen Zustandsform, und dennoch wäre es noch dasselbe Bewusstsein. Wie können sie das ausschließen?

Was alles vorstellbar ist, fällt einem nicht auf, wenn man sich ausschließlich mit dem Gehirn beschäftigt – mit Schallplatte und Plattenspieler sozusagen. Insofern könnte das Urteil der Hirnforschung über die Seelenvorstellung eher ihrer Betriebsblindheit geschuldet sein als ihrer Fachkompetenz.

Tatsächlich gibt es auch Hirnforscher, die zugeben: Ausschließen können wir es nicht, dass das menschliche Bewusstsein nach dem Tod des Körpers von diesem unabhängig wird – und damit dem wissenschaftlichen Zugriff entzogen. Aus naturalistischer Sicht sind solche Überlegungen freilich nicht überzeugend. Zwar lasse sich das Jenseits nicht widerlegen. Aber wer sich die natürliche Entstehungsgeschichte des menschlichen Geistes klar mache, dem komme der Glaube an ein Jenseits so absurd vor wie der Glaube an einen rosa Elefanten hinter dem Mond.

## Wie attackiert Dennett den Glauben an ein Jenseits?

Einer, der diese Absurdität aufzeigen möchte, ist Daniel Dennett (*1942). Der Philosoph hat sich so intensiv mit den Neurowissenschaften auseinandergesetzt, dass er sich auch unter Hirnforschern einen Namen gemacht hat. Seine naturalistische Weltsicht vertritt er scharfsinnig, aber auch mit viel Humor. Gern gibt er zu, dass er mit seinem weißen Rauschebart die Existenz des Übernatürlichen eigentlich bestätigt, obwohl er sie als Naturalist doch widerlegen sollte. Als Professor lehrte er unter anderem in Harvard und Oxford. Heute ist er Direktor des Zentrums für Kognitionswissenschaft an der Bostoner Tufts University, einer der angesehensten Universitäten der USA.

Für Dennett ist klar: Darwins Evolutionstheorie lässt uns keine andere Wahl, als den Naturalismus zu akzeptieren. Am Menschen ist nichts Übernatürliches, nichts Mystisch-Rätselhaftes, nichts, was die Naturwissenschaften nicht im Prinzip erklären könnten. Dass die Neuro- und Kognitionswissenschaften das Bewusstsein restlos erklären werden, ist für ihn nur eine Frage der Zeit.

2017 veröffentlichte Dennett „From Bacteria to Bach and Back. The Evolution of Minds“, zu Deutsch: „Von den Bakterien zu Bach – und zurück: Die Evolution des Geistes“. Darin beschreibt er, wie sich der menschliche Geist aus geistlosen Anfängen entwickeln konnte, völlig ohne Zutun eines göttlichen Wesens. Damit erledigt sich in Dennetts Augen die Annahme eines jenseitigen Lebens von selbst.

## Wie erklärt Dennett das Bewusstsein?

Dennett beginnt bei den ersten Lebewesen, die vor fast vier Milliarden Jahren entstanden sind und aus denen sich auch der Mensch entwickelt hat: bei den Prokaryoten, einfach aufgebauten Einzellern. Besser bekannt ist eine ihrer beiden Unterarten, die Bakterie. Genau genommen, beschreibt Dennett also nicht, wie das Leben entstanden ist, sondern wie sich alles Leben aus der ersten lebenden Zelle entwickelt hat. Für seine

Zwecke genügt das: Er konzentriert sich nicht auf die Entstehung des Lebens, sondern des Bewusstseins.

Zwei Milliarden Jahre lang waren die Prokaryoten die einzige Lebensform. Bis sich eines Tages zwei Prokaryoten zu einem neuen Zelltyp verbanden, der ersten Eukaryote. Da sie die unterschiedlichen Stärken beider Prokaryoten vereinigte, erwies sich die neue Lebensform im Überlebenskampf den umgebenden Prokaryoten überlegen, so dass sie sich vermehren und ausbreiten konnte.

Alle Pflanzen und Tiere dieser Erde sind aus eukaryotischen Zellen zusammengesetzt. Ihre Artenvielfalt ist erklärbar durch die Darwinsche Evolutionstheorie, ergänzt um die moderne Genetik.

Im letzten Kapitel haben wir diese „synthetische Evolutionstheorie" bereits vorgestellt, aus der Sicht von Dennetts Mitstreiter Richard Dawkins: Die unterschiedlichen Pflanzen- und Tierarten haben sich über riesige Zeiträume hinweg durch genetische Variation entwickelt. Jede neue genetische Variante musste sich unter den spezifischen Lebensbedingungen, denen sie ausgesetzt war, behaupten. Die erfolgreicheren Varianten erzeugten ihrerseits neue Varianten. So entstanden immer mehr Arten, die an die unterschiedlichsten Umgebungsbedingungen angepasst waren, und entwickelten sich zu immer komplexeren Lebensformen.

In diesem Prozess entwickelten sich auch die Gehirne der Tiere. Wirbeltiere, aber auch Tintenfische können damit in unterschiedlichen Situationen flexibel reagieren und so Überleben und Fortpflanzung sichern. Insektenhirne sind zwar weniger flexibel, dennoch ermöglichen manche von ihnen ungeheuer komplexe Formen des Zusammenlebens. Dabei haben die beteiligten Individuen nicht die geringste Ahnung von den sozialen Wechselwirkungen, in die sie eingefügt sind. So nimmt zwar jede Termite ihren Platz im Termitenvolk ein, aber keine einzige Termite überblickt das soziale Gefüge, von dem sie ein Teil ist. Niemand hat dieses hochkomplexe Gefüge organisiert, keine Termite versteht es, dennoch wirken sie alle zweckmäßig zusammen.

Dennett nennt das „competence without comprehension", Kompetenz ohne Verstehen: Dafür, dass ein komplexes Gefüge entsteht, in dem unterschiedliche Wesen unterschiedliche Kompetenzen besitzen, muss nicht ein noch komplexeres Wesen da sein, das es geschaffen hätte. Wir brauchen also auch keinen Gott, um die Komplexität und Vielfalt des Lebens zu erklären. Alle Arten sind aus den einfacheren Vorformen und dem Prozess der Evolution vollständig erklärbar.

Doch irgendwann entwickelten sich Menschen. Und die können sehr wohl verstehen, was sie tun: Sie sind fähig zu „competence *with* comprehension", Kompetenz *mit* Verstehen also. Wo kommen die außerordentlichen Leistungen des menschlichen Gehirns her?

Dennett erklärt sie zunächst durch den Umschwung von der natürlichen zur kulturellen Evolution. In der natürlichen Evolution entstand sozusagen die Hardware, ein erstaunlich leistungsfähiges Gehirn. Doch wie die beste Computer-Hardware nichts leisten kann ohne die entsprechende Software, so verhält es sich auch mit dem menschlichen Gehirn. Nur wo es die entsprechenden Anregungen erhält, kann es Sprache, Gedanken und Fähigkeiten entwickeln wie die, Kunst und Literatur zu genießen, ein Instrument zu beherrschen oder über philosophische Fragen zu reflektieren.

Die Hardware des Gehirns hat sich durch genetische Veränderungen entwickelt. Seine geistig-kulturelle Entwicklung hat jedoch ihre Ursache in Veränderungen, die Dennett mit Dawkins „memetisch" nennt.

Das Konzept der kulturellen „Meme" hat Dawkins in Analogie zu den biologischen „Genen" entwickelt. „Meme" sind geistige Sinneinheiten unterschiedlicher Komplexität: Wörter, Gedanken, Sinfonien, Ideen, Ideologien. Wie Gene, so befinden sich auch Meme im Wettbewerb. Nur diejenigen Meme überleben im kulturellen Gedächtnis der Menschheit, die von vielen Menschen akzeptiert und weiterverbreitet werden. Dabei sind sie genauso Veränderungen unterworfen wie die Gene dem Prinzip der Mutation.

Wann genau haben sich die ersten Meme in den Köpfen von Menschen festgesetzt? Das lässt Dennett offen. Vielleicht begann diese kulturelle Evolution vor einer Million Jahren, vielleicht aber auch erst vor etwa 50.000 Jahren. Entscheidend ist: Weder die genetische noch die memetische Evolution wird durch ein überlegenes Wesen – einen Gott – gesteuert. Vielmehr entwickelt sich beides aus einfachen Grundformen hin zu immer größerer Komplexität.

Irgendwann hatte die memetische Evolution einen Punkt erreicht, an dem ein Umschwung stattfand von der Evolution (bottom-up) zum Intelligent Design (top-down). Intelligent Design steht für bewusst geplante und gewollte Veränderungen. In der Auseinandersetzung zwischen Naturalismus und religiösem Kreationismus ist es ein Reizwort. Aber Dennett meint damit etwas völlig anderes als die Kreationisten: Wenn er von Intelligent Designern spricht, dann meint er uns Menschen und niemanden sonst.

Wir Menschen sind die ersten und bisher einzigen Intelligent Designer auf dieser Erde. Seit etwa 10.000 Jahren gestalten wir den Planeten um, in – verglichen mit bisherigen Erdzeitaltern – atemberaubender Geschwindigkeit, die sich ständig weiter steigert. Wir Menschen sind die erste Tierart, die die Macht hat, das Leben auf der Erde zu erhalten oder auszulöschen.

Mit der Entwicklung von künstlicher Intelligenz zeichnet sich ein erneuter Umschwung ab. Denn die Kompetenzen von Programmen wie Google Translate werden nicht top-down von Intelligent Designern entworfen, sondern sie entwickeln sich bottom-up als permanente Lernprozesse. Durchaus möglich, dass diese sich ständig weiter optimierenden künstlichen Intelligenzen uns eines Tages über den Kopf wachsen werden.

All das führt Dennett aus, um zu erklären, warum wir ein Bewusstsein haben. Aber erklärt er das tatsächlich? Zwar zeigt er plausibel, wie sich immer intelligentere Gehirne ganz natürlich entwickelt haben, bis hin zum menschlichen Gehirn mit seinen außergewöhnlichen Fähigkeiten. Aber Intelligenz und Bewusstsein sind nicht dasselbe.

Noch ist das eigentliche Bewusstsein unerklärt. Aber wer die heutigen Lücken zu leichtfertig mit übernatürlichen Erklärungen füllt, könnte morgen genauso im Abseits stehen wie einst die kirchlichen Verteidiger des biblischen Schöpfungsmythos.

## Was hat Dennett gezeigt?

Hat Dennett also gezeigt, was er zeigen wollte: dass der Glaube an ein Jenseits absurd und unnötig wäre?

Eines hat er auf jeden Fall gezeigt: dass der Glaube an ein Jenseits einem Menschen absurd und unnötig vorkommen kann, der sich lange genug unter dem Blickwinkel damit beschäftigt hat, den Dennett einnimmt, und der die wissenschaftlichen Disziplinen bevorzugt, die Dennett bevorzugt.

Was aber ist das, was sich bei solcher Beschäftigung einstellt und laufend neu bestätigt: ein Wissen – oder nicht doch eher ein Glaube?

Dennett begründet sein Weltbild durchaus rational. Es ist plausibel und entwickelt in seiner Darstellung eine große Überzeugungskraft. Aber es basiert nicht auf den naturwissenschaftlichen Tatsachen allein, die er präsentiert. Hinzu kommt die Haltung, für die er sich entschieden hat: ein unerschütterliches Vertrauen in ausschließlich naturwissenschaftliche Erkenntnisse und Methoden. Wenn diese in keiner Hinsicht eingeschränkt werden, dann lassen sich damit grundsätzlich absolut alle Phänomene angemessen erkennen, die es jemals gab, gibt und geben wird.

So sieht es Dennett. Aber überschätzt er damit nicht die Möglichkeiten der Naturwissenschaft? Wäre es nicht stattdessen angebracht, an die Grenzen unseres menschlichen Wahrnehmungsvermögens zu erinnern?

Machen wir uns klar: Unsere Augen können nur einen kleinen Teil des elektromagnetischen Spektrums wahrnehmen. Unseren Ohren entgehen weit mehr Freqenzen als denen unserer Hunde und Katzen. Vergleicht man unser Geschmacks- und Geruchsvermögen mit dem anderer Tiere, erscheint es geradezu verkümmert. Die Evolution hat uns zu Wesen gemacht, die unter normalen Alltagsbedingungen nur einen winzigen Teil dessen wahrnehmen können, was tatsächlich existiert. Zwar können wir unseren Wahrnehmungsapparat erweitern durch Fernrohre, Mikroskope, UV- und andere Messgeräte und Sensoren. Aber wie sehr wir ihn auch erweitern, wir werden niemals wissen, ob er nun endlich komplett ist und uns nun nichts Relevantes mehr entgeht.

Hinzu kommt: Unser Gehirn ist evolutionär nicht darauf getrimmt, alles zu verstehen, was im gesamten Universum passiert, sondern auf das Überleben. Das verstehen wir besser, wenn wir die Lebewesen betrachten, aus denen wir uns entwickelt haben: Jedes Tier nimmt nur den Ausschnitt der Wirklichkeit wahr, für den sein Gehirn ausgelegt ist. Es ahnt nicht, dass da draußen noch unendlich viel mehr ist, als es mit seinem begrenzten Wahrnehmungsapparat erkennen kann. Warum sollte es uns Menschen anders ergehen? Warum sollte die Erweiterung der Wahrnehmungsfähigkeit in uns Menschen an ihrem Endpunkt angekommen sein? Nein: Da draußen muss noch viel mehr sein, als wir auch nur im Entferntesten ahnen können.

Es verwundert deshalb nicht, was unseren Physikern bis vor kurzem entgangen ist, trotz all der hervorragenden wissenschaftlichen und technischen Fähigkeiten, die wir über die Jahrhunderte mit Geduld, Fleiß und Disziplin angesammelt haben: Lange hatten sie keine Ahnung von der – bis heute nicht mit letzter Sicherheit bewiesenen – „schwarzen" Materie und Energie. Sprich: 95 Prozent des heute vermuteten *physischen* Inhalts des Universums war ihnen komplett durch die Lappen gegangen. Wie sollten wir uns da einbilden, dass wir jemals in der Lage sein werden, alles zu verstehen?

Vor diesem Hintergrund erstaunt, was sich viele Physiker zutrauen: Sie sind überzeugt, dass es nur eine Frage der Zeit sei, bis sie alles, was es je gab, gibt und geben wird, in einer einheitlichen Theorie, der String-Theorie, vollständig werden erklären können.

Werden sie ihr Ziel erreichen? Oder wird man eines Tages über ihre Arroganz den Kopf schütteln?

Die Naturwissenschaften haben der Menschheit eine kopernikanische und eine darwinsche Revolution beschert. Sie haben ihr Welt- und Menschenbild auf den Kopf gestellt. Könnte es sein, dass die nächste Revolution eine sein wird, die nun die Naturwissenschaften selbst auf den Kopf stellt? Eine Revolution, die sie lehren wird, ihre aktuelle Hybris zu überwinden und einzusehen: Wir Menschen können immer nur einen Bruchteil der gesamten Wirklichkeit erfassen und müssen stets damit rechnen, dass uns das Wichtigste verborgen bleibt. Wäre nicht erst mit dieser Einsicht in die Grenzen der menschlichen Erkenntnisfähigkeit die anmaßende Vorstellung überwunden, dass der Mensch die Krone der Schöpfung sei?

Überlegungen wie diese scheinen den Naturalisten Dennett regelrecht zu verärgern. In einer brillant formulierten Passage bekennt er seine Überzeugung, dass es für die Erkenntnisfähigkeiten des Menschen keine Grenzen gebe. Ich fasse daraus einen kurzen Ausschnitt zusammen:

Das menschliche Gehirn ist heute ausgestattet mit tausenden Denk-Tools, die unsere kognitiven Fähigkeiten in völlig neue Dimensionen katapultieren. Unsere Sprache ist der Schlüssel. Sie ermöglicht uns, unsere kognitiven Fähigkeiten miteinander zu vernetzen und dadurch zu steigern. Es gibt für uns keine mysteriösen Geheimnisse. Sobald Sie eine Frage formulieren und behaupten, dass sich diese Frage nie beantworten lasse, setzen Sie einen Prozess in Gang, der Sie widerlegen könnte: Sie stellen einen Untersuchungsgegenstand auf. Ein Hund wird nie verstehen, was Demokratie ist. Aber wir Menschen können die Fragen verstehen, die unsere Suche radikal verändern. So machen wir aus mysteriösen Geheimnissen Probleme, die zu lösen sich lohnt. Mit der Macht der Sprache erweitern wir unseren Erkenntnis-Zugriff praktisch ins Unendliche.

So sieht es Dennett. Ich habe Respekt vor seiner Haltung, zumal er mit offenen Karten spielt und sich größte Mühe gibt, seine Überzeugung der Öffentlichkeit verständlich zu machen und sich mit Humor und Menschlichkeit der argumentativen Auseinandersetzung stellt. Dennett zu lesen und zuzuhören ist ein Genuss und sehr bildend. Aber ist sein Weltbild bei aller Berufung auf die Naturwissenschaften so zwingend, wie er selbst meint?

## Wer widerspricht Dennett?

Widerspruch kommt gar nicht so sehr von der christlichen Theologie, wie man vielleicht erwarten würde. Die universitäre Theologie jedenfalls der beiden großen Konfessionen in Deutschland ist sehr vorsichtig geworden und geht der Auseinandersetzung mit dem naturwissenschaftlich argumentierenden Atheismus eher aus dem Weg. In dem Konflikt zwischen Naturalismus und dem bibeltreuen Kreationismus evangelikaler Gruppierungen steht die moderne Theologie auf der Seite der Naturalisten. Denn naturwissenschaftliche Erkenntnisse wollen moderne Theologen aus der Bibel längst nicht mehr ableiten.

Doch Zweifel an einem Naturalismus, wie ihn Dennett vertritt, kommen nicht nur von Kreationisten: Sie lassen sich auch aus den Stimmen von Naturwissenschaftlern heraushören. Neben einigen Kosmologen gilt das insbesondere für Quantenmechaniker. Oder habe ich da etwas falsch verstanden?

# 6.
# Quantenmechanik:
## Taugt sie als Brücke von der Physik zur Spiritualität?

Achtung: Ihr Verstand könnte gleich anfangen, verrückt zu spielen. Denn in diesem Kapitel beschäftigen wir uns mit einer Welt, auf die Ihr Hirn von der Evolution nicht vorbereitet wurde: mit dem Mikrokosmos, den kleinsten physikalischen Bestandteilen also, aus denen sich unsere Realität zusammensetzt.

Die Realität, in der das menschliche Gehirn sich bewähren musste, ist nicht der Mikro-, sondern der so genannte „Mesokosmos". Das ist die Welt, die wir mit unseren Sinnen wahrnehmen und mit unserem Verstand erfassen können: nicht zu groß und nicht zu klein. Hier gilt alles, was uns so selbstverständlich ist, dass wir normalerweise gar nicht mehr darüber nachdenken, wie: dass alles eine Ursache haben muss; dass ich nicht an zwei Orten gleichzeitig sein kann; dass etwas nicht gleichzeitig ist und nicht ist. All das setzen wir einfach als selbstverständlich voraus.

Im Mikrokosmos ist aber überhaupt nichts selbstverständlich. Deshalb kommt uns der Mikrokosmos so verrückt vor, dass wir es nicht nur nicht glauben wollen: Wir können es nicht einmal denken. Nicht umsonst hat der dänische Physiker Niels Bohr (1885–1962) gesagt: Wer bei der Physik der Quantensprünge nicht verrückt wird, der hat sie überhaupt nicht begriffen.

Natürlich habe auch ich sie nicht verstanden, zumal ich weder Mathematiker noch Physiker bin. Deshalb werde ich Sie im Folgenden nicht über die

Quantenphysik belehren. Stattdessen möchte ich Sie auf einige Punkte aufmerksam machen, an denen sich der Mikrokosmos völlig von allem unterscheidet, was uns vertraut ist. Und ich möchte einige religiöse und spirituelle Hoffnungen vorstellen, die sich daran knüpfen.

Falls auch Sie solche Hoffnungen hegen, bitte ich Sie: Schrauben Sie Ihre Erwartungen nicht zu hoch. Ich werde auch einiges Ernüchternde mitteilen müssen.

## Jenseits von Ursache und Wirkung: Können wir doch frei entscheiden? Kann einen Gott doch in unser Leben eingreifen?

In unserer Mesowelt beobachten wir: Alles, was um uns herum geschieht, hat eine Ursache. Daraus schließen wir: Alles, was es überhaupt jemals gegeben hat, gibt und geben wird, muss eine Ursache haben, die durch naturwissenschaftliche Gesetze festgelegt ist. So hat jede Ursache ihre Ursache und so weiter, bis zurück zum Urknall, dem Moment, in dem alles begann. So entsteht ein lückenloses Geflecht von Ursache und Wirkung. Deshalb sind wir unwillkürlich überzeugt: Wenn wir alles wüssten, dann könnten wir für alles, was jemals geschehen ist und geschehen wird, eine natürliche Ursache angeben.

Die Konsequenzen dieses Weltbilds machen wir uns nicht immer klar: Wenn alles durch naturwissenschaftliche Ursachen und Wirkungen erklärbar ist, dann müssten wir eigentlich unsere Gefängnisse auflösen. Denn dann kann es keinen freien Willen geben und damit auch keine Entscheidungsfreiheit, also auch keine persönliche Schuld: Wenn ein Mensch einen anderen tötet, dann ist das eine Folge von Ursachen und Wirkungen, für die er nichts kann.

Vielleicht sollten wir tatsächlich unsere Gefängnisse ersetzen durch Einrichtungen, die nicht der Bestrafung dienen, sondern der Therapie der Täter und dem Schutz der Gesellschaft. Aber für religiöse Menschen hätte die Lückenlosigkeit von Ursache und Wirkung noch eine weitere

Konsequenz: Eigentlich würde es keinen Sinn machen, Gott um etwas zu bitten. Warum sollten wir das tun, wenn Gott keine Möglichkeit hat, in Entwicklungen einzugreifen und Gebete zu erhören, schon gar nicht durch Wunder? Es mag ja sein, dass Gott den Urknall initiiert hat: Wo der herkommt, wissen wir nicht. Aber alles, was danach passiert, hat mit Gott nichts mehr zu tun, wenn die Welt vollständig determiniert ist.

Doch es gibt Hoffnung für alle, die an ihrer Entscheidungsfreiheit und am andauernden Einfluss Gottes auf die Welt festhalten wollen. Denn viele Quantenphysiker – die Vertreter der so genannten „Kopenhagener Deutung" – sind überzeugt: Nicht alles ist determiniert. In der Mikrowelt ist das Gesetz von Ursache und Wirkung weitgehend außer Kraft. Hier regiert der bloße Zufall.

Zufall, was soll das bedeuten? Wenn ich einen Würfel werfe, dann heißt das Ergebnis auch zufällig. Aber nur deshalb, weil ich nicht alle Faktoren kenne, die meinen Wurf beeinflussen. Würde ich sie alle kennen, dann könnte ich genau erklären, warum am Ende welche Ziffer aufliegt. Echter Zufall ist das nicht. Verhält es sich im Mikrokosmos nicht genauso?

Die Anhänger der Kopenhagener Deutung sagen nein. So sehr es unseren Denkgewohnheiten widerstrebt: Der Zufall in der Mikrowelt ist objektiv. Ein Beispiel dafür ist der so genannte Kollaps der Wellenfunktion: Ein Quantenelement, beispielsweise ein Elektron, hat keinen Ort, so lange wir es nicht messen. Man spricht in diesem Zustand von seinem Wellencharakter oder seiner Potenzialität. Einen bestimmten Ort erhält es erst, wenn es gemessen wird. Erst in diesem Moment „kollabiert die Wellenfunktion", wie die Fachleute sagen, sprich: Aus der Welle wird ein Teilchen. Eine Welle hat keinen konkreten Ort, ein Teilchen schon.

Welchen Ort? Wo ist das Teilchen?

Auch wenn es unglaublich klingt: Welchen Ort ein Teilchen nach dem „Kollaps" einnimmt, ist reiner Zufall. Es gibt dafür keine Ursachen. Oder kennen wir die Ursachen nur noch nicht? Einstein hoffte das und nannte diese unbekannten Ursachen die „verborgenen Variablen". Aber inzwischen gilt unter Quantenphysikern als Tatsache: Es gibt wirklich keine Gründe, warum ein Teilchen nach dem Kollaps der Wellenfunktion einen bestimmten Ort einnimmt und nicht irgendeinen anderen. Es ist objektiver Zufall.

In der Mikrowelt ist das lückenlose Geflecht von Ursache und Wirkung also aufgehoben. Warum sollte das nicht auch anderswo möglich sein? Es ist also doch nicht alles determiniert. Warum sollte dann nicht auch ein freier Wille und ein Eingreifen eines Gottes in diese Welt möglich sein?

Einer, der dieser Konsequenz widerspricht, ist der israelische Historiker Yuval Noah Harari (*1976). Freier Wille und göttliches Eingreifen, so Harari, sind eine völlig andere Angelegenheit als der Zufall, der in der Quantenwelt zu herrschen scheint. Alles ist entweder durch Ursache und Wirkung – also Kausalität – bestimmt oder durch den Zufall. Und der lässt sich durch Wahrscheinlichkeitsrechnung erfassen. Für einen freien Willen oder für göttliches Handeln lässt die Wahrscheinlichkeitsrechnung keinen Spielraum. Kausalität oder Zufall – das ist alles. Dazwischen oder daneben gibt es nichts, meint Harari.

### Materie ist nicht Materie: Ist nur der Geist real?

Materialisten behaupten, dass der Geist ein Nebenprodukt komplexer Materie sei. Nicht der Geist – auch nicht der transzendente Geist, den wir „Gott" nennen – habe die Materie geschaffen, sondern umgekehrt: Alles, auch der Geist, lasse sich auf Materie zurückführen, genauer: auf kleinste materielle Teilchen im leeren Raum.

Dagegen lässt sich mit Blick auf quantenphysikalische Erkenntnisse einwenden: Materie, wie wir sie uns landläufig vorstellen, gibt es gar nicht. Unsere Sinne täuschen uns: Zwar nehmen wir in unserer Mesowelt Dinge als fest und greifbar wahr. Aber diese Wahrnehmung führt uns in die Irre, sobald wir uns mit den Elementen beschäftigen, aus denen alles zusammengesetzt ist. Denn diese Grundbausteine sind gar nicht feste Teilchen, wie wir erwarten würden. Eher lassen sie sich beschreiben als Potenzialitäten oder Möglichkeiten, die nicht einmal einen genauen Ort haben.

Mit diesem Befund verbinden religiös und spirituell orientierte Menschen eine große Hoffnung: Wenn sich alles, was existiert, nicht aus materiellen Teilchen zusammensetzt, sondern aus immateriellen Möglichkeiten: Heißt das nicht, dass die Grundbausteine der Welt geistiger Natur sind? Dass also das, was uns als Materie erscheint, geistige Ursachen hat? Der Geist ist also doch die Ursache der Materie und nicht umgekehrt?

Dieser Einwand gegen den Materialismus scheint sehr wohl angekommen zu sein – so sehr, dass sich heute kaum noch jemand als Materialist bezeichnet. Die meisten bevorzugen den weniger missverständlichen Begriff Naturalismus. Naturalisten verstehen die Welt als ein rein von der Natur gegebenes Geschehen ohne transzendente Ursache, also auch ohne Gott. Wie beschaffen die Grundbausteine dieser Natur sind, ist dabei nicht entscheidend; sie mögen sogar – schließt beispielsweise die Naturalistin Susan Blackmore nicht aus – etwas Geistiges haben. Aber deshalb haben sie noch lange nicht Bewusstsein. Für eine Naturalistin bleibt es dabei: Ein göttliches Bewusstsein, das die Natur geschaffen hätte, gibt es nicht. Bewusstsein ist ein spätes Nebenprodukt der Evolution.

## Auch die Welt der Physik ist nicht einheitlich: Macht das Hoffnung auf ein Jenseits?

Wenn alles Physik ist, dann gibt es keine transzendente Welt, also auch kein Jenseits. Denn dann ist alles, was es gibt, Teil der einen Welt.

Aber hat diese Einheitlichkeit der Welt nicht durch die Quantenphysik Risse bekommen? In der Mikrowelt gelten fundamental andere Gesetzmäßigkeiten als in unserer Alltagswelt und auch in der Kosmologie. Wäre da nicht die Erwartung anmaßend, dass wir irgendwann absolut alles lückenlos als Teil der einen Welt und ihrer Gesetzmäßigkeiten darstellen könnten? Einer Welt, in der ein Jenseits ausgeschlossen werden kann, weil wirklich alles erklärt ist?

Versuche, eine solche „Theorie von allem" zu entwickeln, gibt es durchaus. Wohl am ausgereiftesten ist das „Standardmodell der Kosmologie", aber auch dieses Modell weist noch Lücken auf. Offenbar sperren sich die Phänomene der Mikrowelt gegen eine Beschreibung nach Gesetzmäßigkeiten, die sich auch in der Makrowelt anwenden ließen.

Und selbst wenn es eines Tages gelingen sollte, die Gesetzmäßigkeiten der Mikro-, Meso- und Makrowelt zusammenzuführen: Dann wäre immer noch nicht bewiesen, dass es jenseits dieser Welten keine uns unzugängliche Dimension geben könnte. Das behauptet nicht einmal Richard Dawkins: Für ihn ist die Existenz einer solchen Dimension nur extrem unwahrscheinlich.

## Quantenobjekte überwinden Raum und Zeit: Kann unser Bewusstsein das auch?

Wir können nicht gleichzeitig an zwei Orten sein. Wenn ich von A nach B möchte, muss ich den Raum dazwischen überwinden, und das kostet Zeit. Sogar das Licht benötigt Zeit, um sich auszubreiten. Dass man Zeit und Raum überwinden könnte, kommt uns deshalb absurd vor.

In der Mikrowelt ist das anders: Zwei Quantenobjekte können so miteinander verbunden sein, dass sie Raum und Zeit überwinden. Man nennt dieses Phänomen Verschränkung: Egal wie weit die beiden Objekte voneinander entfernt sind – sobald an dem einen Objekt eine Veränderung geschieht, hat das Auswirkungen auf das andere. Diese Auswirkung erfolgt exakt im selben Moment, sogar wenn die beiden Objekte viele Lichtjahre voneinander entfernt sind. Mit den Gesetzen der klassischen Physik ist das unvereinbar. In der Quantenmechanik ist es jedoch heute unbestritten.

Auch daran knüpfen sich kühne Hoffnungen: Wenn es in der Mikrowelt raum- und zeitunabhängige Beziehungen gibt – warum sollte das dann nicht auch auf der Bewusstseinsebene möglich sein? Würde das nicht erklären, was nicht nur aus Kriegszeiten immer wieder berichtet wird: Eine Mutter weiß, dass ihrem Kind gerade jetzt etwas Schlimmes zustößt, obwohl dieses tausende Kilomenter entfernt ist.

## Das Doppelspalt-Experiment: Kann ein Element an zwei Stellen gleichzeitig sein?

Ein Experiment der Quantenphysik legt einen Schluss nahe, der so verrückt klingt, dass man darüber den Verstand verlieren könnte: das Doppelspalt-Experiment. Stark vereinfacht gesagt, funktioniert es so:

In einem luftleeren Raum werden zigtausende Elektronen einzeln nacheinander auf eine Platte geschossen. Dabei müssen sie ein Hindernis passieren: eine Zwischenplatte mit zwei offenen Schlitzen. Jetzt stellen wir uns vor, der Schütze ist ein wenig verpeilt: Manchmal trifft er, manchmal schießt er daneben. Es werden also nicht alle Elektronen exakt gleich verschossen. Deshalb gelangen einige Elektronen durch den linken Schlitz, andere durch den rechten, andere prallen an der Zwischenplatte ab. Und dann gibt es noch einige Elektronen, die den Schlitz-Rand streifen, so dass sich ihre Flugrichtung ändert. Wie bei einem Fußball, der den Pfosten berührt und trotzdem noch im Tor landet, aber schräg.

Jedes Elektron, das einen der Schlitze passiert und die hintere Platte erreicht, verursacht dort einen Abdruck. So entsteht dort mit der Zeit ein Muster. Wie wird dieses Muster wohl aussehen?

Wir würden erwarten: Man erkennt auf dem Muster die Schlitze, durch die die Elektronen gelangen. An den Schlitz-Rändern wird es etwas unscharf, wegen der Elektronen, die die Schlitze streifen und deshalb ihre Richtung ändern.

So stellen wir uns das vor, weil wir uns die Elektronen wie Teilchen vorstellen, wie winzige Fußbälle sozusagen. Aber in Wirklichkeit sieht das Muster völlig anders aus. Es sieht so aus, als ob wir nicht einzelne Teilchen abgeschossen hätten. Stattdessen ist es so, als ob wir den Raum zwischen Abschussstelle und Zielplatte mit Wasser geflutet hätten. Dann wären die Wellen erst durch die Schlitze gedrungen und hätten sich anschließend aneinander gebrochen. Genau so sieht das Muster auf der hinteren Platte aus: ein so genanntes Wellen-Interferenzmuster.

Das ist verrückt: Wir haben doch die Elektronen wie Teilchen einzeln nacheinander verschossen. Wie können sie sich dann aneinander brechen, als wären es Wellen? Dazu müsste ja ein Elektron gleichzeitig durch beide Schlitze schießen und sich dahinter an sich selber brechen, als ob es zwei Elektronen wären?

Ein Element durchquert also gleichzeitig zwei verschiedene Öffnungen und stößt anschließend mit sich selbst zusammen? Wie kann das sein?

Um den Grund herauszufinden, wird nun der ganze Versuch noch einmal wiederholt. Diesmal aber wird jedes Elektron einzeln genau beobachtet: Wann wird es abgeschossen, durch welchen Spalt dringt es, wo schlägt es auf?

Was jetzt passiert, wirkt noch unglaublicher: Obwohl wir den Versuch exakt gleich wiederholen, bildet sich kein Interferenzmuster mehr ab. Sondern jetzt entsteht das Muster, das wir erwartet hatten: Wir erkennen auf der hinteren Platte nun nur noch zwei Schlitze, an den Rändern etwas unscharf.

Die Elektronen ändern also ihr Verhalten, je nachdem, ob sie beobachtet werden oder nicht?

Diese erstaunliche Beobachtung hat schon viele Menschen mit religiöser oder spiritueller Orientierung fasziniert. Sie verbinden damit eine kühne Hoffnung: wenn ein bewusstseinsmäßiger Vorgang – die Beobachtung –

die Materie beeinflusst: Dann bedeutet das ja, dass bloßes Bewusstsein – Geist – die Materie verändert! Oder etwa nicht?

Nun, es haben tatsächlich auch einige angesehene Quantenphysiker diese Hoffnung genährt. Leider ist das Ganze aber offenbar doch zu schön, um wahr zu sein. Heute lehnen die meisten Quantenphysiker diese Interpretation des Doppelspalt-Experiments ab. Der Physiker Andreas Neyer (*1950) spricht sogar von einer „Irreführung einer nicht fachkundigen Öffentlichkeit" (Neyer [2021], Kapitel 4.2). Gerade weil der emeritierte Elektrotechnik-Professor nach Verbindungen zwischen Quantenphysik und Spiritualität fragt, will er keine falschen Hoffnungen nähren und stellt klar: Auf der quantenphysikalischen Ebene ist Beobachtung kein rein bewusstseinsmäßiger, sondern ein physikalischer Vorgang. „Wenn ich z. B. Elektronen dadurch beobachte, dass ich sie mit Photonen beschieße, störe ich sie", schrieb er mir am 26. Februar 2021. „Sie verändern sich durch die Störung bzw. Beobachtung" – und eben nicht durch das Bewusstsein des Beobachters.

Wie auch immer es um das Verhältnis von Geist und Materie bestellt sein mag: Das Doppelspalt-Experiment kann uns in dieser Frage offentsichtlich doch nicht weiterhelfen.

Das eigentlich Erstaunliche am Doppelspalt-Experiment ist vielmehr, dass ein Elektron gleichzeitig an zwei Orten ist, im linken und im rechten Spalt. Denn wie anders sollte man das Interferenzmuster erklären?

### Zwei-Ebenen-Struktur: Haben die Dualisten doch Recht?

Dualismus ist der Glaube, dass es über die Welt der Physik hinaus noch eine zweite, übernatürliche Wirklichkeit gibt. Dass die Dualisten Recht haben könnten, dafür spricht nach Andreas Neyer die „Zwei-Ebenen-Struktur" des Mikrokosmos.

Quantenobjekte – beispielsweise Elektronen – befinden sich normalerweise auf einer nicht-realen Ebene. Fast könnte man sagen: Es gibt sie gar nicht, denn sie befinden sich an keinem konkreten Ort. Sie sind also nicht wirklich da im materiellen Sinn. Aber es gibt sie dennoch: als immaterielle Möglichkeiten, als Informationen. Außerdem haben sie eine Ladung, eine Masse und einen „Drehimpuls". – Wie bitte? Ladung? Masse? Wie kann das sein, wo sie doch nirgendwo sind, an keinem Ort? Das ist doch verrückt! – Stimmt. Aber die Quantenmechaniker, so Neyer, versichern uns: Es ist tatsächlich so. Die Quantenobjekte unterliegen der Gravitationskraft und den elektromagnetischen Kräften, trotzdem sind sie an keinem Ort. Nirgendwo.

Dieser Zustand ändert sich, sobald Quantenobjekte beobachtet werden. Jetzt wechseln sie auf die andere, die lokale Ebene. Jetzt sind sie Teilchen, die tatsächlich existieren, und zwar an einem bestimmten Ort, wie sich das für Materie gehört.

Sobald die Beobachtung unterbrochen wird, fällt das Quantenobjekt zurück in den ortlosen Zustand: Es ist wieder weg. Beobachtet man es wieder, ist es plötzlich wieder da.

Andreas Neyer schließt daraus: Die Grundlage der materiellen Welt – die unbeobachteten Quantenelemente also – ist nicht materiell. Wenn es aber zwei Ebenen gibt, eine materielle und eine nicht materielle: Dann ist die physische Wirklichkeit dual. Dann haben die Dualisten recht. Denn dann lehrt uns nicht nur die Religion, sondern auch die Physik: Es gibt eine materielle und eine geistige Welt.

### Interpretation der Quantenmechanik: Wem sollen wir glauben?

Offenbart sich im Mikrokosmos, dass die Annahmen der Naturalisten falsch sind? Beruht ihr Weltbild im Grunde immer noch auf Annahmen, die durch die Quantenmechanik überholt wurden?

Meine Kenntnisse der Quantenphysik sind viel zu bescheiden, als dass ich das beurteilen könnte. Aber es gibt Aussagen von hochkarätigen

Quantenphysikern, die sich nach meinem Eindruck kaum anders verstehen lassen. Ich möchte hier vorstellen, was vier Physik-Nobelpreisträger dazu gesagt haben. Entnommen habe ich ihre Aussagen Ernst Peter Fischers Buch „Die Hintertreppe zum Quantensprung. Die Erforschung der kleinsten Teilchen von Max Planck bis Anton Zeilinger“ (2015).

Niels Bohr (1885–1962), Entwickler des Bohrschen Atommodells, vertrat gegen Einstein, dass es Elektronen mit bestimmter Lage und Geschwindigkeit nicht gibt. Nach ihm lässt sich die Quantenwelt nicht in ihre Einzelteile zerlegen, wie wir es von der klassischen Physik gewohnt sind. Teilchen wechselwirken und gehören deshalb zu einem physikalischen System, das als Ganzes betrachtet werden muss. Die Teilchen selbst sind nicht wirklich vorhanden. Die Wechselwirkung besteht nicht zwischen Teilchen, sondern zwischen Wahrscheinlichkeitsverteilungen. Isolierte Teilchen gibt es nicht.

Erwin Schrödinger (1887–1961), einer der Begründer der Quantenmechanik, hielt ein „rein verstandesmäßiges Weltbild ohne alle Mystik“ für ein „Unding“. Nach ihm ist die materielle Realität „verschränkt“, sprich: Im Innersten der Welt gibt es keine Teile, sondern nur ein untrennbares Ganzes. Atomare Objekte können auch ohne physikalisch nachweisbare Wechselwirkung miteinander korreliert sein, also in Wechselbeziehung stehen.

Wolfgang Pauli (1900–1958), wichtig unter anderem durch seine quantenmechanische Erklärung des Atomaufbaus, hielt das westliche Denken für einseitig. Er forderte die Rückbesinnung auf Gegensatzpaare wie Denken und Fühlen, Bewusstsein und das Unbewusste, Vernunft und Instinkt. In der Quantenmechanik sah er einen ersten kleinen Schritt in diese Richtung. Denn sie bedeute eine Abkehr von der Kausalität im engeren Sinne und beziehe den Beobachter in eine symbolische Wirklichkeit ein.

Werner Heisenberg (1901–1976) ist einer der Begründer der Quantenmechanik. Ihm zufolge besitzt ein Elektron keine bestimmte Eigenschaft, so lange es nicht gemessen wird. Bis dahin halten sich Elektronen alle Möglichkeiten offen.

Ein vielfach ausgezeichneter Quantenphysiker unserer Tage, Anton Zeilinger (*1945), gilt wegen seiner Experimente zur Teleportation als der „Mr. Beam“ der Quantenmechanik. Teleportation ist die Übertragung von Quanten-Informationen, ohne dass dafür Zeit benötigt oder eine Strecke zurückgelegt wird: Die Informationen – genauer: die Quanten-Eigenschaften – gelangen direkt von A nach B. Zeilinger hat sie erstmals 1997 vorgeführt. Er hält Informationen für einen wesentlichen Grundbaustein der Welt. Zum Weltbild der Naturwissenschaften sagte er in den 90er Jahren: „Wir müssen uns wohl von dem naiven Realismus, nach dem die Welt an sich existiert, ohne unser Zutun und unabhängig von unserer Beobachtung, irgendwann verabschieden.“

Seitdem hat sich viel getan: Inzwischen können sogar Teleportationen mit ganzen Atomen durchgeführt werden.

Vor einer Vereinnahmung der Quantenmechanik durch die Parapsychologie warnten die Physiker Jack A. Mroczkowski und Alexis P. Malozemoff 2019 in der Herbst-Ausgabe des „Journal of Near-Death Studies“, herausgegeben von der International Association of Near-Death Studies: Sachlich falsche Bezüge auf wissenschaftliche Erkenntnisse seien in der paranormalen Literatur gang und gäbe. Laien veröffentlichten munter Behauptungen zur Quantenmechanik, ohne sie zuvor von Experten prüfen zu lassen. Auch ein – in anderen Fragen durchaus seriöser – Nahtod-Forscher wie Pim van Lommel berufe sich auf Positionen innerhalb der Quantenmechanik, die längst überholt seien.

Zu den gewissenhafteren unter den Parapsychologen sei Dean Radin zu rechnen. Doch auch seine Verknüpfung des Phänomens der Quanten-Verschränkung mit der Idee eines „universalen Bewusstseins“ sei unzulässig, denn man dürfe nicht von einem Quanten- auf ein Bewusstseins-Phänomen schließen. Keine falschen Behauptungen hätten die Autoren bei Edward F. Kelly in „Irreducible Mind“ gefunden. Wertvoll seien auch die Beiträge des Naturalismus-kritischen Mathematikers, Physikers und Wissenschaftsphilosophen Roger Penrose zum Verhältnis von Bewusstsein und Quantenmechanik. Doch werde Penrose häufig falsch wiedergegeben.

Wer beruft sich also zu Recht auf die Quantenmechanik, wer nicht? Wenn sich Quantenphysiker gegen spirituelle Autoren mit Quanten-Bezug wenden: Verteidigen diese Quantenphysiker dann ihre Disziplin gegen pseudo-wissenschaftliche Entstellung – oder sträuben sie sich gegen die weltanschaulichen Konsequenzen, die sich aus ihren eigenen Erkenntnissen ergeben?

Ich als Laie kann das nicht beurteilen und halte mich deshalb mit einem eigenen Urteil zurück. Offensichtlich einig sind sich jedoch Verfechter wie Kritiker einer spirituellen Deutung der Quantenmechanik in folgenden Punkten:

- Es gibt Systeme, die unabhängig von Raum und Zeit miteinander verbunden sind und aufeinander einwirken (Verschränkung).
- Das, was wir uns unter Materie vorstellen, setzt sich zusammen aus Bestandteilen, die nichts mit dem gemeinsam haben, was wir uns unter Materie vorstellen.
- Mit elementaren Grundlagen unserer Erkenntnis wie Kausalität und Raum und Zeit verhält es sich anders, als wir fassen können: Sie gelten nur in bestimmten Bereichen, nicht absolut.

Offensichtlich gehen wir unwillkürlich von falschen Voraussetzungen aus. Es ist anzunehmen, dass darin auch die Naturalisten keine Ausnahme machen.

Aber ich sollte mich mit philosophischen Reflexionen über die Quantenmechanik zurückhalten. Stattdessen sollte ich beherzigen, was Werner Heisenberg dem damals 15-jährigen Carl Friedrich von Weizsäcker (1912–2007) ans Herz legte: „Physik ist ein ehrliches Handwerk; erst wenn du das gelernt hast, darfst du darüber philosophieren."

Carl Friedrich von Weizsäcker hat den Rat befolgt und Physik studiert, bevor er darüber philosophierte. Doch vielleicht wäre es besser gewesen, wenn er nicht Physik studiert hätte. Denn um ein Haar hätte er – der sich später als Friedensforscher einen Namen machte – Hitler zur Atombombe verholfen. Weizsäcker überredete Heisenberg, damals ebenfalls im Dienst des Nazi-Regimes, mit Niels Bohr im besetzten Dänemark über die Atombombe zu sprechen. Bohr reagierte zutiefst verstört. Dieser Schock hat wohl den Ausschlag gegeben, dass Bohr 1943 in die USA floh und dort am Bau der Atombombe mitwirkte, um den Nazis zuvorzukommen.

Nicht nur wegen der Atombombe haben die Naturwissenschaften längst ihre Unschuld verloren, wenn sie überhaupt jemals unschuldig waren. Auf Naturwissenschaft und Technik verzichten wollen wir freilich dennoch nicht. Welche Auswirkungen hat ihre rasante Weiterentwicklung auf unser Leben und unser Bewusstsein? Wohin führt es uns, wenn wir vor dem Absolutheitsanspruch der Naturwissenschaft kapitulieren und ihr auch weltanschaulich nichts mehr entgegensetzen? Damit befassen wir uns im nächsten Kapitel.

# 7. Naturwissenschaft als Segen und Alptraum: Wohin steuert die Menschheit?

„Roma locuta, causa finita" – Rom hat gesprochen, die Sache ist entschieden: Nach diesem Motto brachten früher Päpste in der katholischen Kirche kontroverse Diskussionen durch ein dogmatisches Machtwort zum Verstummen. Das funktioniert heute auch in der Kirche nicht mehr. Und in der säkularen Gesellschaft? Ist es da nicht die Wissenschaft, die allen anderen das Wort abschneidet nach dem Motto: „Scientia locuta, causa finita" – die Wissenschaft hat gesprochen, die Sache ist entschieden?

Manchmal würde ich mir das sogar wünschen. Beispielsweise, wenn Profiteure der Fossil-Industrie Unsinn verbreiten, um wirksamen Klimaschutz zu verhindern. Dann sollte das Urteil der ausgewiesenen Klimaforscher den Ausschlag geben. Aber als im März 2020 das Robert-Koch-Institut, ein Flaggschiff des deutschen Gesundheitsschutzes, das Tragen von Gesichtsmasken im Kampf gegen Covid-19 für nahezu wirkungslos erklärte, da hätte etwas weniger Wissenschaftsgläubigkeit gut getan. Denn von den fernöstlichen Ländern hätte man längst lernen können, dass Gesichtsmasken sehr wohl äußerst effektiv sind. Dass ihre Erfahrungen mit früheren Infektionskrankheiten schlicht ignoriert wurden, hat der SPD-Gesundheitsexperte Karl Lauterbach mit scharfen Worten kritisiert: Das sei so, als ob man bei einem neuen Automodell keinen Sicherheitsgurt einbauen wolle, weil Studien zur Wirksamkeit von Sicherheitsgurten nur für ältere Modelle vorlägen.

Wissenschaftsgläubigkeit ist eben nicht dasselbe wie Wissenschaftlichkeit, sondern eher das Gegenteil davon. Nicht überall, wo Wissenschaft drauf steht, ist Wissenschaft drin. Wissenschaftler können irren oder den Bezug zur Realität verlieren. Zweifel an ihrem Rat können auch angebracht sein, wenn viel Geld auf dem Spiel steht. Und in der medizinischen und naturwissenschaftlichen Forschung geht es oft um gewaltige Summen.

Nein, so einfach wie die mittelalterlichen Päpste setzen die Wissenschaftler ihre Positionen nicht durch. Politikerinnen und Politiker, Geldgeber und persönlich Betroffene möchten auch ein Wörtchen mitreden.

In der Regel wollen das auch die Wissenschaftler selbst nicht anders. Schließlich wären sie keine Wissenschaftler, wenn sie nicht offen wären für Kritik. Ihre Autorität beruht ja gerade auf ihrer Bereitschaft, auch unliebsame Fakten anzuerkennen und sich gegebenenfalls zu korrigieren. Nur deshalb vertrauen wir vor allem ihnen, wenn wir Hilfe brauchen: Wer glücklich sein will, fragt die Hirnforscher, wer Depressionen hat, wendet sich an Psychologinnen und Psychologen sowie Pharmazeutikerinnen und Pharmazeutiker.

Und wer sich sorgt um die Freiheit: Soll der – oder die – sich auch an die Wissenschaft um Hilfe wenden? Oder hieße das nicht, den Bock zum Gärtner zu machen?

### Wird die Wissenschaft uns entmündigen?

Steht es um die individuelle Freiheit nicht umso schlechter, je mehr die Experten das Sagen haben? Wie wirken sich ihre wissenschaftlichen Erkenntnisse, umgesetzt in technische Innovationen, auf unsere Freiheit aus? Sicherlich, Freiheit ist nicht möglich, so lange wir im Alltag nicht durch Technik von eintönigen Arbeiten entlastet werden. Aber wohin steuern wir, wenn wir Wissenschaftlern und Technikern auch in Zukunft vertrauen? Werden sie unsere Lebensgrundlagen erhalten oder zerstören? Werden sie das, was uns das Leben lebenswert macht, schützen oder zersetzen? Werden die Naturalisten unter ihnen die Grundlagen von Religion und Spiritualität vernichten, oder werden sie mit diesem weltanschaulichen Projekt scheitern?

Über diese Fragen hat sich ein Autor viele Gedanken gemacht, den wir oben bereits kennen gelernt haben, als Gegner einer quantenmechanischen Begründung des freien Willens: Yuval Harari. Er ist weltweit äußerst erfolgreich mit drei Titeln:

- „Eine kurze Geschichte der Menschheit“ (2013)
- „Homo Deus: Eine Geschichte von Morgen“ (2016)
- „21 Lektionen für das 21. Jahrhundert“ (2018)

Der nun folgende Abriss der Entwicklung von Naturwissenschaft und Technik stützt sich vor allem auf Hararis Darstellung.

Von einem verklärenden Blick auf die Vergangenheit hält Harari nichts. Die Religionen hält der Naturalist für überholt. Dennoch ist sein Blick auf die Naturwissenschaften auch kritisch, sein Szenario der Zukunft beklemmend.

Der geschichtliche Bogen, den Harari spannt, beginnt weit vor dem Aufkommen der modernen Naturwissenschaften. Schließlich sind die Menschen nicht erst seit 500 Jahren neugierig und erfinderisch. Wie haben sich diese Tugenden ausgewirkt? Wie hat der Mensch das Leben der anderen Lebewesen auf der Erde verändert? Das zeichnet Harari von den Anfängen der Menschheitsgeschichte nach. Dabei werden Entwicklungen deutlich, die an Bedrohlichkeit noch zunehmen könnten.

## Was haben die ersten Menschen angerichtet?

Nach dem Urknall vor 13,8 Milliarden Jahren vergingen etwa zehn Milliarden Jahre, bis vor ungefähr vier Milliarden Jahren die ersten Formen des Lebens entstanden. Danach dauerte es noch einmal etwa dreieinhalb Milliarden Jahre, bis vor gut 300.000 Jahren der erste Homo sapiens auftauchte, der erste anatomisch moderne Mensch also. Ob der Homo sapiens damals schon über eine Sprache verfügte, lässt sich nicht mehr feststellen. Andere Arten der Gattung Homo gab es bereits mehr als zwei Millionen Jahre davor. Einer von ihnen, der Homo erectus, nutzte wohl als erster Feuer für die Zubereitung von Nahrungsmitteln, vor etwa 800.000 Jahren.

Nach dem ersten Auftreten des Homo sapiens war seine Bedeutung noch 150.000 Jahre lang marginal. Dann aber begann er, von Afrika ausgehend, einen Kontinent nach dem anderen zu erschließen – mit für viele andere Lebewesen katastrophalen Folgen: Fast alle anderen Homo-Arten, vom Homo rudolfensis über den Homo habilis und heidelbergensis bis hin zum Neandertaler, waren vor 70.000 Jahre vom Erdboden verschwunden, vermutlich, so Harari, weil unsere Vorfahren sie ausgerottet hatten. Vom Homo soloensis fanden sich vor 50.000 Jahren noch letzte Spuren, der Homo denisova hielt sich bis vor 40.000 Jahren.

Der Homo sapiens scheint also äußerst gefährlich gewesen zu sein auch schon vor dem enormen Zugewinn an geistigen Fähigkeiten, der vor vielleicht 70.000 Jahren begann. In der Zeit bis vor 30.000 Jahren erfand er Schiffe, Öllampen, Pfeil und Bogen und lernte, sich warme Kleidung zu nähen.

Was zu dieser Entwicklung geführt hat, ist nicht sicher. Wahrscheinlich hat damals eine zufällige genetische Mutation unseren Vorfahren ermöglicht, sprachliche Fähigkeiten zu entwickeln, die weit über die Möglichkeiten aller anderen Spezies hinausgehen. So ausgestattet, konnten Menschen einander Geschichten erzählen.

Die Fähigkeit, sich Geschichten auszudenken und weiterzuerzählen, hat die Menschheit an die Spitze katapultiert. Denn Geschichten verbinden. Geschichten stiften religiöse Ideen und Bräuche. So entstand ein starkes Gemeinschaftsgefühl sogar zwischen Menschen, die einander nie zuvor gesehen hatten. Deshalb konnten die Menschen Gemeinschaften bilden, die weitaus größer waren als alle Gemeinschaften verwandter Spezies. Dieser Vorteil sollte sich im Wettbewerb um lebenswichtige Ressourcen als ausschlaggebend erweisen.

Was dem Menschen also seine Überlegenheit über alle anderen Tiere sicherte, so Harari, waren erfundene Geschichten über erfundene Fabelwesen. Das älteste archäologische Zeugnis eines solchen Wesens ist eine 35.000 bis 41.000 Jahre alte Elfenbein-Skulptur aus Hohlenstein-Stadel in Süddeutschland. Sie hat den Kopf eines Löwen und den Körper eines Menschen.

Vor 45.000 Jahren setzte der Mensch nach Australien über, mit fatalen Folgen: Ökosysteme, die zuvor Millionen Jahre intakt gewesen waren, wurden innerhalb kürzester Zeit zerstört. Ähnlich verheerende Auswirkungen hatte die Ankunft des Menschen in Amerika vor etwa 15.000 Jahren. Von romantischen Vorstellungen über die achtsame Naturverbundenheit der Ureinwohner Australiens und Amerikas hält Harari deshalb nicht viel: Der Mensch trat als Naturzerstörer und Artenvernichter auf, bevor auch nur die landwirtschaftliche Revolution begonnen hatte. Allerdings – und das kommt in Hararis Darstellung zu kurz – scheinen die frühen Nomaden irgendwann gelernt zu haben, dass sie ihre natürlichen Ressourcen schonen müssen, wenn sie überleben wollen.

### War die landwirtschaftliche Revolution ein Fehler?

Die landwirtschaftliche Revolution begann vor 12.000 Jahren. Davor waren die Menschen als Jäger und Sammler von Ort zu Ort gezogen. Nun wurden sie Ackerbauern und Viehzüchter. Sie fertigten landwirtschaftliche Geräte, errichteten feste Behausungen für sich und ihre Tiere und entwickelten neue Waffen, um ihre Besitztümer besser verteidigen zu können.

Zu einer Verbesserung der Lebensqualität führte diese Entwicklung jedoch keineswegs, so Harari: Die Jäger und Sammler hatten ein abwechslungsreiches Leben mit ständig neuen Herausforderungen geführt. Die Landwirte dagegen gingen Tag für Tag immer derselben eintönigen Arbeit nach – einer Arbeit, für die sie evolutionär nicht gemacht waren. Den Nomaden hatte die täglich sich wandelnde Natur eine abwechslungsreiche pflanzliche und tierische Kost geboten. Anders die Bauern: Sie aßen im Wesentlichen nur noch das Getreide, das sie anbauten.

Es mag sein, dass Harari das Leben der Jäger und Sammler zu positiv darstellt. Archäologische Funde deuten darauf hin, dass etwa jeder dritte von ihnen eines gewaltsamen Todes gestorben sein könnte. Meistens waren sie hungrig, und in der Regel werden sie nicht in der Lage gewesen sein, ihre Kranken und Gebrechlichen mitzuversorgen.

Das ändert freilich nichts daran, dass auch die frühen Landwirte ein hartes Leben hatten. Ihre einseitige Ernährung begünstigte unter anderem Infektionskrankheiten. Auch wurde das Leben durch die Sesshaftigkeit nicht sicherer. Denn nun, wo die Menschen ihr Saatgut und ihre Ernte lagern mussten, weckten sie die Begehrlichkeiten von Dieben und Räubern. Und während ihre Vorfahren bei Naturkatastrophen oder Konflikten mit anderen Menschengruppen die Chance hatten, einfach weiterzuziehen in der Hoffnung, anderswo günstigere Bedingungen anzutreffen, waren die Bauern Bränden oder Missernten nun hilflos ausgeliefert.

Aber wie dem auch sei: Einmal eingeführt, war die landwirtschaftliche Revolution nicht mehr rückgängig zu machen. Denn diesen Vorteil hatte die Landwirtschaft: Durch sie konnten auf kleinerem Raum erheblich mehr Menschen ernährt werden. Was dazu führte, dass die Bevölkerungszahlen rasant in die Höhe schnellten. Damit war der Weg zurück zu der früheren Lebensweise unwiederbringlich verloren. Ohnehin verlernten die Bauern rasch die Fähigkeiten, mit denen ihre jagenden und sammelnden Vorfahren in der Wildnis überlebt hatten.

Harari nennt deshalb die landwirtschaftliche Revolution eine Falle, die niemand gewollt habe. Und es sollte nicht die letzte Falle bleiben, die sich die Menschheit selbst gestellt hat.

Warum aber haben die Menschen damals ihr wildes Nomadendasein gegen die eintönige Existenz hinter der Pflugschar eingetauscht? Harari vermutet neben der Verführung durch trügerische Sicherheit und Bequemlichkeit auch kultische Motive. So hat man in der Türkei den 11.500 Jahre alten Kultort Göbekli Tepe entdeckt. Dort sind im 10. Jahrtausend vor Christus so viele Menschen zusammengekommen, dass sie nicht anders als mit Hilfe einer Landwirtschaft versorgt werden konnten.

Noch verheerender als für die Menschen selbst waren die Auswirkungen der landwirtschaftlichen Revolution für die Tiere. Nicht, dass die Jäger und Sammler besonders pfleglich mit ihnen umgegangen wären: Auch sie legten bereits Waldbrände, um Tiere aus ihren Verstecken zu treiben und zu töten. Aber mit der Viehhaltung erreichte die Grausamkeit des Homo sapiens eine neue Dimension. Denn jetzt wurden Tiere ihr ganzes Leben lang unter unnatürlichen Bedingungen gehalten.

Die landwirtschaftliche Revolution führte auch dazu, dass die Menschen immer größere Gemeinschaften bildeten. Noch 8500 Jahre vor Christus waren die größten Siedlungen Dörfer mit höchstens einigen hundert Bewohnern. Im zweiten Jahrhundert nach Christus vereinte das Römische Reich mehr als 100 Millionen Menschen und unterhielt eine Armee mit bis zu 500.000 Soldaten.

Begünstigt wurde diese Entwicklung durch eine neue Kulturtechnik: die Schrift. Wann und wo die erste Schrift aufkam, ist umstritten. Die ersten allgemein anerkannten Schriftsysteme stammen aus dem Mesopotamien des vierten Jahrtausends vor Christus.

Wichtige kulturelle Errungenschaften waren also bereits vorhanden, als im sechsten Jahrhundert vor Christus die geistige Revolution einsetzte, von der wir im ersten Kapitel bereits geschrieben hatten: die Abkehr von der mythisch-religiösen Welterklärung zugunsten von Naturbeobachtung und Rationalität, festzustellen unter anderem im griechischen Kulturraum des sechsten Jahrhunderts vor Christus, bei den Vorsokratikern und Sophisten, reflektiert bei Platon und weiterentwickelt bei Aristoteles. Es folgten die Blütezeit des Hellenismus und der wissenschaftliche und technische Rückfall im Mittelalter, bis vor etwa 500 Jahren die wissenschaftliche Revolution begann.

## Wie hat die wissenschaftliche Revolution unsere Welt und unser Bild von ihr verändert?

Seit dem 16. Jahrhundert ging es Schlag auf Schlag, wie die folgenden Beispiele zeigen:

- 1522 war durch die Weltumseglung von Magellan und Elcano die Kugelgestalt der Erde bewiesen.
- 1674 wurden erstmals Mikroorganismen durch das Mikroskop gesichtet. Diese Lebewesen, die immerhin 99,99 Prozent aller lebenden Organismen ausmachen, waren zuvor völlig unbekannt gewesen.
- 1687 veröffentlichte Isaac Newton seine „Mathematischen Grundlagen der Naturphilosophie", die Basis der klassischen Mechanik.
- 1831 ermöglichte erstmals Chloroform chirurgische Eingriffe unter Betäubung.
- 1859 erschien Darwins „Entstehung der Arten", 1871 „Die Abstammung des Menschen". Damit erschütterte er bei vielen den Glauben an eine unsterbliche Seele.
- 1905 veröffentlichte Albert Einstein seine spezielle Relativitätstheorie, 1916 seine allgemeine Relativitätstheorie und erschütterte damit das klassische Weltbild der Physik.
- 1920 begann die zweite industrielle Revolution: Automatisierung führte zu verstärkter Arbeitsteilung und zur Rationalisierung von Fertigungsprozessen.
- Im Juli 1945 wurde bei Alamogordo, Neu Mexiko, die erste Atombombe zur Explosion gebracht. Seitdem ist die Menschheit in der Lage, sich selbst auszulöschen.
- In den 1940er Jahren wurden die ersten Groß-Computer gebaut.
- Ab 1960 verfügte das US-amerikanische Militär über miteinander vernetzte Rechenzentren, die Vorform des heutigen Internet.
- In den 1970er Jahren kamen die ersten Personal Computer auf den Markt, 1994 das erste Smartphone.

Erdgeschichtlich betrachtet, haben sich all diese und viele andere Entwicklungen, die heute unser Leben prägen, in wenigen Sekundenbruchteilen ereignet:

Rechnet man die 4,6 Milliarden Jahre Erdgeschichte um auf 12 Stunden, so bildet eine Stunde reichlich 380 Millionen Jahre ab, eine Minute über sechs Millionen, eine Sekunde gut 100.000 Jahre. Der Mensch tritt erst in den letzten zwei bis drei Sekunden auf den Plan, die landwirtschaftliche Revolution ereignete sich vor etwa 0,1 Sekunden. Menschenverursachte Naturkatastrophen früherer Zeiten wie die Verheerungen Australiens und Amerikas nach der Ankunft des Menschen sind ebenfalls eine Angelegenheit von Sekundenbruchteilen. Die wissenschaftliche Revolution gar ist erdgeschichtlich eine Angelegenheit von 0,005 Sekunden.

In dieser verschwindend kurzen Zeit also hat sich das Leben der Menschen radikal verbessert, wie folgende Beispiele zeigen:

- Kindersterblichkeit: Im 17. Jahrhunderts starb in England noch jedes vierte Neugeborene innerhalb des ersten Lebensjahres, heute sind es fünf von tausend.
- Lebenserwartung: Um 1800 lag die Lebenserwartung weltweit noch bei höchstens 30 Jahren. Heute beträgt sie weltweit 67 Jahre, in den entwickelten Ländern etwa 80 Jahre.
- Seuchen: Waren die Menschen früher der Pest weitgehend hilflos ausgeliefert, so können uns heute Virologen sagen, wie wir Seuchen eindämmen und besiegen.
- Menschenrechte: In biblischen und mittelalterlichen Zeiten war es gang und gäbe, Menschen auszupeitschen, zu versklaven, zu foltern und hinzurichten. Heute sieht es wenigstens in den modernen Demokratien besser aus: Hier sind wir durch eine Rechtsordnung geschützt, die die Menschenrechte achtet.

Auf der anderen Seite sind aber auch die Gefahren ins Ungeheuerliche gewachsen. Wurden die Menschen früher von irrationalen Ängsten vor eingebildeten apokalyptischen Ereignissen gequält, so hält uns heute die Aussicht auf menschengemachte Apokalypsen in Atem: Ob wir das Wettrüsten und den Klimawandel überleben werden, ist noch nicht ausgemacht.

Fatal sind auch die Auswirkungen der wissenschaftlichen Revolution auf die Tierwelt. Schon seit der landwirtschaftlichen Revolution vor 12.000 Jahren ist die Zahl der versklavten Nutztiere gestiegen, während die Zahl und Artenvielfalt der frei lebenden Großtiere, aber auch vieler kleinerer Tiere, dramatisch zurückgegangen ist. Inzwischen sind die Dimensionen gewaltig. Vergleicht man das Körpergewicht aller wild lebenden Wirbeltiere, die Meeresbewohner ausgenommen, mit dem Gewicht aller Menschen sowie ihrer Nutz- und Haustiere, so zeigt sich: Vor 10.000 Jahren lag der Anteil der Menschheit und ihrer Tiere noch bei 0,1 Prozent, heute liegt er bei 98 Prozent.

Für die Tierwelt war der Sieg über tödliche Krankheitskeime eine Katastrophe. Denn er schuf die Voraussetzungen, um Tiere in großen Massen auf engstem Raum zusammenzupferchen, ohne auf ihre elementaren Lebensbedürfnisse Rücksicht zu nehmen. Heute sind die meisten auf der Erde lebenden Großtiere grausam ausgebeutete Wesen. Über 60 Milliarden Tiere werden jährlich weltweit für den Fleischkonsum getötet. In der Regel haben sie ein widernatürliches Leben in qualvoller Enge hinter sich. Fragt man nicht nur, was die Wissenschaft dem Menschen Gutes, sondern auch, was sie seinen Mit-Tieren Schreckliches antut, dann ist ihre Bilanz entsetzlich.

### Was hat der technische Fortschritt aus uns gemacht?

Während wir Menschen immer komfortabler leben, fällt es uns offenbar immer schwerer, unseren Platz im großen Ganzen zu finden. Mit welchem Recht leben wir so rücksichtslos auf Kosten der Natur und künftiger Generationen? Die Wissenschaften geben uns darauf nicht nur keine Antwort: Sie zerstören auch die Glaubwürdigkeit des religiösen Ethos, in dem traditionelle Gesellschaften ihren Halt gefunden hatten und teilweise noch finden. Damit mag es zusammenhängen, dass die Suizid-Rate in den entwickelten Ländern trotz all ihrer Annehmlichkeiten erheblich höher ist als in traditionellen Gesellschaften mit erheblich niedrigerem Lebensstandard.

Wissenschaft und Technik haben unser Leben angenehmer gemacht. Sie haben uns aber auch eine Weltanschauung beschert, die keinen Raum lässt für eine unsterbliche Seele und für einen transzendenten Sinn des Lebens, weil sie restlos alles auf physikalische Naturgesetze zurückführt.

Einem Versuch, diesen Sinnverlust wieder wettzumachen, sind wir bereits in der Einleitung begegnet: Schmidt-Salomon lädt dazu ein, den Sinn des eigenen Lebens selbst zu setzen. Auch Harari beschreibt dieses humanistische Konzept. Sein Ton ist aber deutlich weniger euphorisch.

Im Mittelpunkt des Humanismus, so Harari, steht der Mensch, der keinen außerhalb seiner selbst liegenden Maßstäben mehr genügen muss. Er handelt richtig, wenn er seinem Herz folgt. Schlecht ist nur, was sich schlecht anfühlt.

Ziel eines humanistischen Lebensentwurfs, so Harari, ist es, unser Wissen bestmöglich zu entwickeln durch eine große Bandbreite an intellektuellen, emotionalen und physischen Erfahrungen.

Der Humanismus gibt der wissenschaftlichen Revolution die Ethik, die Wissenschaft allein nicht bieten kann. So fällt es uns leichter, die Annehmlichkeiten von Wissenschaft und Technik zu genießen, ohne an der Sinnlosigkeit eines Lebens ohne Jenseitshoffnung zu verzweifeln.

Doch zum Verzweifeln kommen wir ohnehin bald nicht mehr: Die künftigen Eingriffe in unsere Lebenswelt werden uns so stark beschäftigen, dass uns für grüblerische Sinnfragen bald die Zeit fehlen dürfte.

## Wohin steuern wir?

Während sich früher die Lebensbedingungen über Jahrtausende hinweg kaum verändert haben, ist die Welt heute alle vier bis fünf Jahre technologisch eine andere.

Wo uns das eines Tages hinführen wird, kann heute noch niemand sagen. Doch es gibt Tendenzen, mit denen wir rechnen sollten – und sei es, um ihnen rechtzeitig entgegentreten zu können.

Wissenschaftlicher Fortschritt und wirtschaftliches Wachstum gehen Hand in Hand. Sie könnten uns in den ökologischen Zusammenbruch führen. Denn unsere Biosphäre ist dafür nicht gemacht. Und die politischen Bemühungen, die Klimakatastrophe noch abzuwenden, haben bisher nicht viel gebracht: Was den Anstieg der Treibhausgas-Emissionen wenigstens vorübergehend aufgehalten hat, waren nicht die viel zu zaghaften Maßnahmen zum Schutz des Klimas. Dafür musste uns erst das Corona-Virus bedrohen.

Wie die landwirtschaftliche, so könnte sich auch die wissenschaftliche Revolution als eine Falle erweisen, aus der es kein Entrinnen gibt:

- Ernährung: Angesichts einer weiter wachsenden Weltbevölkerung könnte der Einsatz von genmanipuliertem Saatgut eines Tages unvermeidlich sein.
- Überwachungsstaat: Die Bedrohung durch einen technisch hochgerüsteten Terrorismus könnte irgendwann nur noch durch eine Totalüberwachung der Gesellschaft zu bändigen sein.
- Abschied vom Individualismus: Neue Herausforderungen könnten eine Zentralisierung der Macht erfordern mit erweiterten staatlichen Zugriffsmöglichkeiten, weniger Datenschutz und weniger Freiheit für das Individuum.
- Abschied von der Natur: Klimakatastrophe und Artensterben könnten Eingriffe in die Natur erzwingen, die unsere Umwelt noch mehr als Kunstprodukt des Menschen erscheinen ließen.

All das wird uns dann aber vielleicht gar nicht mehr stören, weil wir, durch Psychopharmaka besänftigt, in virtuellen Parallelwelten ruhiggestellt sein werden. So wird es uns auch weniger schmerzen, dass wir wahrscheinlich zum großen Heer der Nutzlosen gehören werden, ersetzt durch künstliche Intelligenz.

Immer mehr und immer intelligentere Roboter werden immer größere Teile der Wertschöpfung übernehmen, und immer weniger Menschen werden in diesem Prozess eine Rolle spielen: Willkommen im nachhumanistischen Zeitalter. Eine kleine Elite wird für sich das Beste daraus zu machen wissen.

Die Werte des Humanismus werden nicht länger gelten: Wenn erst der Mensch in seinen Handlungsmotiven von Algorithmen vollständig durchschaut und manipulierbar sein wird, dann wird er nicht länger der Souverän eines demokratischen Staates sein. Zwar wird er als Kunde weiterhin gefragt sein, aber nicht als souveränes, eigenverantwortlich handelndes Subjekt mit freiem Willen. Dass es das gar nicht gibt, wollen ja heute schon viele Hirnforscher zeigen.

Die neue Elite wird es verstehen, die entwürdigten Massen bei Laune zu halten. Über mächtige Drogen, elektronische Helme und Gehirn-Computer-Schnittstellen wird sie das Volk mit sensationellen Erlebnissen versorgen. So wird die neue Elite ungestört ihre Projekte verfolgen können.

Welche Projekte werden das sein? Harari meint: Nach den kollektiven Projekten des 20. Jahrhunderts – Überwindung von Hunger, Seuchen und Krieg – wird im 21. Jahrhundert der Fokus auf drei individuellen Projekten liegen, die einer schmalen Elite vorbehalten sein werden:

- Biologische Unsterblichkeit: seriöse Forscher halten dieses Ziel bis 2050 für erreichbar.
- ein andauernder Glückszustand.
- eine Übersteigerung der menschlichen Fähigkeiten hin zur Gottähnlichkeit.

Um das zu erreichen, werden die Eliten sich selbst mit Hilfe von Mensch-Computer-Schnittstellen optimieren, ihren Nachwuchs aber durch genetische Eingriffe. Irgendwann wird deshalb die Überlegenheit der Elite über die ökonomisch nutzlose Masse auch genetischer Natur sein: Rassismus wird dann, anders als heute, eine biologische Grundlage haben. Der Humanismus wird überholt sein, weil die Menschheit aufgeteilt sein wird in genetisch minderwertige Menschen und gentechnisch optimierte Super-Menschen.

Die neue Elite wird völlig anders vorgehen als die Nazis im 20. Jahrhundert: Sie wird ihre Macht mit Hilfe von Algorithmen auf sanfte Weise sichern, weitgehend gewaltfrei. Aber die Ideale von Freiheit und Menschenwürde werden nicht mehr gelten: Auf mehr oder weniger subtile Weise wird der Super-Mensch dem Menschen das antun, was bisher der Mensch dem Tier angetan hat.

Es muss nicht so schlimm kommen, meint auch Harari. Mir scheint: So könnte unsere Zukunft aussehen, wenn wir Naturwissenschaft und Technik weiter blind vertrauen. Die größte Gefahr für die Freiheit geht nicht mehr von den Religionen aus – von denen Harari freilich auch keine Lösungen erwartet.

Wie stehen moderne Theologinnen und Theologen zu den Naturwissenschaften? Wie viel oder wie wenig Kritik am naturwissenschaftlich argumentierenden Atheismus ist von ihnen zu erwarten? Dieser Frage widmen wir uns im folgenden Kapitel am Beispiel eines der angesehensten katholischen Theologen der Gegenwart.

# 8.
# Moderne Theologie:
## Was bleibt von der Religion, wenn sie das heutige naturwissenschaftliche Weltbild übernimmt?

Traditionelle Religionen befinden sich gegenüber der aufgeklärten Gesellschaft in Erklärungsnot. Nehmen wir als Beispiel den Katholizismus, mit dem ich aufgewachsen bin: Wie soll ein Katholik verständlich machen, warum er ein so verwirrendes Buch wie die Bibel für eine Offenbarung hält, ein Buch voller gewaltverherrlichender Passagen und mit einem Gott, der sich nur durch den Tod seines Sohnes mit der Menschheit versöhnen lässt? Wie kann man im Ernst an ein Dogmengebäude glauben, das so seltsame Lehren enthält wie die, dass Maria leiblich in den Himmel aufgenommen worden sei, ein Dogmengebäude, das damit droht, dass alle, die an derartige Lehren nicht glauben wollen, ihre ewige Seligkeit aufs Spiel setzen?

Scheinbar müssen Katholikinnen und Katholiken allerhand altertümliche Dinge glauben, die heute nur noch peinlich wirken. Doch um die Verwirrung komplett zu machen: All das sollen sie andererseits auch wieder nicht glauben. So jedenfalls raten ihnen die Theologen ihrer Kirche, wenn auch teilweise hinter vorgehaltener Hand. Sie analysieren die Bibel mit der historisch-kritischen Methode, die keine Tabus kennt, und sind überzeugt: Adam und Eva hat es nie gegeben; die zehn Gebote sind nicht dem Mose offenbart worden, sondern Jahrhunderte später entstanden; Jesus ist nicht in Bethlehem geboren und hat seinen eigenen Tod nie als Opfer für die Sünden der Menschheit aufgefasst.

Was gilt denn jetzt? Warum beharrt die Kirche so stur auf Zumutungen, die von ihren eigenen Theologen längst kassiert wurden? Und wenn man alles so und anders verstehen kann, wie der Pfarrer sagt, wenn man ihn im Vertrauen ernsthaft zur Rede stellt: Warum ist die Kirche dann so unnachgiebig, wenn es darum geht, das Priestertum für Frauen zu öffnen, Homosexualität zu akzeptieren, Empfängnisverhütung zu erlauben, geschiedene Wiederverheiratete zur Kommunion zuzulassen? Und warum hat die Kirche aus dem Missbrauchsskandal immer noch nicht die Konsequenz gezogen, das Pflichtzölibat für Priester abzuschaffen?

Außenstehende mögen fragen: Warum bleibt überhaupt noch jemand in dieser seltsamen Kirche? Aber eine Religion legt man nicht einfach ab wie ein abgetragenes Hemd, nur weil man entdeckt, dass in ihr nicht alles logisch wie moralisch stimmig ist. Denn Religion ist viel mehr als das, was investigative Medien zutage fördern.

Wie es sich von innen anfühlt, einer Kirche anzugehören, werden misstrauisch-distanzierte Beobachter schwerlich verstehen. Kirche, das sind Kindheitserinnerungen, Klänge, Gerüche, Stimmungen, Loyalität, Zugehörigkeit, Familie und kultureller Identität. Das ist auch sozialer Zusammenhalt. Und es ist das, wovon anderswo so gut wie nie die Rede ist, obwohl es dabei doch um alles geht: das, was meinem Leben Sinn und Halt gibt.

Viele Menschen haben beim Betreten einer Kirche die ihnen selbst unerklärliche Empfindung: Hier ist Gott. Hier erfahre ich, dass gute Mächte mit uns verbunden sind. Hier kann ich beten. Wer das spürt, will es nicht aufgeben, egal was Kritikerinnen und Kritiker sagen.

Doch wie bringt man all das in Einklang mit der Moderne, mit den Erkenntnissen der Naturwissenschaft und den Anforderungen an intellektuelle Redlichkeit?

Im katholischen Raum gibt es eine Persönlichkeit, an die sich in dieser Hinsicht die größten Erwartungen knüpfen: der Schweizer Theologe Hans Küng (*1928).

## Warum Hans Küng?

Küngs Ausstrahlung reicht weit über die eigene Kirche hinaus. Mit Religionskritikern und Naturwissenschaftlern setzt er sich ebenso konstruktiv und tiefgehend auseinander wie mit Vertretern anderer Religionen und Konfessionen. Von 1962 bis 1965 beriet der damalige Theologieprofessor die Väter des Zweiten Vatikanischen Konzils. Dort trat er unter anderem ein für die Abschaffung des Pflichtzölibats, die Zulassung von Frauen zum Priestertum und für ökumenische Verständigung zwischen den Kirchen. Weil er 1970 das Dogma der päpstlichen Unfehlbarkeit infrage stellte, geriet er in Konflikt mit der „Glaubenskongregation", der Nachfolgerin der römischen Inquisitionsbehörde, was 1979 zum Entzug seiner Lehrerlaubnis führte. Er konnte nun nicht länger an der katholischen Fakultät Theologie lehren, blieb jedoch katholischer Priester. Küng wechselte die Fakultät und wurde Professor für Ökumenische Theologie.

Küng erkennt die historisch-kritische Methode der Bibelforschung an, glaubt also nicht an Wunder, die mit der Naturwissenschaft unvereinbar sind. Den Kirchen hält er vor, dass sie zunehmend ihre Glaubwürdigkeit verspielen, weil sie bis heute an Teilen des mittelalterlichen Weltbilds festhalten. Seit 1989 setzte sich Küng für eine Verständigung aller Weltreligionen auf ein gemeinsames Ethos ein: ein Weltethos für einen Frieden zwischen den Religionen, ohne den es keinen Weltfrieden gebe. 1995 plädierte er zusammen mit dem Altphilologen Walter Jens für mehr Selbstverantwortung im Umgang mit dem eigenen Tod.

Wenn sich Hans Küng mit einem Thema beschäftigt, tut er es gründlich. Sein Standardwerk „Existiert Gott?" (1978) führt so tiefschürfend wie spannend durch die Geistesgeschichte seit Descartes. Es ist deshalb nicht nur für Gläubige und Gottsuchende von hohem allgemeinbildendem Wert. Sein Titel „Der Islam" (2004) stellt die unterschiedlichen geschichtlichen Strömungen des Islam und ihre Relevanz für die Gegenwart so differenziert und ausführlich dar, wie man es, zumal in einer derart ansprechenden Form, wohl kaum anderswo finden wird. In ähnlicher Weise hatte er sich 1991 auch mit dem Judentum beschäftigt.

Innerkatholisch musste sich Küng immer wieder mit konservativen Glaubenshütern über die Frage auseinandersetzen, ob seine Positionen denn nun rechtgläubig seien oder nicht. Das soll uns hier nicht beschäftigen. Hier soll es um Fragen gehen, die über den Katholizismus hinaus von allgemeinem Interesse sind: Fragen, die das Verhältnis von Naturwissenschaft, Atheismus und religiösem oder auch spirituellem Glauben berühren. Dabei beziehe ich mich vor allem auf drei Werke:

- Existiert Gott? (1978): Darin untersucht Küng die Frage, ob und wie man heute noch an Gott glauben kann. Küng versucht zu zeigen, dass sich der Glaube in der tabulosen und ehrlichen Auseinandersetzung mit Aufklärung, Religionskritik und Atheismus behaupten kann.
- Ewiges Leben (1982): Hier fragt Küng, wie man angesichts der Naturwissenschaften heute noch an ein ewiges Leben glauben kann.
- Der Anfang aller Dinge (2005): Hier stellt Küng dar, wie sich die modernen Naturwissenschaften die Entstehung des Weltalls, der Erde und der Menschheit erklären. Und er fragt, wie die Religion – vor allem die christliche Theologie – dieser Herausforderung glaubwürdig begegnen kann.

### Wie steht der Theologe Küng zu den Naturwissenschaften?

Kritisiert Küng die Naturwissenschaft? Immerhin müsste er als Theologe doch eigentlich auf der Seite der Religion stehen? Nun, Küng sieht in Naturwissenschaft und Religion keine Gegensätze. Aber die Naturwissenschaft kritisiert er trotzdem. Allerdings greift er dabei in der Regel nur das auf, was auch unter Naturwissenschaftlern diskutiert wird. Denn die machen sich sehr wohl Gedanken über die Folgen ihres Tuns. Auch ist ihnen nicht neu, dass sie sich gelegentlich selbst relativieren sollten. Hat sich doch sogar eine so zentrale und so gut überprüfte physikalische Theorie wie diejenige Newtons irgendwann als unzureichend erwiesen. Dass alle Schwäne weiß sind, gilt eben nur so lange, bis der erste schwarze Schwan entdeckt ist, mahnt der Wissenschaftstheoretiker Karl Popper.

Tatsachen auch dann anzuerkennen, wenn sie mit der eigenen Theorie in Widerspruch stehen: Von Naturwissenschaftlern erwarten wir das, von Religionsvertretern eher nicht. Bereitschaft zur Kritik gilt nicht gerade als das zentrale Wesensmerkmal von Religionen. Haben sie ihre Dogmen erst einmal aufgestellt, sind sie zu keinen Korrekturen mehr bereit. Oder stimmt das gar nicht? Tun wir den Religionen unrecht?

Wie sehr religiöser Dogmatismus geistige Entwicklung behindern kann, davon weiß Küng ein Lied zu singen. Aber als Geistesgeschichtler kennt er auch die lern- und kritikfähigen Haltungen, die in den Religionen eben auch vorkommen. Ihn stört es, wenn Physiker die religiösen Traditionen, über die sie urteilen, gar nicht wirklich kennen. Und können nicht auch Naturwissenschaftler dogmatisch werden und Erkenntnisse verabsolutieren, die nur in einem eingeschränkten Bereich gelten?

Vielen Naturwissenschaftlern fehlt es laut Küng an philosophischer und wissenschaftstheoretischer Vorbildung. Mit der Folge, dass ihnen gar nicht auffällt, wenn sie ihre Methode mit einer Weltanschauung verwechseln. Rhetorisch lehnen sie jede Metaphysik ab. Dabei übersehen sie aber, dass sie selbst von metaphysischen Annahmen ausgehen, von Annahmen also, die sich nicht an der uns zugänglichen Welt überprüfen lassen. Beispielsweise wenn sie sagen, dass es keine Seele, keinen freien Willen und kein ewiges Leben gebe.

Die Weltanschauung, aus der heraus manche Naturwissenschaftler derart ihre Kompetenzen überschreiten, hat einen Namen: Es ist der Positivismus, und der passt eigentlich besser ins 19. Jahrhundert. Ihm zufolge darf nur als wirklich und sinnvoll gelten, was einen Sachverhalt zum Ausdruck bringt, der unmittelbarer Beobachtung unterliegt oder der durch Experimente überprüft werden kann.

Das würde bedeuten, dass wir über alles, was unsere Erfahrungswelt übersteigt, nicht einmal sinnvoll nachdenken könnten. Gott? Seele? Jenseits? Wer danach fragt, stellt sinnlose Fragen. So gesehen, sind diese Konzepte derart absurd, dass man sie nicht einmal abzulehnen braucht. Doch wer religiös interessiert ist, lässt sich von solchen pseudowissenschaftlich verbrämten Denkverboten natürlich nicht beeindrucken.

Dass aber in den Naturwissenschaften übernatürliche Erklärungsansätze keinen Platz haben: Das ist eine andere Geschichte. Damit ist Küng einverstanden. Nur hält er nichts davon, diese methodische Einschränkung auf sämtliche Bereiche menschlicher Erkenntnis auszuweiten. Wo Atheistinnen und Atheisten das versuchen, da erliegen sie exakt demselben Wunschdenken, das sie den Religiösen vorwerfen.

## Worauf sind naturwissenschaftliche Methoden anwendbar, worauf nicht?

Die naturwissenschaftlichen Prinzipien der Positivisten gelten schon in den anderen Wissenschaften nicht mehr. Eine Physikerin sollte einen Geisteswissenschaftler nicht belehren wollen, wie er psychologische, soziologische, juristische, historische oder ethische Fragestellungen behandeln soll.

Jede Wissenschaft braucht Spielraum für ihre je eigene Methodik. Sollten da nicht auch Religion und Theologie ihren eigenen Spielraum beanspruchen dürfen, um den Platz zu finden, der ihnen zukommt? Sie werden es sich nicht nehmen lassen.

Doch wie soll dann das Verhältnis von Naturwissenschaft und Theologie aussehen? Dem Theologen Küng schwebt vor, dass sie auf gleicher Augenhöhe arbeiten, jedoch in getrennten Bereichen, die nicht miteinander in Konflikt geraten können.

Getrennte Bereiche für Naturwissenschaft und Theologie? Da dürften Naturwissenschaftler Fragen haben: Wie soll das bitte schön gehen? Da müsstet ihr Theologen uns schon alle Fakten überlassen, alles, was *ist* also. Das können wir nicht aus der Hand geben.

Und in der Tat: Küng wäre bereit, so weit zu gehen. Alle Fakten, auf denen technisch zweckmäßiges Handeln basiert, sind Sache der Naturwissenschaften. Religion und Theologie dagegen konzentrieren sich auf die Ethik: nicht auf das, was *ist*, sondern auf das, was sein *soll*.

Aber da werden zumindest die Atheisten unter den Naturwissenschaftlern dazwischengrätschen: Als ob sie es hinnehmen könnten, wenn die Menschen ihre Ethik auf religiöse Spekulationen und Fabelwesen gründen statt auf harte Fakten! Sind wir heute nicht längst weiter? Kann die Biologie nicht beweisen, dass das ethische Verhalten des Menschen hirnphysiologisch erklärbar ist? Beispielsweise mit seiner durch Spiegelneuronen ermöglichten Empathie und mit der angeborenen Bereitschaft zur Kooperation, die seinen Vorfahren erhebliche evolutionäre Vorteile verschafft hat.

Offen gestanden: Ich persönlich kann mir eine konfliktfreie Koexistenz von Naturwissenschaft und Theologie nicht vorstellen. Die Naturwissenschaftlerinnen und Naturwissenschaftler werden vor keiner Grenze halt machen, die Theologen ziehen wollen. Und Recht haben sie, würde ich sagen – wenn Naturwissenschaftler nicht gelegentlich so scheußliche Dinge tun würden wie Atombomben entwickeln und Affen foltern.

Warum eigentlich sollten Naturwissenschaft und Theologie nicht miteinander in Konflikt treten? Dann wird es wenigstens nicht langweilig. Man kann ja einen Konflikt auch fair austragen, ohne gleich die andere Seite zu unterdrücken, sobald man obenauf ist. Das wäre in unserer offenen Gesellschaft sowieso nicht möglich.

Aber gehen wir zum Kern der Sache: Küng ist Theologe, also muss er doch wohl irgendwie begründen können, warum er an Gott glaubt. Wie macht er das?

### Wie begründet Küng den Glauben an Gott?

Erstmal stellt Küng klar: Ihr dürft von mir keinen Beweis erwarten, denn beweisen lässt sich die Existenz Gottes nicht. Sie lässt sich aber auch nicht widerlegen. Also bleibt uns Menschen nichts anderes übrig, als uns zu entscheiden: für oder gegen den Glauben an Gott.

Das geht nicht ohne Risiko: So oder so – wir könnten uns täuschen. Sollen wir also die Frage, ob Gott existiert, besser unentschieden lassen? Nein, sagt Küng, das ist keine Lösung. Denn „glauben“ ist ja nicht einfach irgendetwas „für wahr halten“. Sondern „glauben“, das heißt auch: auf jemanden setzen, weil man ihm – oder ihr – vertraut. Nun kann ich aber nicht gleichzeitig vertrauen und nicht vertrauen. Entweder ich vertraue oder eben nicht.

Bevor man also anfängt, über den Glauben an Gott zu diskutieren, sollte man erstmal darüber nachdenken, was es heißt zu vertrauen. Nicht unbedingt Gott zu vertrauen: Es fängt damit an, dass man Urvertrauen entwickelt. Hoffentlich tut man das, denn ohne Urvertrauen wäre das Leben nicht zu ertragen. Eine Mutter vermittelt ihrem Kind Urvertrauen, wenn sie ihm nach einem schmerzhaften Sturz das Gefühl vermittelt: „Du bist nicht allein. Du bekommst die Hilfe, die du brauchst. Alles wird gut.“ Hoffentlich zerbricht sich das Kind dann nicht den Kopf darüber, ob das alles so stimmt, was die Mama da behauptet – sondern vertraut einfach und beruhigt sich wieder.

Natürlich kann dieses Urvertrauen auch enttäuscht werden. Aber das heißt noch lange nicht, dass es falsch wäre, Urvertrauen zu haben. Ob Urvertrauen gelingt oder nicht: Kostbar und sogar notwendig ist es in jedem Fall.

Auf diesem Urvertrauen baut nun der Glaube an Gott auf. Auch der Glaube an Gott ist kostbar und hilfreich, egal ob Gott nun tatsächlich existiert oder nicht. Denn was heißt das denn: an Gott glauben? Doch wohl, zu vertrauen, dass die Wirklichkeit im Letzten sinnvoll und gut ist.

Wer das verstanden hat, glaubt deshalb natürlich noch nicht automatisch an Gott. Aber er – oder sie – wird sich dem Glauben an Gott öffnen, für ihn bereit sein.

Wer so weit gekommen ist, ist irgendwann vielleicht auch reif für den nächsten Schritt: sich auf das Vertrauen auf Gott einzulassen. Erst wenn er – oder sie – das tatsächlich tut, merkt sie, dass sie auf dem richtigen Weg ist. Man kann also nicht sich erst rational mit Beweisen absichern und dann den Schritt ins Vertrauen tun. Andersherum wird ein Schuh daraus: Zuerst muss man sich – vernünftigerweise! – auf das Vertrauen auf Gott einlassen. Erst dann, als bereits Vertrauende, kann man erfahren, dass das Vertrauen begründet ist.

Wer das nicht schafft, hat sich nichts vorzuwerfen – und seine Mitmenschen ihm erst recht nicht. Denn das ist eine sehr persönliche Angelegenheit, die man nicht erzwingen kann: vertrauen zu können ist ein Geschenk. Was der Mensch dazu beitragen kann, sind lediglich kleine Schritte der Vorbereitung: Er kann sich für das Vertrauen öffnen.

Ist das eine Begründung für den Glauben an Gott? Ich finde schon. Aber wir wollen auch die Gegenseite hören: Was ließe sich aus der Sicht des naturwissenschaftlich argumentierenden Atheismus einwenden?

## Vertrauen ja – aber wem?

Nun, man kann doch auch mit einem rein naturwissenschaftlichen Weltbild ein Grundvertrauen entwickeln, oder etwa nicht? Wer sich naturwissenschaftlich korrekt die Begrenztheit seines Lebens klar macht: Sollte der nicht das Vertrauen entwickeln können, dass ihm – oder ihr – nichts wirklich Schreckliches passieren kann, und wenn doch, dass es nicht lange dauern wird, wie schon Epikur gelehrt hat? Außerdem kann man seinem Vertrauen auch bescheidenere Ziele setzen, es muss nicht gleich Gott sein: Man kann auf Freunde und Familie vertrauen, auf die eigene Ausstrahlung, auf die Vernunft, auf ein demokratisches, die Menschenrechte respektierendes Gemeinwesen mit unbestechlicher Polizei und Justiz sowie auf Versicherungen für den Krankheits- und Pflegefall. Reicht das nicht?

Nein, das reicht nicht, könnte eine Anhängerin des Gottesglaubens nun einwerfen. Denn nur der Glaube an Gott ist allumfassend. Nur er schließt all diese Teilbereiche mit ein, die für sich allein nie genügen können.

Dagegen lässt sich wiederum aus atheistischer Sicht einwenden: Stimmt es überhaupt, dass der Glaube an Gott das Grundvertrauen fördert? Gehört zum Glauben an Gott denn nicht auch, jedenfalls für viele, der Glaube an die Hölle? Was hat denn die Angst vor der Hölle mit Vertrauen zu tun?

Dieser Einwand ist absolut berechtigt, würde Küng hier sagen. Als exzellenter Kenner der Kirchengeschichte weiß er sehr wohl, wie sehr die katholische Kirche in der Vergangenheit mit ihren Höllendrohungen den Menschen Angst eingejagt hat und wie viel Schaden sie damit angerichtet hat. Unfassbar, wie eine Institution, die das Urvertrauen der Menschen stärken sollte, sich darauf verlegen kann, eben dieses Vertrauen zu zerstören!

Immerhin hat sich die Kirche inzwischen geändert, von Hölle und Teufel ist in Predigt und Religionsunterricht nicht mehr die Rede. Aber das reicht Küng nicht: Er beklagt, dass bis heute die Drohung mit der ewigen Verdammnis eher unter den Teppich gekehrt als wirklich überwunden wird. Vergessen wir nicht: Küng ist einer der kompetentesten und schärfsten Kritiker seiner eigenen Kirche.

Sie sehen schon: Die Sache ist nicht einfach. Es gibt Argumente für und gegen den Glauben an Gott. Küng hat aber auch nie etwas anderes behauptet. Deshalb sagt er ja, dass man eine Entscheidung treffen muss.

Falls Sie also noch nicht entschieden haben und sich entscheiden möchten, hier ein Vorschlag: Schauen Sie sich die Argumente beider Seiten genau an; viele davon finden Sie in diesem Buch. Denken Sie darüber nach. Und entscheiden Sie dann, welcher Seite Sie sich anschließen wollen. Wenn Sie sich dann entschieden haben, tun Sie die wenigen kleinen Schritte, die Sie selbst tun können, in die Richtung, in die Sie gehen wollen. Und seien Sie froh, wenn das, was Sie nicht erzwingen können, ohne Ihr Zutun hinzukommt.

Das mit der Hölle ist also ein Punkt. Aber halten wir uns an die positiven Erwartungen, die sich mit dem ewigen Leben verbinden, und fragen wir: Wie steht Küng dazu? Glaubt er im Ernst an ein ewiges Leben?

Er selbst würde diese Frage bejahen. Aber was genau meint er mit „ewiges Leben"?

## Woran glaubt Küng, woran nicht?

Auf den letzten Seiten seines Buches „Ewiges Leben" formuliert Küng seine Erwartung: Er glaubt, dass er einmal voll verstanden, von Schuld befreit und definitiv angenommen sein werde und ohne Angst er selber sein dürfe. Er zitiert Paulus, nach dem dann Gott „alles in allem" sein werde, und die Offenbarung, nach der Gott alle Tränen abwischen werde. Doch wie ist das zu verstehen? Ist es bildhaft gemeint, und falls ja: Was sollen die Bilder ausdrücken?

Konkret wird Küng vor allem dort, wo er seine Vorstellung vom ewigen Leben abgrenzt gegen Vorstellungen, die ihm überholt vorkommen – überholt deswegen, weil sie mit dem Stand der Naturwissenschaften nicht mehr vereinbar scheinen. So schreibt er, dass der Himmel „kein außerweltliches Drüben" sei, „kein Himmel im metaphysischen Sinn". Gott sei nicht „`außerhalb´ der Welt in einem außerweltlichen Jenseits". Auch sei der Himmel des Glaubens „kein Ort, sondern eine Seinsweise". Und was die Auferstehung Jesu angeht, auf der ja die christliche Jenseitshoffnung eigentlich gründet: In „Credo" ($^{5}$1995) schreibt er, es sei irreführend, bei dieser „Auferweckung" Jesu von „`nach´ dem Tod" zu sprechen. Die Auferweckung sei nicht „im supranaturalistischen Schema als ein Eingreifen eines Gottes von oben oder von außen" zu erklären. Sie sei zwar ein „wirkliches" Geschehen, aber kein „historisches".

Kein außerweltliches Jenseits, nichts Metaphysisches, kein „nach“ dem Tod, nichts Supranaturalistisches, nichts Historisches: So könnte auch eine Atheistin oder ein Atheist über den christlichen Glauben reden.

Eigentlich hätte ich gedacht: Wer an ein ewiges Leben glaubt, muss auch glauben, dass wir eine unsterbliche Seele haben, die sich im Tod vom Leib löst, um ohne ihn weiterzuleben. Sieht Küng das auch so?

Nein. Küng lehnt die Vorstellung einer Seele, die vom Körper unabhängig weiterexistieren könnte, ab. Das sei ein unbiblisches Konzept aus der griechischen Antike und wissenschaftlich überholt. Nicht umsonst sei heute in den Naturwissenschaften von einer Seele kaum noch die Rede. Wisse man doch inzwischen, dass jede seelische Regung eine körperliche Entsprechung habe, ja selbst körperlich sei, so dass man beides gar nicht auseinanderhalten könne. Deshalb habe auch die zeitgemäße Theologie die „dualistische“ Weltsicht aufgegeben – die Weltsicht also, in der zwischen einem physischen Diesseits und einem übernatürlichen Jenseits unterschieden wird. Moderne Theologen behaupteten heute nicht mehr, dass Körper und Geist aus zwei ganz verschiedenen „Stoffen“ bestünden.

Aber wie kann das gehen, frage ich mich: Was soll mit „ewigem Leben“ gemeint sein, wenn ein Weiterleben der Seele in einem Jenseits ausgeschlossen ist, weil es keine körperunabhängige Seele gibt?

Wie also stellt Küng sich das ewige Leben vor?

Was ich dazu gefunden habe, wirkt auf mich merkwürdig vage: Auferweckung des Leibes heiße, dass bei Gott nichts verloren gegangen sei, dass Gott alle Träume und jedes Lächeln gesammelt habe. So zitiert Küng zustimmend den Dogmatiker Wilhelm Breuning. An anderer Stelle verwendet er die seltsame Formulierung: „in etwas hinein sterben“. Das haben Sie noch nie gehört? Keine Sorge, das ist keine Bildungslücke. Dieser Begriff hat es noch nicht aus den Binnendebatten der Theologie ins wirkliche Leben geschafft.

Ähnlich hat sich der evangelische Theologe Rudolf Bultmann (1884–1976) über die Auferstehung Jesu ausgedrückt: Jesus, so Bultmann, sei „in die Verkündigung der Kirche hinein auferstanden". Womit er sagen wollte: Jesus ist nicht auferstanden. Er ist und bleibt tot. Nur die Erinnerung an ihn wird in der Kirche weiter gepflegt.

Was das ewige Leben angeht, so drückt sich Küng so aus: Er hoffe „auf ein Sterben in die allererste-allerletzte Wirklichkeit, in Gott hinein, was – jenseits von Raum und Zeit in der verborgenen Realdimension Unendlich – alle menschliche Vernunft und Vorstellung übersteigt".

Was immer damit konkret gemeint sein soll, eines jedenfalls nicht: ein Weiterleben der Seele nach dem Tod in einem Jenseits. Denn „Seele" und „Jenseits" sind Begriffe aus dem dualistischen Weltbild, und das ist nach Küng überholt; „Weiterleben" ist eine zeitliche Kategorie, passt also kaum zur „verborgenen Realdimension Unendlich" jenseits von Raum und Zeit.

Mein Eindruck ist: Küng will alles aus dem religiösen Glauben entfernen, woran Naturwissenschaftler Anstoß nehmen könnten. Nur so kann die konfliktfreie Aufteilung der Zuständigkeitsbereiche von Naturwissenschaften und Theologie, die Küng vorschwebt, gelingen. Aber der Preis ist hoch: Von dem christlichen Glauben an ein Leben der Seele nach dem Tod kann jedenfalls ich nichts mehr erkennen.

## Was hält Küng von Nahtoderfahrungen?

Vor diesem Hintergrund verwundert es nicht, dass Küng Nahtoderfahrungen für irrelevant hält. Das sind Erfahrungen in Todesnähe, bei denen ein Mensch das Gefühl hat, seinen Körper zu verlassen, von verstorbenen Angehörigen an der Grenze zum Jenseits empfangen zu werden und sich einem unendlich liebevollen Lichtwesen zu nähern. Solche Sterbeerlebnisse besagen für ein Leben nach dem Tod, so Küng, „kurz gesagt: nichts!" Denn es handle sich um Erfahrungen *vor* dem Tod. Damit seien sie „kein Beweis, ja nicht einmal ein Indiz, für den Eingang in ein freundliches ewiges Licht".

Erfahrungen nur vor dem Tod und deshalb ohne Wert: Wie oft habe ich dieses Argument gegen Nahtoderfahrungen schon gehört. Und jedesmal frage ich mich wieder: Selbst wenn noch kein Nahtoderfahrener die Grenze zum Tod überschritten haben sollte: Warum sollte ein Mensch in unmittelbarer Todesnähe nicht eine Ahnung von dem erhalten können, was ihn buchstäblich im nächsten Moment erwartet? Erblickt denn, wer direkt vor der Grenze zu Österreich steht und hinüberschaut, auch nichts von Österreich, nur weil er noch nicht drüben ist?

Aber wie dem auch sei: Wahrscheinlich muss Küng so argumentieren. Denn würde er in Sachen Nahtoderfahrung auch nur die geringsten Zugeständnisse machen, so wäre es um seine Abgrenzung der Zuständigkeitsbereiche von Naturwissenschaften und Theologie geschehen.

„Wie bitte," würden sich da die Kollegen aus den Naturwissenschaften entrüsten, „die Seele kann sich vom Körper lösen und von ihm unabhängig weiterexistieren? Und dieser Vorgang reicht in unsere physische Welt hinein und lässt sich in ihr feststellen?" Diese Behauptung der Nahtoderfahrenen und ihrer Unterstützer fassen sie als frontalen Angriff auf ihre hehrsten Überzeugungen auf, und sie setzen sich energisch dagegen zur Wehr.

Nein: Küng braucht für sein ewiges Leben eine Begründung, die jeden Konflikt mit den Naturwissenschaften ausschließt. Und so reklamiert er nicht etwa Sterbe- oder andere mystische Erfahrungen als Indizien für ein ewiges Leben: Auf diesem Feld beansprucht schließlich die Hirnforschung die Deutungshoheit. Stattdessen bezieht er sich auf die menschliche Erfahrung im Allgemeinen.

### Welche Glaubenserfahrungen lässt Küng gelten?

Wie kann sich Küng als Theologe auf die menschliche Erfahrung berufen? Sind nicht auch dafür die Naturwissenschaften zuständig? Aber Küng entführt den Wissenschaften ihren Gegenstand. Denn er besteht auf der menschlichen Erfahrung in ihrer ganzen unsortierten Vielfalt, in ihrer verwirrenden Komplexität, in all ihren sinnlichen, geistigen, emotionalen und zwischenmenschlichen Aspekten gleichzeitig, als Gesamtphänomen betrachtet, alles auf einmal.

Da sind die Naturwissenschaftler in der Tat außen vor. Denn keiner und keine von ihnen würde auf die Idee kommen, sich mit einem solchen Datensalat zu beschäftigen, ohne ihn vorher zu ordnen. So kann man naturwissenschaftlich nicht arbeiten. Soll man ja auch nicht: Das ist Theologie. Und, um die Naturwissenschaftler weiter zu beruhigen: Mit all dem soll das ewige Leben keineswegs bewiesen werden. Wie auch, kann ein Beweis doch niemals funktionieren, wenn die einzelnen Beweisglieder nicht definierbar und eingrenzbar sind. Aber wie gesagt, von Beweis ist ohnehin nicht die Rede: Das ewige Leben, es soll auf diese Weise nicht bewiesen, es soll nur „bewahrheitet" werden.

„Bewahrheiten" (nicht „sich bewahrheiten"): Noch so ein Begriff aus den Binnendebatten der Theologie? Nun, vielleicht war er 1982, im Erscheinungsjahr des Buches, noch allgemein bekannt. Gemeint ist „zeigen, dass etwas wahr ist": Die menschliche Erfahrung in ihrer ganzen Vielfalt soll also zeigen, dass Gott existiert.

Kann sie das? Ich meine: Das hängt davon ab, wie ein Mensch gestrickt ist. Dem einen Menschen erscheint seine Erfahrung als ein Weg zu Gott, dem anderen nicht.

Ich persönlich finde diesen Gedanken durchaus faszinierend: Die Ewigkeits-Dimension des Lebens erschließt sich dem Menschen nicht, wenn er darüber nachgrübelt, sondern wenn er sein Leben, so wie es eben ist, annimmt und mit wachen, aufgeschlossenen Sinnen lebt, mit allem, was dazu gehört. Ein wissenschaftlicher Erkenntnisweg ist das zwar nicht. Aber das hat Küng ja auch nicht behauptet. Ich meine, es ist eine Ermutigung zu einem wachen, präsenten, auf eine mögliche Ewigkeitsdimension hin aufgeschlossenen Leben. Theologie im positiven, den Menschen hilfreichen Sinn.

Ein Bild verwendet Küng immer wieder, um den Glauben darzustellen als ein vertrauendes Sich-einlassen auf das Leben: schwimmen lernen. Glauben lernen ist wie schwimmen lernen. Schwimmen lerne ich nicht, indem ich am Ufer stehen bleibe und ein Lehrbuch über das Schwimmen studiere. Sondern ich muss mich selbst drangeben: Ich muss ins Wasser steigen und mich dem Wasser anvertrauen.

Die Ewigkeits-Dimension erschließt sich dem Menschen, wenn er sein Leben in seiner ganzen Komplexität annimmt und lebt. Für religiöse Menschen ist das ein sehr ansprechender Gedanke. Aber hören wir wieder die Gegenseite: Was könnten dem Naturalismus Verbundene dagegen einwenden?

Möglicherweise würden sie argumentieren: Der Eindruck, die Lebenserfahrung lege eine Ewigkeitsdimension nahe, täuscht. Es ist wie bei der visuellen Erfahrung der aufsteigenden Sonne: Wir täuschen uns, wenn wir daraus auf eine unbewegliche Erde schließen. Genauso wenig dürfen wir uns von dem beeindrucken lassen, was wir erleben. Am Ende sind all das doch nur physiologische Vorgänge in unserem Gehirn, weiter nichts.

So kann man das sehen. Der Glaube, so Küng, drängt sich nicht auf. Es bleibt Spielraum für die persönliche Entscheidung. Für das Pro wie für das Contra lassen sich Gründe anführen. Zwingend sind weder die einen noch die anderen.

Küng zeigt Wege zum Glauben auf. Aber zum Glauben woran? Offenbar nicht an eine Seele und an ein Jenseits. Denn da hätte er die Naturalisten gegen sich. Auf mich wirkt Küng deshalb wie ein Stürmer im Fußball, der mehrere Verteidiger und den Torwart austrickst, der aber dann den Ball nicht ins freie Tor schießt, weil er erst noch die gegnerische Mannschaft davon überzeugen will, dass sein Volltreffer auch in ihrem Interesse wäre.

Mit seiner Distanz zum Glauben an eine erfahrbare transzendentale Dimension ist Küng in der modernen Theologie kein Einzelfall. Der evangelische Theologe Wennemar Schweer beklagte 2012 eine in der Theologie weitverbreitete „ablehnende Skepsis“ gegenüber allen außerbiblischen transzendenten Erfahrungen (Schweer S. 7). Zu den wenigen aufgeschlossenen Theologen zählen neben Schweer selbst unter anderem die katholischen Ordensgeistlichen Andreas Resch (*1934) und Godehard Brüntrup SJ (*1957) sowie der anglikanische Bischof John Spong. Der evangelische Theologe und Historiker Enno Edzard Popkes (*1969) engagiert sich als Vorsitzender der „Kieler Akademie für Thanatologie“ für den offenen Austausch zwischen Forschenden der unterschiedlichsten Disziplinen zu Themen wie Nahtoderfahrungen, Medialität und Mystik.

Anders als wohl die meisten Theologinnen und Theologen, scheuen Parapsychologen den Konflikt mit dem Naturalismus nicht. Sie halten das heutige naturwissenschaftliche Weltbild für ungenügend und sind auf der Suche nach Phänomenen, die damit unvereinbar sind. Kann man sie ernst nehmen, und wenn ja: Was haben sie bisher herausgefunden? Darum soll es im nächsten Kapitel gehen.

# 9.
# Parapsychologie:
## Kann sie das heutige naturwissenschaftliche Weltbild erschüttern?

Haben die modernen Theologen Recht: Lässt sich angesichts der Naturwissenschaften nichts Belastbares aussagen über eine Dimension jenseits der Gesetze der Physik?

Immer wieder werden Behauptungen aufgestellt, die mit den heutigen Naturwissenschaften unvereinbar sind. Ist etwas dran? Konnten Wundergläubige irgendwo außergewöhnliche Phänomene nachweisen, mit denen sich der Naturalismus widerlegen ließe?

Die Nachfrage nach Bachblüten und homöopathischen Arzneimitteln, nach Astrologie und anderen esoterischen Angeboten zeigt: Viele Menschen sind zumindest aufgeschlossen für Wirkzusammenhänge, die unvereinbar sind mit dem, was Naturwissenschaftler heute für möglich halten. Besonders die Homöopathie wird von Wissenschaftlern als „Pseudowissenschaft" energisch bekämpft: Ihre Wirkungen seien allein dem Placebo-Effekt zuzuschreiben. Ähnlich urteilen sie über die Prophezeiungen von Wahrsagerinnen und Astrologen. Wenn diese einträfen, sei dies entweder Zufall oder unbewusst herbeigeführt als sich selbst erfüllende Prophezeiung.

Wenn Phänomene behauptet werden, die sich naturwissenschaftlich nicht erklären lassen: Sind solche Behauptungen wissenschaftlich überprüfbar? Und wenn ja, was ist dabei bisher herausgekommen?

**Lassen sich übersinnliche Fähigkeiten nachweisen?**

In Deutschland gibt es seit 1987 eine Organisation, die sich die Überprüfung solcher unerklärlicher Phänomene zur Aufgabe gemacht hat: die „Gesellschaft zur wissenschaftlichen Untersuchung von Parawissenschaften" (GWUP). Wer ihren Prüfern nachweisen kann, dass er über eine ungewöhnliche, wissenschaftlich nicht erklärbare Fähigkeit verfügt, erhält von ihr ein Preisgeld von 10.000 Euro.

Dutzende Kandidaten wurden bereits getestet. Sie wollten beweisen, dass sie schweben, Gedanken lesen, in die Zukunft schauen oder mit der Wünschelrute Stromleitungen orten können. Die Gesellschaft legt Wert auf eine faire Vorgehensweise, spricht den Test-Aufbau vorher mit ihren Kandidaten ab und lässt ihnen bei der Durchführung reichlich Zeit. Gelungen ist der Nachweis übersinnlicher Fähigkeiten bisher noch niemandem.

Gibt es also keine Phänomene – so genannte Psi-Phänomene –, die mit dem heutigen naturwissenschaftlichen Weltbild unvereinbar sind?

Para-Wissenschaftler sind für solche Phänomene nach wie vor offen. In den anerkannten Wissenschaften gelten sie als Außenseiter. Ihre Arbeiten werden durchweg als unwissenschaftlich abgelehnt. Wer sich davon nicht abschrecken lässt und nachlesen will, was namhafte Parapsychologen selbst über ihre Forschungen sagen, wird fündig in dem 2015 erschienenen Werk „Parapsychology. A Handbook for the 21st Century". Wenn es seriöse Fakten gibt, die für Psi-Phänomene sprechen, dann müssten sie in diesem Handbuch zu finden sein. Einen seriösen Eindruck machen zudem zwei Standardwerke, die parapsychologische Phänomene untersuchen, dabei zu einem positiven Ergebnis kommen und vor diesem Hintergrund das naturalistische Weltbild als unzureichend kritisieren: „Irreducible Mind" und „Beyond Physicalism", beide von einem Autorenteam um Edward F. Kelly, Professor an der Abteilung für Psychiatrie und Neurowissenschaften der US-amerikanischen University of Virginia.

Eine wichtige Quelle dieser Werke sind die Arbeiten der britischen „Society for Psychical Research", einer 1882 gegründeten Gesellschaft zur Erforschung parapsychologischer Phänomene. Es lohnt sich, einen Blick in die Entstehungsgeschichte dieser Vereinigung zu werfen. Denn die Konflikte zwischen den anerkannten Wissenschaften und der Parapsychologie, die damals ausgetragen wurden, schwelen weiter.

## Wofür standen die Pioniere der Parapsychologie?

Wie schwer es die Gründer der Society for Psychical Research (SPR) hatten, sich im geistigen Klima des 19. Jahrhunderts zu behaupten, hat die Wissenschafts-Journalistin Deborah Blum (*1954) geschildert. In „Ghost Hunters" (2006) setzt sich die Pulitzer-Preisträgerin mit den Wissenschaftlern auseinander, die im 19. Jahrhundert ihre Karrieren aufs Spiel setzten, um anrüchige Themen wie Telepathie und Jenseits als Gegenstände seriöser Forschung zu etablieren. Das kam weder bei den Frommen noch bei den Wissenschaftlern gut an.

Die Naturwissenschaftler waren damals stolz, den Religionen ihre Deutungshoheit genommen zu haben. Ihre überwältigenden Erfolge, umgesetzt in immer neue Technologien, hatten den Alltag der Menschen revolutioniert. Nun galt es, ihre neue Weltsicht gegen alle Dunkelmänner zu verteidigen: Die Welt hat nicht Mysteriöses, sondern folgt unveränderlichen Naturgesetzen und ist deshalb grundsätzlich vom Menschen verstehbar. Mit dieser neuen Sicht haben die Wissenschaftler die menschliche Zivilisation innerhalb weniger Jahre weitergebracht als die Religion in vielen Jahrhunderten. Wer da immer noch Jenseits-Phantasien salonfähig machen will, muss kompromisslos bekämpft werden.

Die Kirchen auf der anderen Seite hatten noch nicht aufgehört, ihre Schäfchen mit einem furchterregenden Gott einzuschüchtern. Noch war ihr Weltbild von der Bibel geprägt, noch hatten sie sich nicht vor den Naturwissenschaften in die Gefilde der schwer widerlegbaren

Moralvorschriften zurückgezogen. Als Darwin 1871 seine Anwendung der Evolutionstheorie auf den Menschen veröffentlichte, trauten sich viele Fromme noch zu, mit Berufung auf die Bibel diese Zumutung abzuwehren: Dass der Mensch sich nicht durch natürliche Selektion aus Affen entwickelt hatte, war im Schöpfungsbericht nachzulesen. Wer die biblische Offenbarung nicht anerkannte, gehörte nicht dazu.

Wie sahen das die Menschen auf der Straße? Viele empfanden einerseits die neue, materialistische Weltanschauung als kalt und ungenügend. Andererseits wollten sie sich aber auch nicht länger von kirchlichen Autoritäten vorschreiben lassen, was sie zu glauben hatten. So machten sie sich auf eigene Faust auf den Weg und suchten in spiritistischen Sitzungen Kontakt zur jenseitigen Welt.

In der Ablehnung solcher „abergläubischer" Praktiken waren sich die Vertreter von Naturwissenschaft und Religion einig.

Gegen diesen Konsens der Stützen der Gesellschaft verstieß nun eine Gruppe parapsychologisch interessierter Wissenschaftler um den amerikanischen Psychologen William James (1842–1910). Sie hielten die Frage nach der Unsterblichkeit der Seele für zu bedeutsam, als dass man sie den Kirchen überlassen dürfe. Denn deren Dogmatismus sei angesichts der Vernunftorientiertheit der neuen Zeit nicht mehr überzeugend.

Es lässt sich denken, dass sich diese frühen Parapsychologen zwischen allen Stühlen wiederfanden.

Die Freunde spiritistischer Sitzungen standen mit den akademischen Parapsychologen bald auf Kriegsfuß. Denn die überführten gar zu unbarmherzig viele der populären „Medien". Medien, in der Einzahl „Medium": So nennt man heute noch Personen, die für sich beanspruchen, dass sie in Kontakt mit dem Jenseits stehen. Die Parapsychologen nahmen diese Behauptung ernst, wollten aber die wahren Medien von den falschen unterscheiden. Deshalb bestand ein großer Teil ihrer Arbeit darin, falsche Medien zu überführen. Mit niederschmetternden Ergebnissen: Fast alle professionellen Medien, resümierte beispielsweise der australische Para-Forscher Richard Hodgson (1855–1905), seien „eine Bande vulgärer Trickbetrüger“. Wer seine Freude hatte an den oft sehr unterhaltsamen spiritistischen Inszenierungen, wollte so etwas nicht hören.

Die Vertreter der offiziellen Religion wiederum nahmen den Parapsychologen übel, dass sie das Jenseits aus der kirchlichen Zuständigkeit lösten und zu einem Gegenstand der Forschung machten. Ihre Versuche, Kontakt zu den Toten aufzunehmen, seien zudem ein Verstoß gegen alttestamentarische Verbote und deshalb Teufelswerk.

Vor allem aber schlug den Parapsychologen von Seiten der Naturwissenschaften eisige Ablehnung entgegen. Auf keinen Fall wollten seriöse Forscher die Geschlossenheit und Geordnetheit ihrer Weltsicht aufs Spiel setzen, indem sie mit Parapsychologen gemeinsame Sache machten.

## Wie gingen Naturwissenschaftler mit den Pionieren der Parapsychologie um?

Die beste Mathematikerin der Society for Psychical Research, die Vorkämpferin für Frauenbildung Nora Sidgwick (1845–1936), zeigte Verständnis für die Ablehnung durch die etablierten Wissenschaftler: Diese seien angewiesen auf exakt definierte und abgesicherte Richtlinien. Daher müssten sie alles zurückweisen, was an wilden und sonderbaren Ideen bei ihnen Einlass suche. Von derartigen Ideen wurde jedoch sogar Darwin kurzzeitig beunruhigt, als er von parapsychologischen Forschungsergebnissen las. Rasch freilich fand er zurück zu dem, was er für den soliden Boden der wissenschaftlichen Realität hielt.

Mehrere Forscher der SPR mussten die bittere Erfahrung machen: Übernatürliche Phänomene zu erforschen war tabu, es sei denn, man kam zu dem Ergebnis, dass sie nicht existierten. Wer gegen dieses Tabu verstieß, musste mit erheblichem Gegenwind rechnen.

So erging es dem Chemiker William Crookes (1832–1919), Entdecker des chemischen Elements Thallium. Eigentlich hatte er das Medium Daniel Dunglas Home des Betrugs überführen wollen wegen dessen Behauptung, in der Luft schweben zu können. Aber dann sah Crookes dieses Phänomen dutzende Male mit eigenen Augen, untersuchte es und gelangte zu einer positiven Einschätzung, die er 1874 veröffentlichte. Sein aufrichtiger Bericht handelte ihm viel Ärger ein. In der Zeitschrift „Quarterly Review" wurde er anonym als unfähig verleumdet – und nicht nur er, sondern auch ein Elektriker, der ihm assistiert hatte.

Heftig angefeindet wurde auch der Physiker William Fletcher Barrett (1844–1925), als er es 1876 wagte, auf einer Konferenz der British Association of Science eine Arbeit über paranormale Phänomene vorzustellen. John Tyndall (1820–1893), bei dem Barrett Physik studiert hatte, kochte vor Wut. Barretts Arbeit wurde als einzige von der Veröffentlichung der Konferenz-Unterlagen ausgeschlossen.

Doch womit war zu rechnen, wenn etablierte Wissenschaftler mit vorgefasstem negativem Urteil paranormale Behauptungen untersuchten? Das führte die Seybert-Kommission vor. Sie beanspruchte, bei ihrer Untersuchung spiritueller Medien wissenschaftliche Objektivität walten zu lassen. Tatsächlich zeigte jedoch ihr Bericht von 1887, wie wenig ernst es ihr damit war: Untersucht hatte sie genau den Typus spiritueller Medien, der von der SPR bereits als unglaubwürdig abgelehnt worden war. Darunter waren auch Medien, die schon längst als Betrüger überführt worden waren. Die wirklich ernst zu nehmenden Fälle, so die Kritik der Parapsychologen, hatte sie gar nicht erst in ihre Untersuchung aufgenommen.

Ähnlich verhielt sich der angesehene Astronom Simon Newcomb (1835–1909), als er 1884 Präsident der neu gegründeten American Society for Psychical Research wurde. Auch seine Objektivität war offensichtlich nur vorgetäuscht. Er schien alles daranzusetzen, die ungeliebte paranormale Organisation, der er vorstand, zu demontieren. Unter anderem deklassierte er eine Arbeit, in der Nora Sidgwick durchaus kritisch Geistergeschichten analysierte, als Kinderei, ohne sie überhaupt gelesen zu haben.

In einem Fall wurde die Abscheu der Wissenschaftler vor dem Spiritismus sogar zu einer körperlichen Bedrohung: Der Parapsychologie-Gegner Stanley Hall (1846–1924) ging bei der Untersuchung des Mediums Leonora Piper derart rabiat vor, dass sie einmal tagelang nur mit Mühe schlucken konnte, ein andermal fürchtete, einen dauerhaften Schaden an einer Hand davonzutragen. Hall kam zu einem vernichtenden Urteil, ohne seine Untersuchungsergebnisse im Detail zur Verfügung zu stellen.

Solchen Wissenschaftlern konnten es die Parapsychologen nicht recht machen. Resigniert stellte der Evolutionsbiologe Wallace fest: Beobachten Wissenschaftler außergewöhnliche Phänomene, so werten sie diese als Betrug. Bittet man sie, die Beweise zu prüfen, so erklären sie, dass dies nicht der Mühe wert sei.

William James sah in der Orthodoxie der Naturwissenschaftler ein Spiegelbild von Klerikern, die nur eine Weltsicht gelten lassen wollen. An religiöse Orthodoxie erinnert fühlte sich auch Oliver Lodge (1851–1940) während seines Physik-Studiums in London: An der Royal Institution of Great Britain werde die reine Wissenschaft verehrt, mit John Tyndall als Priester und der Physik-Legende Michael Faraday (1791–1867) als verborgener Gottheit.

Einhellig war die Ablehnung der Parapsychologie jedoch nicht. Zu den Naturwissenschaftlern, die sich der SPR anschlossen, gehörte neben Crookes, Barrett, Lodge und dem Evolutionstheoretiker Alfred Russel Wallace auch der Physiologe Charles Richet (1850–1935), der 1913 den Nobelpreis für Medizin erhalten sollte. Auch aus anderen Bereichen der Wissenschaft schlossen sich Persönlichkeiten an, aber auch aus Kirche, Gesellschaft und Kultur, darunter Mark Twain und Lewis Carroll, der Autor von „Alice im Wunderland".

## Was haben die frühen Parapsychologen herausgefunden?

Was haben die Forschungsarbeiten der Society for Psychical Research nun ergeben? Ist es gelungen, telepathische Fähigkeiten nachzuweisen oder gar ein Jenseits? Haben sie Kontakt zu Toten aufnehmen können?

Mit Sicherheit haben sie nichts entdeckt, was allgemeine Anerkennung gefunden hätte. Die Naturalisten haben sich keinen Millimeter auf sie zubewegt. Für sie bleibt gültig, was damals der Biologe Thomas Henry Huxley (1825–1895), bekannt als „Darwins Bulldogge", gesagt hat: Für ihn standen wissenschaftliche und übernatürliche Erklärungen in unvereinbarem Gegensatz. Als Agnostiker hielt er Gott für unerkennbar. Für die Anerkennung übernatürlicher Wirkungen setzte er die Maßstäbe so hoch, dass keine derartige Behauptung seinen Ansprüchen genügen konnte.

Die Parapsychologen der SPR selbst sahen das anders. Wohl die meisten von ihnen waren überzeugt, dass ihre Forschung Telepathie als natürliche Tatsache nachgewiesen habe. Was die Medien anging, hielten sie zwar die meisten für Betrüger, aber eben nicht alle. Als unwiderlegt galten ihnen insbesondere Daniel Dunglas Home und Leonora Piper – die selbst stets offen gelassen hat, ob ihre außergewöhnlichen Fähigkeiten von Kontakt zu Geistern herrührten oder andere Ursachen hatten.

Nicht alle Medien, die des Betrugs überführt wurden, waren von Anfang an Betrüger gewesen. Von den Fox Sisters beispielsweise nahmen viele Parapsychologen an, dass sie als echte Medien begonnen hatten: Als Kinder hatten sie durch übersinnliche Kontakte den Ort ausfindig gemacht, an dem die Leiche eines ermordeten Straßenhändlers verscharrt war.

Doch von da an waren sie einem ungeheuren Erwartungsdruck ausgesetzt und sollten ihre paranormalen Fähigkeiten immer wieder vor Publikum beweisen. In dieser Situation fehlte ihnen der Mut zuzugeben, dass ihre Fähigkeiten nicht von Dauer waren. So endeten sie als Betrügerinnen.

Doch wie steht es um das Weiterleben nach dem Tod? Konnten die Parapsychologen hier zu Erkenntnissen gelangen, die wenigstens in ihren Kreisen überzeugten?

Einer, der glaubte, Belege für ein Weiterleben nach dem Tod gefunden zu haben, war der englische Philosoph und Altphilologe Frederic W. H. Myers (1843–1901). Von ihm erschien 1903 posthum „Human personality and its survival of bodily death", zu Deutsch etwa: „Die menschliche Persönlichkeit und ihr Überleben des körperlichen Todes", ein Standardwerk der Parapsychologie. Es diente noch ein Jahrhundert später den Autoren von „Irreducible Mind" als wichtigster Bezugspunkt.

Die Grundsätze, an denen sich Myers bei seinen Forschungen orientierte, sind auch heute noch typisch für diejenigen Parapsychologen, die sich mit dem Jenseits beschäftigen. Daher seien sie hier kurz dargestellt.

### Wie untersuchte Myers die Frage nach dem Jenseits?

Myers war vor allem an der Frage interessiert, ob es ein Weiterleben der Seele nach dem Tod gebe. Er fand sich nicht damit ab, dass diese Frage der religiösen Sphäre zugeordnet wird. Seine eigene Religion, das Christentum, hatte er verworfen, weil sich der christliche Glaube nicht zufriedenstellend rational begründen lasse. Eine so wichtige Frage wie die nach dem ewigen Leben sei bei den Verkündern unbegründeter religiöser Dogmen schlecht aufgehoben. Stattdessen müsse diese Frage mit den besten bekannten Erkenntnismethoden untersucht werden, und das seien die wissenschaftlichen.

Obwohl für Wunder-Erzählungen aufgeschlossen, hielt Myers sich nicht für wundergläubig, weil er das Konzept von Wundern als Ausnahmen von den Naturgesetzen ablehnte. Alle Phänomene, so Myers, ereignen sich in Übereinstimmung mit den Gesetzen des Universums. Nur stehen einige Phänomene in Widerspruch mit der Vorstellung, die wir uns heute über die Natur machen. Sie seien deshalb nicht übernatürlich, sondern „übernormal" (supernormal).

Myers legte also Wert auf eine wissenschaftliche Untersuchung der Fragen nach Seele und Jenseits. Andererseits lehnte er es aber auch ab, an solche Untersuchungen unerfüllbare Forderungen zu stellen, nur weil der Forschungsgegenstand unter Wissenschaftlern auf Ablehnung stoße. Wie in jeder anderen Forschungsdisziplin, so müsse man auch in der Parapsychologie die Methoden entwickeln und anwenden, die dem Gegenstand angemessen und deshalb zielführend seien. Sonst sei das Unternehmen aussichtslos: „Wer eine Reise nur antritt, wenn auf allen Reisewegen elektrische Beleuchtung garantiert ist, wird Zentralafrika niemals erreichen." Myers verwendete diese Analogie in einer Zeit, in der elektrische Straßenbeleuchtung weltweit noch alles andere als selbstverständlich war.

Metaphysische Spekulationen und kirchliche Dogmen verwarf Myers als unwissenschaftlich. Stattdessen verlegte er sich auf die Sammlung und Untersuchung von außergewöhnlichen Erlebnissen. Ein wichtiger Anhaltspunkt war für ihn, wenn Einzelheiten, die Menschen in Visionen sahen, nachprüfbar mit der Realität übereinstimmten.

In „Human personality" will Myers zunächst zeigen, wozu die menschliche Psyche fähig ist. Deshalb untersucht er auch unumstrittene Zustände wie Hysterie, Hypnose oder die außergewöhnlichen Fähigkeiten genialer Menschen. Schritt für Schritt gelangt er so zu Phänomenen, die sich mit unserem naturwissenschaftlichen Verständnis kaum noch vereinbaren lassen. Dabei macht er auch vor Wunderberichten nicht halt. Diese deutet er zwar nicht innerhalb der Glaubenssysteme, in denen sie vorkommen. Aber er tut sie auch nicht als unmöglich und unbewiesen ab, sondern fasst sie als Herausforderungen an das materialistische Weltbild auf.

Es lässt sich denken, dass Myers von naturalistischer Seite heftig bekämpft wurde. Dabei schreckten seine Gegner auch vor persönlichen Diffamierungen nicht zurück. So rankten sich bald üble Spekulationen um seine verliebte Schwärmerei für Annie Eliza, die Frau seines Cousins, die 1876 Suizid beging.

Dass Myers seine romantischen Gefühle für Annie ein Leben lang pflegte, rächte sich, als nach seinem Tod sein Hauptwerk „Human Personality" veröffentlicht werden sollte. Denn die Beweise für ein Leben nach dem Tod, die Myers für die stärksten hielt, waren in seinen eigenen spiritistischen Sitzungen enthalten: Immer wieder hatte das Medium Rosina Thompson für ihn seine geliebte Annie heraufbeschworen. Doch die Veröffentlichung dieser Dokumente wurde von seiner Witwe verhindert: Sie konnte Myers nicht verzeihen, dass er sie ein Eheleben lang heimlich an einem unerreichbaren, jung verstorbenen – und deshalb ewig jung gebliebenen – Idol gemessen hatte.

## Wofür steht die Parapsychologie heute?

Auch heute noch ist die Parapsychologie unter den etablierten Wissenschaftlern schlecht angesehen – und auch heute noch haben fast alle Parapsychologen einen wissenschaftlichen Hintergrund und arbeiten an Universitäten und anderen Forschungseinrichtungen.

Was Parapsychologen von anderen Wissenschaftlern unterscheidet, ist weniger ihre Qualifikation oder ihre Vorgehensweise als der Gegenstand, mit dem sie sich beschäftigen. Welcher etablierte Wissenschaftler würde beispielsweise untersuchen, ob Hunde über eine Fernwahrnehmung verfügen, die mit den heute bekannten Gesetzen der Physik unvereinbar ist? Mancher Hundehalter würde sich vielleicht über solche Untersuchungen freuen, weil er sich schon lange fragt: Wie kann es sein, dass unser Hund regelmäßig eine Viertelstunde vor der Ankunft meiner Frau unruhig wird, egal zu welcher Tageszeit das ist? Und das auch dann, wenn sie zu diesem Zeitpunkt noch viele Kilometer weit entfernt auf der Autobahn unterwegs bin?

Para-Wissenschaftler nehmen solche Behauptungen ernst und versuchen, ihnen auf den Grund zu gehen. Sie untersuchen, ob manche Menschen tatsächlich spüren, dass sie von hinten angestarrt werden, ob sie mit übersinnlicher Wahrnehmung Zeit und Raum überwinden können oder ob sie Materie durch geistige Fernwirkung beeinflussen können. Sie möchten wissen, ob es medizinisch unerklärliche Heilungen gibt, ob sich manche Verstorbene ihren Hinterbliebenen mitteilen und ob tatsächlich manche Uhren in dem Moment stillstehen, in dem ihre Besitzerin oder ihr Besitzer stirbt.

Das bedeutet freilich nicht, dass alle Para-Wissenschaftler solche Phänomene für bewiesene Tatsachen hielten. Doch schließen sie diese Möglichkeit nicht von vornherein aus, sondern untersuchen sie mit – so jedenfalls ihr eigener Anspruch – wissenschaftlichen Methoden.

Aber tun das anerkannte Wissenschaftlerinnen und Wissenschaftler nicht auch? Haben wir nicht zu Beginn dieses Kapitels ein Beispiel kennen gelernt: die „Gesellschaft zur wissenschaftlichen Untersuchung von Parawissenschaften" (GWUP), die parapsychologische Behauptungen unter Laborbedingungen untersucht?

## Gibt es Schnittstellen zwischen der anerkannten und der Para-Wissenschaft?

In der Tat gibt es auch etablierte Wissenschaftler, die sich ernsthaft mit parapsychologischen Behauptungen auseinandersetzen. Ob die GWUP dafür das geeignete Beispiel ist, mag dahingestellt sein. Edgar Wunder, selbst lange in der GWUP aktiv, warf der Gesellschaft Unsachlichkeit und weltanschauliche Voreingenommenheit vor. Sollte er Recht haben, so träfe vielleicht auf sie das Wort von William James zu: „Nichts führt bei der Erforschung der Natur so sehr in die Irre wie der feste Glaube, dass bestimmte Arten von Phänomenen unmöglich seien."

Michael Nahm, mit dem wir uns oben im Zusammenhang mit Darwins Evolutionstheorie beschäftigt haben, zählt weitere Skeptiker-Organisationen auf, die er für voreingenommen hält, darunter das Committee for the Scientific Investigation of Claims of the Paranormal (CSICOP), The Skeptics Society sowie das Committee for the Public Understanding of Science (COPUS).

Mitglieder dieser Gesellschaften, so Nahm, hätten gar nicht die Absicht, sich ernsthaft mit der parapsychologischen Forschung auseinanderzusetzen. Ein prominenter Insider und Mitbegründer des CSICOP, der Soziologe Narcello Truzzi (1935–2003), habe deshalb diese einflussreiche Skeptiker-Organisation unter Protest verlassen und ihr vorgeworfen, sie begehe Verrat an ihren eigenen Idealen und sei unfähig, ihre eigene Meinung zu hinterfragen.

Diesen Vorwurf wollen sich die Wissenschaftler der Gesellschaft für Anomalistik (GfA) nicht machen lassen, der sich auch der GWUP-Kritiker Edgar Wunder angeschlossen hat. Sie rechnen mit Phänomenen – „Anomalien" –, die sich unserem gegenwärtigen Verstehen entziehen, und treten für einen sachlichen Dialog zwischen Vertretern und Kritikern der Parawissenschaft ein. Eine ähnliche Position vertritt im englischen Sprachraum das 1981 von Truzzi gegründete Center for Scientific Anomalies Research (CSAR).

Zwei weitere Institute, die den Dialog mit Menschen suchen, die außergewöhnliche Erfahrenen gemacht haben, sind das Institut für Grenzgebiete der Psychologie und Psychohygiene (IGPP) und die Parapsychologische Beratungsstelle, beide mit Sitz in Freiburg. Sie beanspruchen, jeden Einzelfall sorgfältig zu prüfen, um mögliche Täuschungen auszuschließen, stehen aber der Parapsychologie grundsätzlich aufgeschlossen gegenüber.

Das Gesamtbild ist also weniger polarisiert, als es auf den ersten Blick scheinen mag. Sicherlich, es gibt etablierte Wissenschaftler, die parapsychologische Themen als unseriös verwerfen. Aber andere treten mit der Parapsychologie in Kontakt – und sei es nur, um deren Behauptungen widerlegen zu können. Wieder andere sind Grenzgänger zwischen beiden Bereichen: Die einen riskieren ihre Reputation als seriös anerkannte Wissenschaftler, weil sie es sich nicht nehmen lassen wollen, sich mit Para-Phänomenen zu befassen; die anderen suchen für parawissenschaftliche Phänomene naturwissenschaftliche Erklärungen, beispielsweise aus der Quantenmechanik, und machen sich neben ihrer Para-Wissenschaft in anerkannten Wissenschaften einen Namen.

Doch um die Verwirrung vollständig zu machen: Auch die damalige Sowjetunion ließ Psi-Phänomene untersuchen, um sie militärisch nutzbar zu machen. Die beteiligten Wissenschaftler durften Psi freilich nur im Rahmen der marxistischen Ideologie als bisher unbekannte physikalische Energie deuten. Ähnliche Ziele verfolgte auch die US-Armee mit parapsychologischen Untersuchungen von 1987 bis 1995, seit 1991 unter dem Namen „Stargate“.

Es gibt anerkannte Wissenschaftsdisziplinen, die Methoden aus der Para-Forschung übernommen haben, beispielsweise in der Statistik. Und es gibt Parapsychologen, denen Betrug nachgewiesen wurde. Auf der anderen Seite berichtet der Parapsychologe Etzel Cardeña (*1957) aber auch von Wissenschaftlern, die ihm unter dem Siegel der Verschwiegenheit persönliche Psi-Erfahrungen anvertraut haben, zu denen sie sich niemals öffentlich bekennen würden.

### Unterdrücken Naturwissenschaftler persönliche Erfahrungen, die nicht in ihr Weltbild passen?

Dass Naturwissenschaftler persönliche Erfahrungen verschweigen, die ihrer Reputation schaden könnten, scheint nicht nur Cardeña zu erfahren:

- Penny Sartori, Forscherin zu Nahtoderfahrungen mit langjähriger Erfahrung als Krankenschwester auf der Intensivstation, berichtet, dass ihr mehrere Ärzte eigene Nahtoderfahrungen mitgeteilt haben. Das taten sie jedoch erst nach jahrelanger Zusammenarbeit. Die meisten spielten die Bedeutung ihres Erlebnisses herunter und legten größten Wert darauf, dass außer Sartori niemand davon erfahre.
- Rajiv Parti hat sich als Anästhesist nie für die Berichte seiner Patienten über Außerkörperlichkeits-Erfahrungen interessiert, bis er selbst ein solches Erlebnis hatte – mit dem er dann seinerseits bei seinem Anästhesisten auf taube Ohren stieß.

Den folgenden Fall berichtet der nahtoderfahrene Neurochirurg Eben Alexander (*1953) in „Living in a mindful universe“ (2017):

2014 fand Alexander in der Oktober-Ausgabe des Wissenschafts-Magazins „Scientific American“ eine interessante Kolumne des Parapsychologie-Kritikers Michael Shermer (*1954). Darin schilderte Shermer ein erstaunliches Ereignis aus seinem Leben: Seine Frau hatte vor der Hochzeit bedauert, dass ihr verstorbener Großvater ihren Hochzeitstag nicht mehr erleben könne. Als dieser Tag gekommen war, spielte stundenlang in ihrem Schlafzimmer ein kaputtes Radio ihres Großvaters, das Shermer zuvor vergeblich versucht hatte zu reparieren. Seine zu Tränen gerührte Frau glaubte darin ein Zeichen ihres Großvaters zu erkennen. Am nächsten Morgen hörte das Radio auf zu spielen und konnte durch nichts wieder zum Laufen gebracht werden. Shermer schloss seine Kolumne mit dem Appell, Wissenschaft müsse einen solchen Fall offen lassen, solange sie keine Lösung habe.

Für Shermer, Herausgeber des Magazins „Skeptic“, war das ein erstaunlicher Schritt auf die Transzendenz-Gläubigen zu. Doch als er später von Alexander darauf angesprochen wurde, nahm er diese Offenheit wieder zurück. Nun wollte er für das mysteriöse Ereignis nur noch eine rationale Erklärung gelten lassen, auch wenn er keine hatte. Hunderte, schreibt Alexander, hätten ihm bereits ähnliche Geschichten erzählt.

Angesichts solcher Berichte stellen sich Fragen: Wenn sich das naturalistische Weltbild nur um den Preis der Realitätsverweigerung aufrechterhalten lässt – was ist dann an diesem Weltbild eigentlich noch wissenschaftlich? Wenn Wissenschaftler Erfahrungen unterschlagen müssen, um ihr Weltbild aufrechtzuerhalten – gaukeln sie uns dann nicht etwas vor, von dem sie wissen, dass es so nicht stimmen kann?

Doch zurück zu den Para-Wissenschaften. Vereinfacht gesagt, lassen sich bei ihnen zwei Vorgehensweisen unterscheiden: Die einen beschäftigen sich mit Berichten über unerklärliche Phänomene. Die anderen versuchen, derartige Phänomene unter Laborbedingungen nachzuweisen. Beginnen wir mit den Berichten über unerklärliche Phänomene.

## Was ist von Berichten über unerklärliche Phänomene zu halten?

Derartige Anekdoten gibt es seit Menschengedenken. Dass sie Unbehagen auslösen, ist nur zu verständlich. Denn oft haben solche Geschichten Angst und Verwirrung ausgelöst, vielen Menschen wurden sie zum Verhängnis. Man denke nur an die Zeiten der Hexenverfolgung. Auch heute noch werden in Afrika Frauen gelyncht, weil ihnen magische Kräfte zugeschrieben werden. Vorsicht ist also sehr wohl geboten, wenn es um Berichte über unerklärliche Phänomene geht.

An dieser Stelle kommen wir erneut zurück auf die Society for Psychical Research, deren Ursprünge im 19. Jahrhundert wir bereits betrachtet haben. Denn sie hat zahlreiche Berichte über unerklärliche Phänomene gesammelt, geprüft, dokumentiert und in ihren „Proceedings" veröffentlicht. Aus diesem Fundus hat auch Myers in „Human Personality" geschöpft.

Bevor wir erörtern, was von solchen Geschichten zu halten ist, seien hier drei Beispiele kurz nacherzählt, die alle auch bei Myers auftauchen.

### Beispiel 1: Der Geist einer Mutter erscheint am Bett ihrer sterbenden Tochter

1880 ist Lady Waldegrave zu Besuch bei Mrs. Pole-Carew in dem südwestenglischen Ort Antony, wo ihr Hausmädchen Helen Alexander schwer an Typhus erkrankt. Betreut wird Alexander von der Krankenschwester Frances Reddell. Am Morgen um vier Uhr läutet es an der Haustüre. Reddell sieht durch die geöffnete Tür eine Person eintreten und fühlt sofort mit Gewissheit, dass es sich um die Mutter der Patientin handelt. Beide begeben sich an Alexanders Krankenbett, wo Reddell eine Medizin verabreicht. Als sie sich umdreht, ist Alexanders Mutter verschwunden. Keine zwei Stunden später stirbt Helen Alexander. Als nach zwei Tagen die Eltern und eine Schwester der Verstorbenen eintreffen, erkennt Reddell die Mutter wieder, die sie vor der Vision am Sterbebett noch nie gesehen hatte.

### Beispiel 2: Erscheinungen eines verstorbenen Mädchens

Palladia ist ein russisches Mädchen aus wohlhabenden Verhältnissen. Ihr Vater starb einen Monat vor ihrer Geburt. In einem verzweifelten Gelübde bestimmte deshalb ihre Mutter, dass ihr gemeinsames Kind sein Leben im Kloster verbringen solle. Als das Mädchen zwei Jahre alt war, starb seine Mutter, und das Kind wurde in ein Moskauer Kloster aufgenommen, dem seine Tante vorstand. E. Mamtchich, der den Bericht über sie verfasst hat, lernte sie im Sommer 1873 als Heranwachsende in Odessa kennen, wo sie sich wegen einer ärztlichen Behandlung aufhielt, begleitet von ihrer Schwester. Am 27. August starb sie wegen eines Aneurysmas im Alter von 15 Jahren. Als Mamtchich 1875 zum ersten Mal an einer spiritistischen Sitzung teilnahm, wurde ihm der Name Palladia angezeigt. Ihre Botschaft lautete: „Richte den Engel wieder auf, er fällt.“ Als er daraufhin Palladias Grab aufsuchte, stellt er fest, dass die dort errichtete Engel-Statue sich geneigt hatte. Seitdem, so Mamtchich, erscheine ihm Palladia häufig, jedoch stets unerwartet und nie, wenn er selbst sie sehen wolle.

### Beispiel 3: Eine Erscheinung gibt sich durch ein Zeichen zu erkennen

Das dritte Beispiel wurde 1888 der amerikanischen Society for Psychical Research in Boston von einem F. G. zugesandt. F. G. hatte 1867 eine Erscheinung seiner verstorbenen Schwester, von der er im Familienkreis berichtete. Als er einen roten Kratzer auf der rechten Gesichtshälfte der Erscheinung beschrieb, verlor seine Mutter die Fassung: Diesen Kratzer habe sie versehentlich dem Leichnam ihrer Tochter zugefügt und anschließend mit Puder und anderen Mitteln unkenntlich gemacht, ohne dass irgendjemand außer ihr davon erfahren habe. Die Erscheinung müsse deshalb tatsächlich ihre Tochter sein. Als die Mutter wenige Wochen später starb, war sie voller Zuversicht, dass sie ihre Tochter in einer besseren Welt wiedersehen werde.

Solche Erzählungen gibt es viele, und das nicht nur in den historischen „Proceedings“. Beispiele aus neuerer Zeit berichtet beispielsweise der Para-Forscher Walter von Lucadou in seinem 2012 erschienenen Titel „Die Geister, die mich riefen“. Ein Fall hat sich in seiner eigenen Familie ereignet:

Seine Frau spürte mit Gewissheit, dass ihrer Tochter etwas zugestoßen sei, obwohl diese sich tausende Kilometer entfernt in Australien aufhielt. Die Nachricht, dass die Tochter einen schweren Unfall erlitten habe, erreichte die Eltern erst am nächsten Tag.

Weil solche Berichte sich im Nachhinein nicht überprüfen lassen, können sie von Wissenschaftlern leicht als irrelevant aussortiert werden. Aber stellen Sie sich vor, ein Freund, dem Sie vertrauen, hat eine solche Geschichte selbst erlebt: Möchten Sie für ihn jemand sein, bei dem er sich lächerlich machen würde, wenn er Ihnen davon erzählte? Und wenn Ihr Freund Ihnen davon erzählt: Möchten Sie dann eine Weltanschauung haben, die jede übernatürliche Deutung von vornherein ausschließt, so dass Sie seiner persönlichen Haltung nur mit einer Ablehnung begegnen können, die sich durch nichts erschüttern lässt?

Viele der Berichte, die von der Society for Psychical Research gesammelt wurden, legen die Annahme eines Lebens nach dem Tod nahe, wenn auch andere Deutungen nicht mit Sicherheit ausgeschlossen werden können. Hospiz-Mitarbeiterinnen berichten auch heute immer wieder Vergleichbares. Beispielsweise über Visionen, in denen Sterbende mit einer Person sprechen, die von anderen nicht wahrgenommen werden kann. Dass es sich um Halluzinationen handeln könnte, lässt sich freilich nicht ausschließen. Wenn allerdings – was selten geschieht – mehrere Anwesende im Sterbezimmer augenscheinlich dieselbe Vision mit der Sterbenden und miteinander teilen: Dann wird eine Erklärung schwieriger. Solche Erfahrungen werden unter dem Namen „Shared Death Experiences" untersucht, beispielsweise von Raymond A. Moody (*1944), einem Pionier der Nahtod-Forschung. Schwer erklärbar ist auch, was immer wieder von sterbenden Dementen berichtet wird: dass sie kurz vor ihrem Tod plötzlich eine geistige Klarheit zeigen, mit der niemand mehr rechnen konnte.

Wie geht ein Skeptiker mit solchen Berichten um? Para-Skeptiker Douglas M. Stokes erläutert das am Beispiel eines erstaunlichen Wahrsage-Traums aus der Sammlung der Botanikerin und Parapsychologin Louisa Rhine (1891–1983).

### Beispiel 4: Vision eines kommenden Unfalls

Ein Bezirksleiter eines Blech-Herstellers träumte, einer der Kräne seines Unternehmens sei umgestürzt. Der Kranführer sei aus dem Kran gesprungen, darauf sei der Kran auf ihn gestürzt, ohne dass zu erkennen war, ob der Arbeiter verletzt worden sei. Im Traum nahm er die Einzelheiten der Szenerie genau wahr. Als er am nächsten Tag den Standort aufsuchte, fand er in der Realität alles exakt so vor, wie er es zuvor geträumt hatte. Der Kranführer war unverletzt geblieben. Zwei Stunden nachdem er von dem Unfall geträumt hatte, hatte er sich genau so ereignet.

Stokes hält diese Geschichte für nicht aussagekräftig, und das aus mehreren Gründen:

- Der Bezirksleiter könnte seinen Traum nachträglich ausgeschmückt haben.
- Seine Erinnerung könnte ihn täuschen.
- Möglicherweise hat er von dem Ereignis erst geträumt, nachdem er davon erfahren hatte.
- Vielleicht hat er sich ständig Sorgen wegen der Unfallgefahr gemacht und in den meisten Nächten etwas Derartiges geträumt.
- Vielleicht ahnte er unbewusst, dass der Kranführer Alkoholiker war.
- Er könnte seine Geschichte frei erfunden haben.

All diese Unsicherheiten lassen sich nicht leugnen. Aber folgt daraus, dass man alle derartigen Geschichten als unglaubwürdig verwerfen muss? Oder muss es der Entscheidung des Einzelnen überlassen bleiben, wie er mit einem derartigen Bericht umgeht, wenn er damit konfrontiert wird?

Einen Bericht über ein außergewöhnliches Ereignis zu lesen, ist eine Sache – einem Menschen Auge in Auge gegenüberzusitzen, der über eine eigene derartige Erfahrung berichtet, eine andere. Nahtod-Forscherinnen und -forscher wie Elisabeth Kübler-Ross, Raymond A. Moody, Penny Sartori und Kenneth Ring haben mit zahlreichen Menschen persönlich gesprochen, die ihnen beteuerten, an der Schwelle zu einem jenseitigen Leben gestanden zu sein. Viele von ihnen haben konkrete Anhaltspunkte geliefert, warum ihre Erfahrungen einen realen Gehalt haben müssen. Diese Begegnungen waren für die Forscher so glaubwürdig, dass sie nicht mehr ernsthaft an der Realität solcher Erfahrungen zweifeln konnten. Bruce Greyson (*1946) begegnete als junger Psychiater einer Patientin, die sein Leben veränderte: Als sie nach ihrem Suizid-Versuch aus einer langen Bewusstlosigkeit erwachte, schilderte sie ihm detailliert, was er am Vortag gesagt und getan hatte. Dabei war sie damals bewusstlos in einem anderen Raum gelegen. Dieses Erlebnis erschütterte ihn so sehr, dass er seine naturalistische Position aufgab und zu einem der wichtigsten Nahtod-Forscher weltweit wurde.

Aber solche Schlüsselerlebnisse sind nicht übertragbar: Greyson kann auf Youtube von seiner Erfahrung berichten. Aber ob Sie ihm glauben, ist eine andere Sache.

Ein Moment der Unsicherheit lässt sich nun mal bei persönlichen Berichten über einmalige Ereignisse nicht ausräumen. Daher verzichten manche Parapsychologen auf solche Berichte und versuchen stattdessen, Psi-Phänomene unter Laborbedingungen wissenschaftlich zu erfassen.

## Lassen sich Psi-Phänomene im Labor nachweisen?

Wie laufen Versuche zum Nachweis des Psi-Faktors ab? Grob vereinfacht, kann man sich beispielsweise Versuche zum Nachweis von Gedankenübertragung ungefähr so vorstellen: Eine Person A sitzt in einem Raum A, eine Person B in einem für A unzugänglichen Raum B. Person A muss nun raten, welche von fünf Karten mit unterschiedlichen Motiven Person B wählt. Wenn Person A so häufig richtig rät, dass reine Zufallstreffer statistisch nicht mehr ernsthaft in Betracht kommen: Dann werten Parapsychologen dies als Indiz für eine Gedankenübertragung, die innerhalb des heutigen wissenschaftlichen Weltbilds nicht erklärbar ist.

Gibt es inzwischen aussagekräftige parapsychologische Laborstudien, die nach diesem oder einem ähnlichen Muster durchgeführt wurden, und wurden sie durch Folgestudien bestätigt?

Viele Parapsychologen würden mit Ja antworten. Nach ihrer Überzeugung gibt es etliche Untersuchungen, die unter Laborbedingungen durchgeführt wurden und die beispielsweise telepathische Fähigkeiten mit nahezu hundertprozentiger Sicherheit nachweisen. Ein Überblick über Ergebnisse parapsychologischer Labor- und Feldstudien findet sich in dem bereits erwähnten Standardwerk „Parapsychology. A Handbook for the 21st Century" (2015, Kapitel 15 bis 26).

In demselben Handbuch kommt auch der Gegner der Parapsychologie ausführlich zu Wort, den ich oben zitiert habe, mit der Geschichte vom umstürzenden Kran: der Ex-Parapsychologe Stokes. Der ehemalige Mitherausgeber des „Journal of Parapsychology" bestreitet die Aussagekraft parapsychologischer Laborstudien, nachdem er vier Jahrzehnte lang selbst daran mitgewirkt hat. Teils seien die positiven Ergebnisse dieser Studien auf methodische Fehler zurückzuführen, teils auf Betrug.

Nun könnten Parapsychologen einwenden, dass ihre Disziplin über funktionierende Kontrollmechanismen verfüge. Schließlich seien es meist die Parapsychologen selbst, die Betrüger in ihren eigenen Reihen überführten. Aber das bestreitet Stokes gar nicht. Er hält die meisten Para-Wissenschaftler für aufrichtig. Betrug komme unter ihnen nicht häufiger vor als unter anderen Wissenschaftlern auch. Nur müsse man eben in beiden Welten generell von einem gewissen Ausmaß an Betrug ausgehen. Und wenn man das berücksichtige, bleibe im Fall der Parapsychologie nichts übrig, was die Annahme eines Psi-Faktors rechtfertige.

Die Skepsis von Stokes gegenüber Psi-Phänomenen basiert also nicht etwa auf der Aufdeckung neuer Betrugsfälle in der Parapsychologie selbst, sondern auf einem gesunkenen Respekt vor Wissenschaftlern generell. Dass diese stets nur die Wahrheit herausfinden wollen, egal wie sich das auf ihre Karriereaussichten auswirkt: Daran möchte Stokes nicht mehr glauben. Er verweist beispielsweise auf Untersuchungen, nach denen in der biomedizinischen Forschung eine Betrugsrate von 9 Prozent noch vorsichtig geschätzt sei. In der Psychologie arbeiteten etwa 10 Prozent der Forscher auf Basis falscher Daten. Dies erkläre möglicherweise, warum in der Psychologie so häufig Studienergebnisse durch Folgestudien nicht bestätigt würden, dass Studien in der Psychologie im Grunde keine Aussagekraft haben. Er zitiert eine Arbeit, nach der in der Psychologie 95 Prozent aller publizierten Studienergebnisse wertlos seien.

Mir kommen in diesem Zusammenhang die 2019 häufig zitierten Studien in den Sinn, nach denen Frauen, die sich für eine Abtreibung entscheiden, mit keinen gravierenden seelischen Folgen rechnen müssen. Sollte es wirklich möglich sein, dies mit Sicherheit festzustellen? Woher sollen wir wissen, ob Frauen Gefühle, die sie vielleicht vor anderen, vielleicht sogar vor sich selbst verbergen, ausgerechnet Wissenschaftlerinnen und Wissenschaftlern im Rahmen einer Studie anvertrauen? Ich halte das Thema für so sensibel, dass ich mir nicht vorstellen kann, dass es sich auf diese Weise einfangen lässt.

Was nun die Parapsychologie angeht, so war Stokes bereits 1974 an der Aufdeckung eines ihrer peinlichsten Skandale beteiligt. Walter J. Levy Jr., damals Leiter des J. B. Rhine's Institute for Parapsychology in Durham, North Carolina, wollte zeigen, dass Küken im Embryonalstadium für den Psi-Faktor empfänglich sind. Dazu testete er zahlreiche Küken noch in ihren Eiern auf ihre Fähigkeit, das Eintreffen von Licht und Wärme im Voraus zu spüren. Je länger sich die Tests hinzogen, desto robuster bestätigten die Ergebnisse Levys These – bis argwöhnisch gewordene Mitarbeiter an den Eiern einen verräterischen Geruch feststellten: Die spektakulären Ergebnisse waren von bereits verstorbenen Küken erzielt worden.

Insgesamt jedoch geht Stokes davon aus, dass der Anteil an betrügerisch und unsorgfältig arbeitenden Forschern in den Parawissenschaften nicht höher ist als in den anerkannten Wissenschaften auch. Doch bereits ein solcher Anteil genüge, um diejenigen unter den Studienergebnissen zu erklären, die für die Existenz eines Psi-Faktors zu sprechen scheinen.

Zumal, wenn man die methodologischen Schwächen mitbedenkt, die Stokes während seiner Zeit in den Parawissenschaften beobachten konnte.

Aus ähnlichen Gründen hat sich auch Susan Blackmore, Erforscherin außergewöhnlicher Erfahrungen, von der Parapsychologie abgewandt. Einer der bekanntesten Verteidiger parapsychologischer Laborstudien ist Dean Radin (*1952).

Die Parapsychologische Beratungsstelle in Freiburg stellt auf ihrer Homepage parapsychologische Laborstudien als aussagekräftig dar. Auch unter rigiden Kontrollbedingungen entstünden statistisch signifikante Anomalien. Außersinnliche Wahrnehmung und Psychokinese – also die Bewegung von Gegenständen allein durch geistige Kraft – seien inzwischen unter Laborbedingungen statistisch-experimentell nachgewiesen. Es handle sich um allgemein verbreitete Phänomene. Psi trete jedoch nur sporadisch und unvorhersehbar auf. Willentlich sei es nicht steuerbar.

Willentlich nicht steuerbar: Ob das die Erklärung ist für die negativen Ergebnisse der mit 10.000 Euro dotierten Psi-Tests der Gesellschaft zur wissenschaftlichen Untersuchung von Parawissenschaften?

Offenbar lassen die vorhandenen Laborergebnisse Spielraum für unterschiedliche Deutungen. Einen persönlichen Deutungsversuch möchte ich nun vorstellen.

## Woran könnte es liegen, wenn der Psi-Faktor sich im Labor nicht nachweisen lässt?

Nehmen wir für einen Moment die Möglichkeit ernst, dass parapsychologische Phänomene von geistigen Mächten verursacht sein könnten, die uns überlegen sind. Und sei es nur, um diese Möglichkeit prüfen zu können.

Sobald wir mit geistigen Mächten zu tun haben, die uns überlegen sind, werden Experimente auf einen Schlag wertlos. Denn unsere Experimente setzen voraus, dass *wir Menschen* die einzigen Beteiligten sind, die begreifen, was vor sich geht. Diese Voraussetzung ist aber nicht erfüllt, wenn die Mächte, die wir untersuchen wollen, uns geistig überlegen sind, unsere Versuchsaufbauten also durchschauen.

Eine Labormaus ist für viele Experimente geeignet – so bedauerlich dies aus Gründen des Tierschutzes auch ist. Denn einer Maus ist es egal, worauf der Wissenschaftler hinaus will, der sie ins Labyrinth schickt. Seine Versuchsziele sind für sie irrelevant, sie will zu ihrem Käse.

Bei uns überlegenen geistigen Mächten ist das anders. Sie wuseln nicht brav durch unsere installierten Labyrinthe, sobald wir die Klappe fallen lassen. Sie zeigen sich, wann sie es wollen, und wem sie wollen. Warum aber sollten sie sich ausgerechnet Wissenschaftlerinnen und Wissenschaftlern zeigen, die ihnen ihren Willen aufzwingen wollen? Forschern, die sie behandeln, als wären sie Labormäuse, als wären sie beherrschbare Objekte der Erkenntnis, nicht selbst Subjekte, nicht selbst Erkennende?

Aus diesem Grund erscheint mir zweifelhaft, ob sich parapsychologische Phänomene als Gegenstände herkömmlicher Wissenschaft eignen. Wer sie so behandelt: Setzt der nicht bereits voraus, was er beweisen möchte – dass keine uns überlegenen geistigen Mächte an diesen Phänomenen beteiligt sind? Es mag ja sein, dass es tatsächlich so ist. Aber sobald wir das in unserem Beweis voraussetzen, können wir es nicht mehr beweisen.

Dieser Einwand richtet sich freilich nicht nur gegen die Gegner der Parapsychologie, sondern auch gegen die Parapsychologie selbst. Denn immerhin beanspruchen Parapsychologen, ihre Phänomene mit denselben wissenschaftlichen Methoden zu erforschen wie anerkannte Wissenschaftlerinnen und Wissenschaftlern die ihren.

Aber vielleicht habe ich Unrecht: Vielleicht sind die Ergebnisse parapsychologischer Labor- und Feldstudien doch aussagekräftiger, als Susan Blackmore, Douglas M. Stokes und andere Kritiker meinen. Michael Nahm jedenfalls geht nach intensiver Auseinandersetzung mit der parapsychologischen Literatur so weit zu behaupten: „An der Realität parapsychologischer Phänomene kann heute nicht mehr gezweifelt werden." Schauen wir uns an, wie er zu diesem Eindruck kommt.

## Gibt es Studienergebnisse, die für die Realität von Psi-Phänomenen sprechen?

Wer die Ergebnisse parapsychologischer Laborstudien beurteilen möchte, kommt kaum darum herum, sich auch ein wenig mit Wahrscheinlichkeitsrechnung zu beschäftigen. Für die folgende, stark vereinfachte Darstellung genügt so viel:

- Wer mit einem Würfel eine Sechs würfeln will, hat vor dem Wurf eine „Zufallswahrscheinlichkeit" von 1:6 oder (gerundet) 16,67 Prozent.
- Eine hohe Wahrscheinlichkeit kann man mit dem Zufall erklären, eine geringe Wahrscheinlichkeit möglicherweise nicht: Man sagt dann, das Ergebnis ist „statistisch signifikant".
- Laut Nahm gilt in der Wissenschaft im Allgemeinen ein Ergebnis als „statistisch signifikant" ab einer „Zufallswahrscheinlichkeit" von 1:20 oder 5 Prozent. Anders ausgedrückt: Die Wahrscheinlichkeit, dass es sich um Zufall handelt, darf höchstens 5 Prozent betragen. Bei 5 Prozent oder weniger geht man also davon aus, dass das Ergebnis konkrete Ursachen hat.

Natürlich gilt das nicht immer. Sonst müssten ja die Wissenschaftler jedesmal aktiv werden, wenn jemand im Lotto den Hauptgewinn abräumt. Hier beträgt die „Zufallswahrscheinlichkeit":

- knapp 1:140 Millionen
  Man kann auch schreiben: 1:140.000.000
  Oder: 1 zu $14 * 10^7$
  Genauer: 1:139.838.160
  In Prozent sind das: 0,00000072 Prozent

Eine extrem niedrige „Zufallswahrscheinlichkeit" also. Aber weil sich jede Woche mehrere Millionen Menschen am Lotto beteiligen, ist es nicht erstaunlich, dass irgendjemand irgendwann doch mal sechs Richtige plus Zusatzzahl erreicht.

Es genügt also nicht, die Wahrscheinlichkeit eines Ereignisses zu errechnen – es kommt auch auf die Interpretation des Ereignisses an.

Nun zu einigen parapsychologischen Laborstudien:

**Versuche mit Karten**

1934 veröffentlichten Joseph und Louisa Rhine Ergebnisse aus Versuchen mit folgendem Aufbau:

- Person A musste eine Karte mit einem von fünf möglichen Kartenmotiven ziehen.
- Person B musste erraten, welches Motiv Person A gezogen hatte.

Die Wahrscheinlichkeit, richtig zu raten, betrug also 1:5 oder 20 Prozent. Ausgewertet wurden 85.7524 Kartenversuche. Bei einer so hohen Zahl muss die Trefferquote sehr nahe bei 20 Prozent liegen, wenn sie durch den reinen Zufall erklärbar sein soll. Die Trefferquote betrug aber 28,4 Prozent. Das entspricht einer „Zufallswahrscheinlichkeit" von $1:10^{1220}$ (also eins zu einer Eins mit 1220 Nullen).

Nach weiteren Versuchen unter verschärften Bedingungen sank die Trefferquote zwar auf etwa 21,5 Prozent, aber auch dieses Ergebnis ist angesichts der hohen Zahl von über 900.000 Rateversuchen statistisch äußerst signifikant.

Kritiker wandten nun ein, dass diese Ergebnisse möglicherweise nur zustande gekommen seien, weil die Rhines alle nicht erfolgreichen Studien unterschlagen hätten. Das aber hätte bedeutet, dass die Rhines pro veröffentlichter Studie 861 weitere Studien hätten durchführen und

geheimhalten müssen – eine absurde Vorstellung.
Seitdem sind zahlreiche ähnliche Experimente durchgeführt worden, die das Ergebnis der Rhines bestätigten. Besonders erstaunlich sind die Ergebnisse eines Karten-Experiments, das die Psychologin Gertrude Schmeidler 1943 durchführte. Darin schnitt eine Gruppe nicht besser, sondern schlechter ab, als es nach der Zufallsverteilung zu erwarten gewesen wäre. Diese Gruppe unterschied sich von den anderen Teilnehmern dadurch, dass sie von der Nichtexistenz telepathischer Kräfte überzeugt war.

## Weitere Laborversuche

- Von 1966 bis 1972 führten New Yorker Wissenschaftler Versuche durch, um nachzuweisen, dass es möglich ist, einer schlafenden Person auf telepathischem Weg Informationen in ihren Traum einzubauen. Nach 1.270 Einzelsitzungen in 47 Studien errechneten sie eine Zufallswahrscheinlichkeit von $1:22^9$.
- In Ganzfeld-Versuchen soll eine Person A in entspanntem Zustand erraten, welche Bild- oder Filmmotive ihr eine Person B telepathisch sendet. Eine Auswertung von 28 Experimenten im Jahr 1985 ergab eine Zufallswahrscheinlichkeit von $1:10^{10}$.
- Das Gefühl, von hinten angestarrt zu werden, wurde in zahlreichen Experimenten untersucht. Eine Meta-Analyse von 60 Studien mit 33.357 einzelnen Starrversuchen kam auf eine Zufallswahrscheinlichkeit von $1:10^{59}$ (Radin 2006).
- Weitere Laborversuche belegen aus Sicht der Parapsychologen außergewöhnliche Fähigkeiten von sensitiven Personen, beispielsweise Hellsehen, Wahrsagen und Psychokinese.

## Psi bei Tieren

Auch bei Tieren wurde der Psi-Faktor aus parapsychologischer Sicht bereits vielfach nachgewiesen. Tiere ahnen Katastrophen voraus, aber auch erfreuliche Ereignisse wie die Ankunft ihres Frauchens; in freier Wildbahn hat man telepathische Kommunikation zwischen Tieren beobachtet, im Labor führen sie telepathisch übermittelte Aufträge aus und sie beweisen einen Orientierungssinn, der sich nicht immer natürlich erklären lässt.

Gut dokumentiert ist laut Nahm ein Bericht aus dem Jahr 1940 über eine Taube mit der Ringnummer 167, die ihrem Besitzer eng verbunden war, einem 12-jährigen Jungen. Als dieser operiert werden musste, flatterte die Taube nach einer Woche des Nachts vor dem Fenster seines Krankenzimmers. Über eine Entfernung von 112 Kilometern Luftlinie hinweg hatte das Tier den Weg zu ihm gefunden.

## Reaktionen von Skeptikern

Wer aus weltanschaulichen oder anderen Gründen die Möglichkeit von Psi-Phänomenen ausschließen muss, wird sich durch keine Versuchsergebnisse vom Gegenteil überzeugen lassen, ist Nahm überzeugt.

Dass manche Naturwissenschaftler offenbar persönliche Psi-Erfahrungen unterschlagen, haben wir oben bereits gesehen. Hier wollen wir an zwei Beispielen zeigen, wie Para-Skeptiker mit den Ergebnissen parapsychologischer Laborstudien umgehen (Nahm S. 226 und 222).

Als Versuchsergebnisse bekannt wurden, nach denen Menschen spüren können, dass sie von hinten angestarrt werden, reagierten die Skeptiker Robert Baker, David Marks und Richard Wiseman, indem sie eigene Versuchsreihen durchführten in der Absicht, die vorangegangenen Versuche zu widerlegen. Zu ihrem Verdruss erzielten ihre Versuchsreihen jedoch ebenfalls zunächst positive Ergebnisse. Kurzerhand erkannten sie ihre eigenen Versuche nicht an und änderten den Versuchsaufbau so, dass der Vergleich mit den vorangegangenen Experimenten nicht mehr möglich war. Jetzt erst erhielten sie – wenn auch immer noch nicht in jedem Fall – wie gewünscht negative Ergebnisse.

Ein anderes Beispiel lieferte der Skeptiker Ray Hyman. Er forderte nach den ersten Erfolgen des Ganzfeld-Forschers Charles Honorton von diesem zusätzliche Vorsichtsmaßnahmen. Wenn diese Maßnahmen umgesetzt würden und die Ergebnisse immer noch positiv blieben, dann, so Hyman, würde er die Ganzfeld-Forschung anerkennen. Honorton ging darauf ein, sprach die neuen Maßnahmen mit Hyman ab und setzte sie akribisch um. Danach waren die Ergebnisse sogar noch deutlicher positiv als zuvor. Doch Hyman hielt nicht Wort, sondern forderte weitere unabhängige Wiederholungen.

Auf diese Weise könnten Para-Forschende ihr gesamtes Arbeitsleben damit zubringen, Skeptiker am Ende doch nicht zu überzeugen. Aber wir haben auch den umgekehrten Fall kennen gelernt: Douglas M. Stokes hat Jahrzehnte in der parapsychologischen Forschung zugebracht, um sie schließlich für irrelevant zu erklären. Offenbar lassen die Ergebnisse der Parapsychologie eben doch Deutungsspielraum: Es bleibt uns nicht erspart, uns unser Urteil selbst zu bilden.

Unerklärliche Ereignisse heißen in der Sprache der Religionen Wunder. Sie werden aus allen Weltreligionen berichtet. Wie gehen Religionen damit um? Was unterscheidet ihren Zugang von dem der Para- und der anerkannten Wissenschaften? Darum soll es in dem folgenden Exkurs gehen, am Beispiel der Wunder der katholischen Kirche.

## Exkurs: Wunder

Justin Bouhort, seit seiner Geburt schwer krank, ist im Juli 1858 zwei Jahre alt und immer noch kaum größer als ein Neugeborenes. Seine Ärzte sind fest überzeugt, dass der Junge bald sterben wird. In ihrer Verzweiflung bringt ihn seine Mutter Croisine zur Grotte von Massabielle im südfranzösischen Lourdes, wo seit einigen Monaten die Gottesmutter erschienen sein soll. Sie hält ihren Sohn unter das angeblich heilende Quellwasser der Grotte und bringt ihn wieder nach Hause. Und es geschieht, was keiner seiner Ärzte für möglich gehalten hätte: Der Junge beginnt zu wachsen, zu krabbeln und zu gehen, entwickelt sich bald normal und wird schließlich ein Alter von 79 Jahren erreichen.

Darf man eine solche Geschichte heute einer Mutter erzählen, deren Kind nach Auskunft der Ärzte den nächsten Monat nicht überleben wird? Würde man da nicht falsche Hoffnungen wecken in einer Situation, in der es schon bitter genug ist, sich mit dem Unabänderlichen abzufinden?

Dass Heilungen auch bei Menschen vorkommen, die von den Ärzten bereits aufgegeben wurden, würden auch streng wissenschaftlich orientierte Schulmediziner nicht bestreiten. Schließlich können sich auch Ärzte gelegentlich irren. Aber gibt es auch Heilungen, die nach allem, was die Medizin heute weiß, unmöglich sind?

Aus dem Wallfahrtsort Lourdes werden immer wieder solche Heilungen berichtet. Nur ein Bruchteil von ihnen wird medizinisch umfassend untersucht. Die katholische Kirche beauftragt damit unabhängige Experten, die den Gesundheitszustand der Geheilten über Jahre, manchmal über Jahrzehnte weiter beobachten. Vor der Heilung muss der eigentlich unheilbare Zustand des oder der Kranken zweifelsfrei dokumentiert sein.

Der Journalist und Vatikan-Experte Andreas Englisch (*1963) hat 2006 ein Buch über die Wunder der katholischen Kirche veröffentlicht. Darin schreibt er, dass aus Lourdes mehr als 7000 Heilwunder berichtet worden seien. Dabei ist zu berücksichtigen, dass nicht alle Menschen, die in Lourdes Heilung erfahren, davon auch berichten. Andererseits dürften viele, wenn nicht die meisten dieser Fälle, psychosomatisch erklärbar sein. Es sind aber auch Fälle darunter, bei denen unabhängige Experten nach sorgfältiger Prüfung festgestellt haben, dass sie mit dem heutigen Wissen der Medizin nicht erklärbar seien. Die Kirche hat, so Englisch, insgesamt 67 solcher Fälle nach sorgfältiger Prüfung als Wunder anerkannt. In dem Parapsychologie-Handbuch von 2015 schreiben Emily W. Kelly und Jim B. Tucker, dass zwischen 1954 und 1984 ein internationales Ärzteteam 19 Heilungen als medizinisch und wissenschaftlich unerklärbar eingestuft habe.

Schon diese kurze Schilderung zeigt, aus wie unterschiedlichen Perspektiven das Phänomen Wunder betrachtet werden kann:

- Die verzweifelte Mutter will nichts als die Heilung ihres Kindes. Wird es geheilt, so wird sie von Dankbarkeit erfüllt sein gegenüber der jenseitigen Macht, der sie die Heilung zuschreibt: der Gottesmutter Maria. Dieses Wunder wird sie in ihrem Glauben bestätigen und stärken, egal was andere darüber sagen.
- Wie es wohl den unheilbar Kranken ergeht, die in Scharen nach Lourdes pilgern, ohne dort die erhoffte Heilung zu erfahren? Wenn sie Wunder als etwas auffassen, das sich nicht erzwingen lässt, kehren vielleicht auch sie seelisch gestärkt zurück nach Hause. Aber nicht alle werden Trost finden in dem Gedanken, dass alles als Gottes Wille anzunehmen sei.
- Aus medizinischer Sicht birgt der Wunderglaube auch eine Gefahr: Wer beispielsweise im Fall einer Krebserkrankung auf Illusionen setzt, statt so rasch wie möglich das Notwendige zu tun, verliert kostbare Zeit und gibt dem Krebs Gelegenheit, im Körper zu streuen.
- Für die Kirche war die Heilung von Justin Bouhort anfangs eher peinlich. Denn sie geschah während einer Zeit, in der die Kirche ihren Gläubigen den Besuch der Grotte von Massabielle verboten hatte. Insofern war Croisines Verzweiflungstat ein wilder Ausbruch der Volksfrömmigkeit, aus kirchlicher Sicht eigentlich ein Akt des Ungehorsams.
- Später freilich hat die Kirche die Erscheinungen von Lourdes anerkannt. Und das umso lieber, als Maria sich dort als die „Unbefleckte Empfängnis“ zu erkennen gegeben hatte, also als diejenige, die von Gott vom ersten Moment ihres Lebens an vor jeder Sünde bewahrt wurde. Dieses Dogma war 1854 von Papst Pius IX. verkündet worden, einem äußerst rückschrittlichen Papst, der sich mit aller Macht gegen die wissenschaftlichen und gesellschaftlichen Entwicklungen der Neuzeit stemmte. Indem die Marienerscheinung sein Dogma bestätigte, schien sie auch seinen antiliberalen Kurs zu stärken.
- Für Vertreter der Naturwissenschaft als Weltanschauung sind die Wunder von Lourdes wie alle Wunder ein Desaster. Denn Wunder – jedenfalls Wunder im engeren Sinn – stehen im

Widerspruch zu den Naturgesetzen. Daher darf es sie nicht geben.

Aber nicht alle Wissenschaftler sind diesem kategorisch ablehnenden Kurs gefolgt. Sonst hätte die Kirche keine unabhängigen Wissenschaftler damit beauftragen können, die Unvereinbarkeit einzelner Heilungen mit dem aktuellen Stand des medizinischen Wissens festzustellen. Eine Feststellung, die nur unabhängige Wissenschaftler treffen können, nachdem sie alle wissenschaftlich denkbaren Erklärungen geprüft haben.

Moderne Theologinnen und Theologen beschäftigen sich nicht gerne mit Wundern, wie sie von Lourdes, Guadalupe, Fatima und von vielen anderen Marienwallfahrtsorten der Welt berichtet werden. Fast könnte man sagen: Sie schmollen. Da haben sie jahrzehntelang hart daran gearbeitet, eine wissenschaftlich fundierte Bibelkritik zu etablieren und zu betreiben. Sie haben die Wundergeschichten der Bibel aus ihrem historischen Kontext heraus als Legenden erklärt und behutsam ihren tiefenpsychologischen Wert vor ihrer Ungeschichtlichkeit gerettet. Was den anstößigen und unökumenischen Marienkult angeht, so haben sie gezeigt, dass er den frühen Christen noch sehr fremd gewesen sei. Die Marienverehrung sei eine Projektion menschlicher Sehnsüchte, mit Vorbildern und Parallelen im Artemis- und in anderen heidnischen Kulten. Mit psychologischem Feingefühl haben sie sich bemüht, ihre Erkenntnisse dem ahnungslosen Kirchenvolk so schonend wie möglich beizubringen. Beispielsweise sagen sie nicht, dass es keine Wunder gebe, sondern dass doch eigentlich alles ein Wunder sei. Sie schaffen also die Wunder nicht ab, sondern entwirklichen sie unbemerkt und heben so ganz nebenbei auch den Konflikt zwischen Wunder und Naturwissenschaft auf. All das hat sie eine Menge Fleißarbeit gekostet. Und jetzt kommen ungebildete Provinzler daher und ziehen mit ihren Wundermärchen Millionen von Menschen in ihren Bann, gewinnen sogar die Aufmerksamkeit kirchenferner Mediziner, während sich für die gelehrten Erklärungen der wissenschaftlich korrekt arbeitenden Theologen niemand interessiert?

Parapsychologinnen und Parapsychologen haben solche Probleme nicht: Sie sind es gewohnt, mit Naturwissenschaftlern in Konflikt zu stehen, und müssen sich nicht in innerkirchlichen Auseinandersetzungen positionieren. Sie sind für Wunder aufgeschlossen und bereit, diese nach sorgfältiger Prüfung anzuerkennen.

Allerdings deuten Parapsychologen ein Wunder anders als die Religionsgemeinschaft, in der es sich ereignet. Dass sich beispielsweise in Lourdes eine Erscheinung der Bäckerstochter Bernadette Soubirous als „Unbefleckte Empfängnis“ zu erkennen gab, fassen sie nicht so auf, dass nun das Dogma von der unbefleckten Empfängnis bewiesen wäre. Vielmehr war dieser Titel genau der richtige, um den katholischen Priester, der überzeugt werden sollte, tatsächlich von der Realität der Erscheinung zu überzeugen.

Parapsychologen lassen es dabei nicht bewenden, sondern stellen Wunderberichte neben vergleichbare Phänomene aus anderen Religionen sowie von religiös ungebundenen Menschen. So kommen sie zu dem Ergebnis, dass ein Wunder nicht allgemeingültig die Richtigkeit der Religion beweisen kann, in der es geschieht. Vielmehr belegen Wunder eine Macht des Geistes, die sich in kein Erklärungsmuster einfrieden lässt: Sie sprengt die naturalistischen Konzepte der Naturwissenschaften ebenso wie die Vereinnahmung durch spezifische Religionen oder Konfessionen.

Wer an einem Marienwallfahrtsort am eigenen Leib ein Wunder erfahren hat, dürfte für eine derart abgeklärte Meta-Deutung wenig zugänglich sein. Denn die geistige Macht, an die er sich gewandt hat, hat einen Namen. Und unter diesem Namen wird er ihr danken und mit seinem Leben antworten wollen.

Aus parapsychologischer Sicht jedoch zeigt sich in den Wundern inner- und außerhalb der unterschiedlichen Religionen ein und derselbe Psi-Faktor.

## Ist Psi normal?

Psi, schreibt der Biologe Rupert Sheldrake (*1942) im Parapsychologie-Handbuch von 2015, begegne uns als Gedankenübertragung, außersinnliche Wahrnehmung oder Vorahnung im Alltag so häufig, dass der Ausdruck „paranormal" eigentlich fehl am Platz sei, denn all das sei normal. „Paranormal" sei es nur insofern, als es mit den materialistischen Annahmen unvereinbar sei, die gegenwärtig unter Wissenschaftlern verbreitet sind.

In der Tat: Wer die zahlreichen Berichte über außergewöhnliche Erfahrungen ernst nimmt, die zu allen Zeiten und überall auf der Welt kursierten und kursieren, kann diesen Eindruck gewinnen. Sind sie wirklich alle entweder erfunden oder natürlich erklärbar? Oder weigern sich Naturalistinnen und Naturalisten schlicht, alle Tatsachen zur Kenntnis zu nehmen, die mit ihrem Weltbild unvereinbar sind?

Dass ein Weltbild seelischen Halt gibt, Orientierung bietet und mit Menschen verbindet, die dieses Weltbild teilen: Das jedenfalls gilt nicht nur für die Religionen, sondern auch für unreligiöse Weltbilder. Welche irrationalen Kräfte deshalb auch unter Wissenschaftlern entstehen können: Das erfuhr beispielsweise der amerikanische Philosoph John Searle (*1932), als er die materialistische Computer-Theorie des Bewusstseins kritisierte. Damals habe er „mehr Leidenschaft bei den Anhängern der Computer-Theorie angetroffen als bei den Anhängern der traditionellen religiösen Seelenlehre".

Die wohl populärsten Phänomene, für die sich Parapsychologinnen und Parapsychologen interessieren, sind Nahtoderfahrungen. Nahtoderfahrene glauben, einen ersten Blick in die Welt geworfen zu haben, die uns nach unserem Tod erwartet. Woher nehmen sie diese Zuversicht? Und gelingt es Naturalistinnen wie Susan Blackmore, sie zu widerlegen?

# *10.*
# Nahtoderfahrungen:
## Sind sie nur Illusion?

Ohne Gehirnaktivität gibt es kein Bewusstsein, lehren die Hirnforscher. Je mehr sie über die Zusammenhänge zwischen Bewusstseinszuständen und Gehirntätigkeit herausfinden, desto absurder erscheint ihnen die Vorstellung, dass das Bewusstsein den Tod überleben könnte. Doch basiert dieser Eindruck nur auf Fakten? Oder haben sie sich so lange mit den physiologischen Voraussetzungen des Bewusstseins beschäftigt, dass sie darüber betriebsblind geworden sind?

Menschen mit Nahtoderfahrung betrachten dasselbe Thema unter einer anderen Perspektive. Die meisten von ihnen sind überzeugt, dass sie an der Schwelle zu einer anderen Welt gestanden sind und erste Einblicke in diese neue Dimension gewonnen haben, die uns nach dem Tod erwartet. Wie kommen sie dazu?

### Wie real sind Nahtoderfahrungen?

Betrachten wir als Beispiel einen der am besten dokumentierten Fälle, in dem eine Frau Details von ihrer eigenen Operation geschildert hat, von denen sie eigentlich nichts wissen konnte, weil es für sie medizinisch unmöglich war, die geschilderten Vorgänge wahrzunehmen: den Fall von Pam Reynolds (1956–2010), einer amerikanischen Sängerin und Liedermacherin.

Im Jahr 1991 wurde die 35-jährige Pam Reynolds einer schwierigen Hirnoperation unterzogen: Ein großes Aneurysma, gefährlich wie eine tickende Zeitbombe, musste entfernt werden. Da es sich sehr ungünstig in der Nähe des Hirnstamms befand, war die Operation äußerst riskant.

Ihr Chirurg Robert Spetzler hatte sich zu einer so genannten „Standstill Operation“ entschlossen, da sie anders praktisch keine Überlebenschancen gehabt hätte. Zunächst versetzte sie der Anästhesist in Bewusstlosigkeit. Die Augen wurden ihr verbunden. Ihre Ohren wurden verschlossen durch Kopfhörer, die während der Operation laufend Geräusche von sich gaben. Sie ermöglichten es, während der gesamten Operation zu überprüfen, ob ihr Gehirn noch abgeschaltet war. Ihre Körpertemperatur wurde auf 15 °C bis 17 °C gesenkt. Während der Operation waren Atmung und Herzschlag ausgesetzt, das Gehirn war nicht mehr durchblutet, in Hirnrinde und Hirnstamm war keine Aktivität mehr messbar. Alle Hirnareale, die normalerweise an der Produktion von Erlebnissen beteiligt sind, waren inaktiv.

Dennoch berichtete diese Frau später von intensiven Erlebnissen während ihrer Operation. Nach ihrem Bericht begann ihre Nahtoderfahrung kurz bevor ihr Körper herabgekühlt wurde, als der Chirurg ihren Schädel mit einer Säge öffnete. Sie verließ ihren Körper, schwebte über dem Operationstisch und beobachtete von dort aus die Ärzte bei ihrer Arbeit. Später konnte sie Einzelheiten von der Operation berichten, die von Spetzler bestätigt werden. Einzelheiten, die sie nur wissen konnte, wenn sie ihre Operation tatsächlich miterlebt hatte. Beispielsweise beschrieb sie einen Wortwechsel während der Operation über Einzelheiten ihrer Arterien. Der Chirurg Karl A. Greene, ebenfalls an der Operation beteiligt, hielt Reynolds Schilderung der Operation ebenfalls für unerklärbar. So schilderte sie korrekt das Aussehen und die Geräusche der Säge, mit der ihr Schädel geöffnet wurde.

Nachdem sie einige Zeit über dem Operationssaal geschwebt war, fühlte sich Reynolds zu einem Licht hingezogen, in dem sie unter anderem ihre Großmutter, einen Onkel und weitere verstorbene Verwandte erkannte. In dieser Gesellschaft war ihr sehr wohl, aber man erinnerte sie daran, dass sie zurückgehen musste. Ihr Onkel brachte sie zurück zu ihrem Körper. Da sie zögerte, in ihn zurückzukehren, stieß er sie hinein, was sie erlebte wie einen Sprung in kaltes Wasser.

Es gibt viele ähnliche Berichte, von Erlebnissen, die sich zu einem Zeitpunkt zugetragen haben, als das Gehirn keine messbare Aktivität zeigte. Sie ereigneten sich entweder an einem Ort, an dem die Person sich zu diesem Zeitpunkt nicht befand, oder sie wurden aus einer Perspektive wahrgenommen, die der oder die Erlebende nicht einnehmen konnte, beispielsweise weil er sich mit verbundenen Augen auf dem Operationstisch befand. Die Einzelheiten dieser Erlebnisse wurden nachträglich überprüft und als richtig bestätigt.

All das ist mit dem Weltbild naturwissenschaftlich argumentierender Atheisten unvereinbar. Sollte es nachweislich stimmen, so müssten sie ihr Weltbild korrigieren. Was sagen Wissenschaftlerinnen und Wissenschaftler dazu?

## Kann der Mensch seinen Körper verlassen?

Dass Menschen das Gefühl haben können, den eigenen Körper zu verlassen, bezweifelt niemand. Solche Erlebnisse lassen sich durch Stimulationen des Gehirns im Labor erzeugen. Aber können Menschen auch tatsächlich ihren Körper verlassen? Gibt es Menschen, die außerhalb ihres Körpers Orte und Ereignisse wahrnehmen, die sie nachträglich korrekt beschreiben können?

Es gibt Ärztinnen und Ärzte, die das behaupten. Sie versichern, dass ihnen ihre eigenen Patienten Derartiges berichtet haben, und dass sie selbst deren Angaben nachträglich überprüft haben. Bloße Sinnestäuschungen seien ausgeschlossen.

Das Zeugnis von Ärzten allein dürfte allerdings Hirnforscher kaum überzeugen. Sie könnten darauf verweisen, dass sich für alle möglichen und unmöglichen Vorstellungen irgendwelche Ärzte finden lassen. Beispielsweise Ärzte, die homöopathische Arzneimittel für wirksam halten, obwohl dies naturwissenschaftlichen Erkenntnissen widerspreche. Oder Mediziner, die kategorisch bestreiten, dass Ergebnisse aus Tierversuchen auf den Menschen übertragbar seien, obwohl Tierversuche nachweislich viele Bereiche der Medizin vorangebracht hätten. Warum also sollten sich nicht auch Ärzte finden, die haltlose Behauptungen über ein körperunabhängiges Bewusstsein unterstützten? Tatsächlich seien Berichte über bestätigte außerkörperliche Erfahrungen irrelevant, weil nicht überprüfbar: Patienten, Ärztinnen und Pfleger könnten sich die Erlebnisse ausgedacht, ihre Berichte manipuliert oder sich schlicht getäuscht haben.

Die Nahtoderfahrenen selbst jedoch haben fast immer keine Zweifel an der Realität ihrer Erfahrungen. Sie sind überzeugt, tatsächlich in die andere Welt geblickt zu haben, die uns nach dem Tod erwartet.

## Wie steht die Ex-Parapsychologin Susan Blackmore zu Nahtoderfahrungen?

Möglicherweise ein Gegenbeispiel ist die britische Forscherin Susan Blackmore. Sie ist überzeugt, dass sie eine tiefe Nahtoderfahrung hatte. Ihr Bericht unterscheidet sich zwar in einigen Einzelheiten von anderen Nahtoderfahrungen, dennoch ist er damit zumindest vergleichbar. Unter anderem hatte sie das Gefühl, ihren Körper zu verlassen und eine außerkörperliche Reise durchzuführen.

Von diesem Erlebnis war Blackmore so beeindruckt, dass sie Parapsychologie studierte, um das naturalististische Weltbild zu widerlegen. Ihre Erfahrungen in diesem Forschungsfeld waren jedoch enttäuschend: Nicht nur fand sie keine Belege gegen den Naturalismus, sie musste auch erleben, dass zunächst sehr glaubwürdig erscheinende Persönlichkeiten der Parapsychologie als Betrüger entlarvt wurden. So kam es, dass sie zu einer entschiedenen Gegnerin der Parapsychologie wurde.

Einen Dualismus zwischen einer diesseitigen und einer jenseitigen Welt lehnt Blackmore heute ab. Das gesamte Universum bestehe aus demselben

Stoff, ob dieser nun materiell sei oder nicht, schreibt sie in „Seeing Myself" (2017), auf das ich mich hier beziehe. Außer Zweifel steht für sie, dass das Bewusstsein immer von Hirnfunktionen abhängig bleibt, den Körper nicht verlassen kann und mit ihm stirbt. Mit der Literatur über Nahtoderfahrungen bestens vertraut, hat sie sich vorgenommen, Nahtoderfahrungen und Außerkörperlichkeitserlebnisse ausschließlich neurologisch zu erklären.

Dass Blackmore Nahtod- und Außerkörperlichkeitserfahrungen nicht ernst nehmen würde, kann man ihr nicht vorwerfen. Auf diesem Gebiet kennt sie sich besser aus als wohl die meisten ihrer Kritiker.

Wenn Susan Blackmore einen Bericht über eine Außerkörperlichkeitserfahrung untersucht, lässt sie sich von dem Grundsatz leiten: Die Erfahrung selbst ist glaubwürdig, die Interpretation jedoch ist anzuzweifeln. Dabei macht es für sie keinen Unterschied, ob die Erfahrung im Kontext eines Nahtoderlebnisses steht oder nicht. Macht die betroffene Person überprüfbare Angaben darüber, was sie im Zustand der Außerkörperlichkeit erfahren hat, so geht sie, wo möglich, den Einzelheiten nach. Immer wieder hat sie dabei festgestellt, dass diese Einzelheiten unzutreffend waren. Auch ihre eigene Außerkörperlichkeitserfahrung hat sie überprüft und erhebliche Unterschiede festgestellt zwischen ihrer damaligen subjektiven Wahrnehmung und der objektiven Realität.

Hirnphysiologisch lassen sich Außerkörperlichkeitserfahrungen laut Blackmore möglicherweise als Konstruktion einer fiktiven Realität erklären. Immerhin konstruiert das Gehirn eine fiktive Realität ja auch immer dann, wenn wir träumen. Bei fehlenden Sinnesreizen, so Blackmore, könnte unser normales Modell der Realität zusammenbrechen und einem Modell Platz machen, das aus Erinnerungen und Imagination zusammengesetzt ist.

Für einen großen Durchbruch hält Blackmore, dass 2002 der Ort im Gehirn, an dem Außerkörperlichkeitserfahrungen auslösbar sind, lokalisiert werden konnte. Auch ließen sich inzwischen alle klassischen Merkmale einer Nahtoderfahrung neurologisch erklären. Dass die Erfahrenden selbst ihr Erlebnis als lebensverändernd schilderten, beweise nichts, bewirke Todesnähe doch auch ohne Nahtoderfahrung oft dasselbe.

Doch wie steht es um Fälle wie den von Pam Reynolds: Fälle also, in denen Menschen nach ihrem außerkörperlichen Erlebnis konkrete Tatsachen angeben, die sie nur erfahren haben können, wenn sie ihren Körper tatsächlich verlassen haben? Tatsachen, die anschließend überprüft und als zutreffend bestätigt wurden?

Blackmore meint, dass es nur sehr wenige Fälle gebe, die hier in Betracht kämen. Bei näherem Hinsehen erwiesen sie sich alle als nicht stichhaltig. Unter anderem deshalb, weil die Berichte alle falschen Angaben, die Nahtoderfahrene machten, unterschlagen würden. Nehme man die aber dazu, dann seien die äußerst wenigen zutreffend geschilderten Angaben nur noch vereinzelte Zufallstreffer.

Man kann sich wohl kaum gründlicher mit Nahtod- und Außerkörperlichkeitserfahrungen auseinandersetzen, als Blackmore es tut. Dabei bezieht sie die Hirnforschung in einem Ausmaß mit ein, wie man es bei den Verteidigern einer transzendentalen Dimension von Nahtoderfahrungen leider selten findet. Auch fehlen bei diesen meist völlig die Fälle, in denen Beobachtungen aus der Außerkörperlichkeitserfahrung sich nachträglich als falsch erweisen. Und warum ist bei ihnen so wenig darüber zu lesen, dass Außerkörperlichkeitserfahrungen auch im Labor erzeugt werden können?

Blackmore ist offensichtlich ehrlich um Wahrheitsfindung bemüht. Die Sorgfalt, mit der sie dem Phänomen auf dem Grund gehen will, ist beeindruckend. Einen Einwand allerdings habe ich.

Blackmore argumentiert, dass es nur sehr wenige Fälle gebe, in denen nachträglich bestätigte, naturwissenschaftlich unerklärliche Beobachtungen während der Außerkörperlichkeitserfahrung berichtet würden. Das hätte sie eigentlich besser wissen müssen. Immerhin zitiert sie ein Werk, in dem mehr als hundert solcher Fälle dokumentiert sind: „The Self Does Not Die: Verified Paranormal Phenomena from Near-Death Experiences", herausgegeben von Robert G. Mays u. a., IANDS 2016. Und es ist anzunehmen, dass längst nicht alle derartigen Fälle dokumentiert werden.

## Warum lehnt Blackmore einen Transzendenz-Horizont ab?

So ehrlich es Susan Blackmore auch meint: Auch ihre Sicht der Dinge dürfte von ihren Neigungen geprägt sein, nicht anders als bei ihren Gegnern. Unbelastet von einem Gott, freiem Willen und Jenseitsperspektive zu leben, kann auch befreiend sein, wenn man sich erst einmal daran gewöhnt hat. Und Blackmore hat sich daran gewöhnt. Ihre Abkehr von der Parapsychologie und ihre Hinwendung zum Naturalismus sind ohne Zweifel aufrichtig. Aber so entsteht auch ein schönes Narrativ: eine Geschichte, mit der sie bei ihrer neuen Peer Group, den Naturalisten, mit vielen Sympathien rechnen darf.

Niemand, auch Susan Blackmore nicht, ist erhaben über die Gefahr, die Dinge so zu sehen, wie man sie eben sehen will, auch wenn sie anders sind, nach dem Motto: Was nicht sein darf, kann nicht sein.

An einer Stelle von „Seeing Myself" schildert Blackmore, warum sie sich von der Jenseits-interessierten Nahtod-Forschung nichts verspricht: Selbst wenn diese nachweisen könne, dass während Nahtod- und Außerkörperlichkeitserfahrungen naturwissenschaftlich unmögliche Dinge geschähen: Was sei damit gewonnen? Könne man dann erklären, woraus die Seele bestehe oder was vom Bewusstsein bleibe, wenn Sinne und Gehirn tot seien? Nein. Nicht etwa, weil diese Forschung noch anstehe, sondern weil spirituelle Theorien keine interessanten Aufgaben böten, über die sich experimentell forschen ließe.

Aus dieser Passage spricht eine starke Leidenschaft für naturwissenschaftliche Forschung: Blackmore bekennt, dass Erkenntnisse, die sich naturwissenschaftlich nicht erforschen ließen, sie nicht interessieren. Selbst dann nicht, wenn es sich um eine so grundstürzende Erkenntnis handeln sollte wie die, dass das Leben nach dem Tod weitergeht.

Blackmore findet also Hypothesen nur dann interessant, wenn sie sich naturwissenschaftlich erforschen lassen und zu neuen naturwissenschaftlich erforschbaren Fragen führen? Von einem Jenseits, das sich nicht erforschen ließe, würde sie nichts wissen wollen, selbst wenn es dieses Jenseits gäbe?

Für diese ehrliche, offenherzige Aussage verdient Blackmore Anerkennung. Aber wem eine derart starke Leidenschaft für naturwissenschaftliche Methoden abgeht, dürfte sich davon eher abgeschreckt fühlen. Und ermutigt, sich von der Jenseits-interessierten Nahtod-Forschung ein eigenes Bild zu machen.

### Welche Maßstäbe sollen für die Nahtod-Forschung gelten?

Nicht nur in der spirituell interessierten Nahtod-Forschung werden andere Methoden angewandt als in der Naturwissenschaft: Viele wissenschaftliche Disziplinen müssten aufgeben, wenn für sie dieselben Maßstäbe gelten würden wie für Physik und Chemie. Und selbst von diesen erwartet man nicht, dass sie die hundertprozentige Sicherheit bieten, die nur in der reinen Mathematik möglich ist.

In den Naturwissenschaften lassen sich unter Laborbedingungen Versuche durchführen, die wiederholbar sind und bei jeder Wiederholung zu exakt demselben Ergebnis führen. Das ist schon in der Geschichtswissenschaft nicht mehr möglich. Sie stützt sich auf einmalige schriftliche Quellen, Zeitzeugen-Berichte und archäologische Funde, bei denen die Forderung nach experimenteller Wiederholbarkeit absurd wäre. Oft ist die Quellenlage ziemlich dünn. Dann sollen die Forschenden uns das nicht verschweigen. Aber wir müssen ihnen dennoch zugestehen, dass sie mit dem arbeiten, was sie haben: Geschichte braucht weichere Kriterien als Naturwissenschaft.

Gilt nicht dasselbe auch für die Berichte Nahtoderfahrener? Wäre nicht auch in ihrem Fall die Forderung nach experimenteller Wiederholbarkeit absurd?

Welche Kriterien sollen also gelten, wenn es um die Frage geht, ob sich das Bewusstsein vom Körper lösen und nach dem Tod weiter existieren kann?

Hirnforscher fordern bei diesem Thema besonders harte Kriterien. Denn, so ein geläufiges Argument: Wenn es echte außerkörperliche Erfahrungen wirklich gäbe, dann wäre alles falsch, was die Hirnforschung bisher herausgefunden habe. Nun hätten sich aber ihre Erkenntnisse überwältigend oft als wahr erwiesen. Deshalb sei davon auszugehen, dass die Berichte über solche Erfahrungen falsch seien.

Wenn man das akzeptiert, dann sind alle Berichte über Nahtoderfahrungen automatisch deshalb wertlos, weil es Erfahrungsberichte sind. Das halte ich für unangemessen. Ich verstehe auch nicht, warum wir alle Erkenntnisse der Hirnforschung für falsch halten müssten, sobald wir ein Phänomen anerkennen, das mit ihrem gegenwärtigen Weltbild nicht vereinbar ist.

Ein weiteres Argument für harte Kriterien könnte sein, dass sich Außerkörperlichkeitserfahrungen sehr wohl unter Laborbedingungen erzeugen und wiederholen lassen. Diese Forschung geschieht und gedeiht längst.

Aber die Außerkörperlichkeitserfahrungen, für die Menschen in Anspruch nehmen, dass sie real seien, ereignen sich nicht im Labor und sind nicht wiederholbar. Wenn diese Erlebnisse nicht durch das Raster fallen sollen, dann braucht es hier weichere Kriterien, wie sie zumindest in Teilen der Geschichtswissenschaft gelten.

## Gibt die AWARE-Studie den Naturalisten Recht?

Ein Versuch, sehr strengen Kriterien gerecht zu werden, war die 2014 veröffentlichte AWARE-Studie des britischen Kardiologen Sam Parnia, an der 15 Krankenhäuser in Großbritannien, den USA und Österreich teilnahmen. Viereinhalb Jahre lang waren in den Intensivabteilungen der Kliniken Bildtafeln installiert, die nur von oben sichtbar waren. Hätte ein Patient tatsächlich während eines Herz-Kreislauf-Versagens seinen Körper verlassen und wäre nach oben geschwebt, so hätte er von dort aus das Bildmotiv erkennen und später darüber berichten können.

Wie von Naturalisten erwartet, trat dieser Fall nicht ein. Was jedoch erstaunlich war: Von den Räumen, in denen die rund 1.000 Bildtafeln installiert waren, wurde keine einzige Außerkörperlichkeitserfahrung berichtet. Und das, obwohl darin mehrere hundert Wiederbelebungen durchgeführt worden waren. Bei einer so hohen Zahl hätte es eigentlich zu etlichen Berichten über außerkörperliche Erfahrungen kommen müssen. Denn diese sind bei Wiederbelebungen keine Seltenheit.

Könnte es also sein, dass die jenseitige Welt, die man dieser Versuchsanordnung unterwerfen wollte, ihre Mitwirkung verweigerte?

Während der gesamten AWARE-Studie haben nur zwei Patienten über eine Nahtoderfahrung berichtet. Beide Erfahrungen geschahen in einem Raum ohne Bild-Installation. Nur einer der beiden Patienten konnte später eingehender befragt werden. Er berichtete Einzelheiten über den behandelnden Arzt und den Verlauf seiner Reanimation, die überprüft wurden und sich als richtig erwiesen.

Echte Nahtoderfahrungen mit Außerkörperlichkeitserlebnissen sind nicht planbar. Wir erfahren von ihnen nur aus Erzählungen. Wenn wir dafür nicht aufgeschlossen sind, erfahren wir nichts.

Warum es angebracht sein könnte, sich diesen Erzählungen zu öffnen, mag die Erfahrung des Anästhesisten Rajiv Parti illustrieren, von der oben bereits kurz die Rede war.

### Was hält uns davon ab, uns außergewöhnlichen Erfahrungen zu öffnen?

Parti berichtet von einem Gespräch mit einem Patienten, der nach einer schweren Herzoperation gerade aus der Narkose erwacht war. Während der Operation war sein Blut durch eine kalte Flüssigkeit ersetzt worden, seine Lungen hatten nicht geatmet, sein Herz nicht geschlagen, sein Gehirn hatte keine messbare Aktivität mehr gezeigt. Dennoch behauptete der Patient, dass er seine eigene Operation mitverfolgt habe, von einem Ort außerhalb seines Körpers aus. Er berichtete Einzelheiten von seiner eigenen Operation, die Parti sofort als zutreffend erkannte, weil er bei der Operation dabei gewesen war. Einzelheiten, die zu spezifisch waren, als dass der Patient sie erfunden haben konnte.

Aber Parti war damals für eine solche Botschaft nicht aufgeschlossen. Er verabschiedete sich von dem Patienten, vermied eine Wiederbegegnung und beschäftigte sich nicht weiter mit dem Fall. Er war schlicht nicht interessiert. Von einer ernsthaften Auseinandersetzung mit dieser Erfahrung hätte er sich für seine Karriere als Fachmediziner nichts versprochen.

So dachte Parti nicht weiter daran – bis er 2010 dasselbe noch einmal erfuhr, nun aber in vertauschten Rollen: Jetzt war er der Patient, der nach einer schweren Operation erwachte, und ein anderer der Anästhesist, der seinem Bericht keine Beachtung schenkte. Dass Parti seine eigene Operation mitverfolgt hatte und überprüfbare Einzelheiten dazu angeben konnte, interessierte den betreuenden Arzt nicht. Es war eine irritierende Mitteilung, die die Routine nur störte, so dass man sie am besten schnell wieder vergaß.

So weit Partis Bericht. Würde man nun versuchen, ihn in Zweifel zu ziehen, so böten sich genügend Anlässe: Hat Parti die Geschichte erfunden? Falls er Zeugen nennt, die man befragen könnte: Hat er sich mit ihnen abgesprochen? Falls die Ärzte und Pflegekräfte, die bei der Operation anwesend waren, befragt werden könnten: Haben sie sich nachträglich falsch erinnert? Und was den Patient angeht: Hat er nicht doch bereits vor seinem Bericht Einzelheiten über seine eigene OP erfahren, beispielsweise indem er zufällig ein Gespräch unter Pflegern aufschnappte?

All diese Bedenken müssten bei einer wissenschaftlichen Überprüfung bedacht werden. Und sie würden wohl dazu führen, dass sich dieser Fall wissenschaftlich nicht verwerten lässt. Aber heißt das, dass man Rajiv Parti keinen Glauben schenken darf?

Diese Entscheidung muss jedem und jeder Einzelnen überlassen bleiben. Es ist eine Frage des Vertrauens. Vertrauen stellt sich bei der Beschäftigung mit Rajiv Parti ein oder eben nicht.

Susan Blackmore mag viele gute Gründe haben, warum sie einen Bericht wie den von Rajiv Parti, der offensichtlich mit dem heutigen naturwissenschaftlichen Weltbild in Widerspruch steht, nicht gelten lassen würde. Dennoch wünsche ich mir Anästhesisten, die bei irritierenden Patienten-Berichten nicht abschalten, sondern hellhörig werden und bereit sind, der Sache vorurteilslos auf den Grund zu gehen.

## Was steht auf dem Spiel?

Aus einem ganz anderen Blickwinkel als Blackmore blickt Penny Sartori auf dieses Phänomen, die Nahtod-Forscherin aus der Intensiv-Pflege, von der bereits kurz die Rede war.

Auslöser für Sartoris Beschäftigung mit Nahtoderfahrungen waren Eindrücke aus ihrer Arbeit als junge Krankenschwester auf der Intensivstation in der Mitte der 1990er Jahre. Sie war schockiert, wie die Verleugnung des Todes den Sterbenden ihre letzten Tage und Stunden unnötig zur Qual machte. Wie konnte sie ihren Patienten Friede und Würde am Lebensende ermöglichen, und wie konnte sie die Hinterbliebenen trösten?

Bei ihrer Suche nach Antworten wurde sie auf Nahtoderfahrungen aufmerksam. Das Thema fesselte sie so, dass sie sich zu einer aufwendigen Arbeit entschloss, die gleichzeitig ihre Promotion wurde: eine fünfjährige Studie über Nahtoderfahrungen von Patienten der Intensivstation. Darin beschreibt sie beispielsweise den Fall eines Patienten, der im Nachhinein sehr genau beschreiben konnte, wie seine Wiederbelebung verlaufen war, weil er sie aus einer Perspektive außerhalb seines Körpers mitverfolgt hatte.

Sartori konnte die Korrektheit der Angaben bestätigen, weil sie bei der Wiederbelebung selbst dabei gewesen war. Ein anderer Patient hatte auf dem Sterbebett die Vision einer kürzlich verstorbenen Verwandten, von deren Tod er nichts gewusst hatte – ein Phänomen, das in der Nahtod-Literatur immer wieder berichtet wird.

Sartoris Anliegen ist nicht, das Leben nach dem Tod zu beweisen. Ihr kommt es darauf an, den Sterbeprozess besser zu verstehen, um Sterbenden besser helfen zu können. Dabei stößt sie jedoch wie von selbst auf starke Indizien für eine übernatürliche Dimension. Mit den geläufigen naturalistischen Erklärungsversuchen setzt sie sich zwar auseinander, resümiert jedoch: „Materialistische Argumente reichen nicht aus, um die äußerst komplexen Nahtoderfahrungen zu erklären."

In ihrem internationalen Bestseller „The Wisdom of Near-Death Experiences" (2014) stellt Sartori vor dem Hintergrund ihrer eigenen Erfahrungen auf der Intensivstation ausführlich dar, was Nahtoderfahrungen auszeichnet. Häufige Merkmale sind:

- Verlassen des eigenen Körpers und Beobachtung der Wiederbelebungsmaßnahmen aus einer erhöhten Perspektive
- Bewegung durch einen Tunnel hin zu einem Lichtwesen, dessen Strahlen äußerst stark sind, ohne zu blenden
- Rückschau auf das eigene Leben aus der Perspektive der Menschen, denen man genutzt oder geschadet hat. Ihre Gefühle werden erlebt, als wären es die eigenen. Manchmal erleichtert eine verständnisvolle, nicht richtende Begleitung dieses Erlebnis.
- Man wird nicht verurteilt, kommt jedoch zu einem sehr klaren eigenen Urteil über sich selbst.
- Äußerst geschärfte Sinne, das Erlebnis wird als realer wahrgenommen als alles, was man zuvor erlebt hat.
- Begegnung mit Verstorbenen, manchmal auch mit solchen, von deren Existenz man zuvor nichts wusste, beispielsweise mit dem eigenen Zwilling, dessen frühen Tod die Eltern geheim gehalten hatten.

Die Liebe des Lichtwesens muss überwältigend sein: „Ich habe mit Menschen gesprochen“, schreibt Sartori, „die mir ihre Nahtoderfahrung nicht mitteilen konnten, weil sie nicht aufhören konnten zu weinen.“

In anderen Kulturen können Einzelheiten von diesem Muster abweichen. Nicht überall gleiten die Sterbenden beispielsweise durch ein Tunnel. An die Stelle der Lebensrückschau kann der Blick in das „Buch der Taten“ treten. In Melanesien finden sich Nahtoderfahrende nicht auf blumenreichen Wiesen wieder, sondern in den Industrielandschaften, die man dort mit Wohlstand und Gedeihen verbindet. Auch die religiösen Gestalten entsprechen meistens den Glaubensvorstellungen der erlebenden Person, seien sie christlich, hinduistisch oder muslimisch. Allerdings kann das Erlebnis dazu führen, dass ein Mensch sich von der institutionalisierten Religion abwendet, in der er aufgewachsen ist. Aber auch ein neu erwachtes Interesse an der zuletzt vernachlässigten Religion ist möglich.

Nicht alle Nahtoderfahrungen sind beglückend: Der Anteil der Menschen mit erschreckenden Erlebnissen könnte bei etwa 15 Prozent liegen, doch es gibt keine gesicherten Zahlen. Manchmal wendet sich ein negatives Erlebnis zu einem positiven. Daher könnte es sein, dass auch die ausschließlich negativen Erfahrungen eine positive Wendung genommen hätten, wenn die Erfahrung nicht durch die Wiederbelebung abgebrochen worden wäre.

Die Wendung zum Positiven kann sich bei der Anrufung eines Gottes oder Jesu ereignen, wie ich es beispielsweise bei Howard Storm gelesen habe. Bei Rajiv Parti wendete sich das Erlebnis zum Guten, als er einsah, dass er sich bisher an den falschen Werten orientiert hatte und sein Leben ändern müsse. Parti fand in seiner Nahtoderfahrung als Hindu auch seinen Glauben an die Wiedergeburt bestätigt, während Howard Storm aus seinem Erlebnis mit der gegenteiligen Gewissheit zurückkehrte.

Für einzelne Glaubensvorstellungen spezifischer Religionen können Nahtoderfahrungen also kaum als Bestätigung dienen. Denn wenn man die Erfahrungen aus unterschiedlichen Kulturkreisen miteinander vergleicht, zeigt sich, dass sie einander in inhaltlichen Einzelheiten widersprechen. Ob sich die jenseitige Welt unserer gewachsenen religiösen Vorstellungen bedient, um uns den Übergang zu erleichtern, und sich dabei nicht an inhaltlichen Widersprüchen stört zwischen den Erfahrungen, die wir nachträglich sichten und vergleichen?

Jedenfalls ereignet sich die Erfahrung meist im Rahmen der eigenen Religion. Vereinzelt begegnet Jesus als spirituelle Gestalt allerdings auch in Erfahrungen außerhalb des Christentums. Ich habe von einer Jüdin gelesen, die verwundert war, in ihrer Nahtoderfahrung Jesus zu begegnen; Sartori führt die Erfahrung einer Muslima mit Jesus an. Und als Rajiv Parti einen christlichen Freund im Sterbeprozess begleitet, hat er ebenfalls eine Vision von Jesus, obwohl er selbst Hindu ist. Die spirituellen Gestalten, die ihn in seiner eigenen Nahtoderfahrung begleiten, sind zu seinem Erstaunen Raphael und Michael, Engel aus dem Alten Testament.

Doch wie dem auch sei: Auf einer tieferen Ebene überwiegen die Gemeinsamkeiten. Fast allen Nahtoderfahrenen gemeinsam sind folgende Überzeugungen:

- Es gibt eine höhere Macht.
- Unser Leben und alles, was geschieht, hat einen tieferen Sinn, auch wenn wir ihn nicht verstehen.
- Das Leben geht nach dem Tod weiter. Wir werden unsere verstorbenen Lieben wiedersehen.
- Liebe ist das Wichtigste im Leben. Erfolg, Wettbewerb und Statussymbole sind nicht wichtig. Wir sind hier, um zu lieben, zu lernen und füreinander da zu sein.
- Wir sollten unsere Bestimmung finden und leben, statt uns den Erwartungen anderer Menschen zu unterwerfen.

Wie könnten Nahtoderfahrene ein Leben führen, das auf diese Werte ausgerichtet ist, wenn sie die Erfahrung, aus der sie diese Werte schöpfen, für eine Halluzination ohne Realitätsbezug halten würden? Sartori kann mit den Berichten Nahtoderfahrener nur solche Sterbende und

Hinterbliebene trösten, die dafür aufgeschlossen sind. Und wir werden aus den Botschaften Nahtoderfahrener nur dann etwas für unser Leben lernen, wenn wir ihre Erfahrungen ernst nehmen.

Was auch immer Hirnforscher dazu sagen mögen: Die Erfahrenen selbst halten ihre Nahtoderfahrung für genauso real, wie Sie für real halten, was Sie vor einer halben Stunde erlebt haben.

Stellen Sie sich vor, Sie haben vor einer halben Stunde einen Oldtimer gesehen, eine prächtige Maybach-Limousine wie aus einem alten Hollywood-Film: Dann bleiben Sie davon auch dann überzeugt, wenn Sie es nicht mehr beweisen können, weil der Oldtimer weitergefahren ist. Nun stellen Sie sich vor, ein Hirnforscher würde Ihnen die Stellen in Ihrem Hirn zeigen, die aktiv waren, während der Maybach an Ihnen vorbeifuhr. Was würde das ändern? Nichts. Wäre der Maybach deshalb weniger an Ihnen vorbeigefahren? Nein.

Den Nahtoderfahrenen geht es da genauso wie Ihnen. Nur dass die Hirnforscher Mühe hätten, die passenden Stellen im Gehirn zu finden, wenn das Gehirn während des Erlebnisses keine messbare Aktivität zeigte. Und dass man nach den Seelen verstorbener Angehöriger keine Großfahndung auslösen kann wie nach einem Maybach.

In einem dürften sich Penny Sartori und Susan Blackmore einig sein: Wir alle sollten das Beste machen aus dem, was uns von unserem persönlichen Leben noch bleibt. Diese Zeitspanne beginnt jetzt. Wir gestalten sie besser, wenn wir auch auf ihr Ende sehen.

# 11.
# Im Angesicht von Leid und Tod:
## Was trägt, wenn es ernst wird?

Wir können uns viele Gedanken machen über die Welt, das Leben, den Tod und ob etwas danach kommt. Aber was bringt das alles, wenn das Ende nahe ist? Was davon bleibt, wenn es ernst wird?

Wer als Krebs-Patient, oft nach zahlreichen Operationen und kräftezehrenden Chemo-Therapien, von den Ärztinnen irgendwann als „austherapiert“ in ein Hospiz entlassen wird: Der – oder die – hat ausgekämpft. Ihm bleiben meist nur noch wenige Wochen, oft nur wenige Tage. Er ist nun pflegerisch meist viel besser versorgt als zuvor im Krankenhaus und medikamentös so weit wie nur möglich von Schmerzen befreit. In meiner Zeit als Hospizbegleiter habe ich erlebt, wie Pflegekräfte, ehrenamtliche Mitarbeiterinnen und eine wohltuend unmissionarische Seelsorgerin tun, was in ihrer Macht steht, um diese Lebensetappe so angenehm und erfüllend wie möglich zu gestalten.

Wie denkt ein Mensch in dieser Situation über den Tod und das Leben danach? Bleibt ihm die Überzeugung, die er sein Leben lang gepflegt hat, erhalten, oder bricht nun alles in sich zusammen?

### Was lässt sich im Hospiz lernen?

Darüber habe ich während meiner Zeit im Hospiz mehr von Mitarbeiterinnen und Mitarbeitern erfahren als von den Kranken selbst. Zwar habe ich auch mit Patientinnen und Patienten offene Gespräche geführt. Aber meistens sprachen wir vor allem über das, was beim Anrichten und Ausgeben des Essens zu sagen ist.

Tiefe Gespräche über den Sinn des Lebens können sich im Hospiz ergeben. Man darf sie aber nicht erwarten, wenn man als ehrenamtlicher Mitarbeiter an die Tür einer Kranken klopft. Fasst eine Kranke zu mir Vertrauen, dann ist sie vielleicht bereits zu schwach, um sich mir anzuvertrauen. Für lange Diskussionen ist die Kraft meist ohnehin nicht mehr da. Und warum sollte sie gerade mit mir über ihr Leben sprechen wollen? Vielleicht ist es für sie viel wichtiger, dass der Waschlappen, mit dem ich über ihre Stirn fahre, die richtige Temperatur hat.

Als Jugendlicher dachte ich: Wenn es mit dem Leben zu Ende geht, dann ist die Lebensqualität so schlecht, dass es auf die eine oder andere Annehmlichkeit mehr oder weniger auch nicht mehr ankommt. Ein großer Irrtum. Cicely Saunders (1918–2005), die Begründerin der Hospizbewegung, sieht Sterbende von physischen, psychischen, sozialen und spirituellen Schmerzen gequält, die alle behandelt werden müssen. Ein nicht nach hygienischen Vorgaben angereichtes Essen kann zu einem Todesfall führen, ein falsch gewähltes Beruhigungsmittel ein wichtiges Abschiedsgespräch verhindern.

Dass kirchlicher Beistand im Hospiz nur noch von wenigen Sterbenden verlangt wird, heißt nicht, dass sie kein Bedürfnis haben nach spirituellem Trost. Vielleicht schöpfen viele längst aus spirituellen Quellen jenseits institutionalisierter Religionen.

Falls mir der Tee, den ich serviere, wieder einmal zu schwach geraten sein sollte, werde ich wahrscheinlich dennoch keine Beschimpfungen erleben: Menschen sind auch in ihren letzten Lebenstagen noch in aller Regel sehr höflich. Auch wenn nun buchstäblich die letzte Gelegenheit angebrochen ist, um zu sagen, was einem wirklich wichtig ist: Wer es sein Leben lang nicht über sich brachte, die Erwartungen anderer Menschen zu enttäuschen, der wird wahrscheinlich auch jetzt für sich behalten, wie ihm zumute ist.

Wie verbringen wir unsere letzten Lebenstage? In Ruhe, den Blick in den Garten gerichtet und beschäftigt mit Gedanken, die um das Wesentliche kreisen: So dachte ich, bevor ich zum ersten Mal ein Hospiz von innen kennen lernte. Tatsächlich aber läuft in vielen Zimmern der Fernseher, und eingeschaltet sind eher nicht meditative Programme, sondern das, was Leute sonst eben auch sehen, sei es Sport, Reality TV oder eine Quiz-Show. Fernsehen tut vielen Gästen auch deshalb gut, weil es dem Tag Struktur gibt, habe ich im Kurs gelernt. Und wer erschöpft ist, lässt sich lieber berieseln, als dass er aktiv Gespräche führt, zumal über anstrengende Themen.

So verbringen viele ihre letzten Lebenstage nicht unbedingt mit der Vorbereitung auf den Tod. Aber kann man sich überhaupt auf den Tod vorbereiten?

Da scheinen sich viele ernsthafte Menschen zu überschätzen: Sobald wir erfahren, dass wir bald sterben müssen, werden wir von einem Wechselbad der Gefühle ergriffen, auf das wir kaum Einfluss haben. Zwar mag es helfen, sich mit der eigenen Sterblichkeit frühzeitig auseinanderzusetzen. Aber selbst erfahrene Hospiz-Mitarbeiter, die schon viele Menschen auf ihrem letzten Weg getröstet haben, können von großer Angst oder Schwermut ergriffen werden, sobald die Reihe an ihnen ist.

Was wir dann durchleben müssen, können wir willentlich nicht beeinflussen. Die Sterbephasen, wie sie Elisabeth Kübler-Ross beschrieben hat, sind nur ein Anhaltspunkt:

- Zuerst wollen wir es nicht wahrhaben.
- Dann lehnen wir uns gegen unser Schicksal auf.
- Als Nächstes versuchen wir, mit dem Schicksal zu verhandeln.
- Wenn wir endlich begriffen haben, dass jedes Verhandeln vergeblich ist, verfallen wir in Depression.
- Erst nachdem wir auch diese Phase durchlebt haben, können wir das Unvermeidliche annehmen und friedlich sterben.

Willentlich verkürzen lässt sich da offensichtlich nichts. Es gibt Sterbende, die unruhig durch die Gänge irren und nächtelang nicht schlafen können, befallen von einer unüberwindlichen Angst. Bis ihnen etwas aufgeht, das ihnen Frieden bringt. Das kann ein religiöser Satz sein wie „Dein Wille geschehe“. Es kann aber auch ein Satz ohne religiösen Hintergrund sein, wie „Ich nehme alles, wie es kommt“. Was auch immer es sein mag: Zur falschen Zeit ausgesprochen, wäre derselbe Satz wirkungslos verhallt. Erst wenn die innere Uhr so weit ist, kann er zum Leitsatz werden, der alles verändert.

Welche Worte, welche Gedanken trösten? Viele Hospiz-Mitarbeiterinnen haben einen Schatz an Texten, die sich bewährt haben, und holen hervor, was ihnen für die Person in der Phase, in der sie sich gerade befindet, geeignet zu sein scheint. Sicherlich werden darunter auch Bibelzitate sein, wenn auch die Bibel im Hospiz weniger gefragt ist, als Priester es sich wünschen mögen.

Mir ist im Hospiz die Lust vergangen, mich über Texte lustig zu machen, mit denen ich nichts anfangen kann. Denn es kann sein, dass dieselben Texte einem anderen Menschen viel bedeuten. So ahnte ich nicht, was für eine große Trostspenderin die evangelische Theologin Margot Käßmann (*1958) sein kann, bis mir eine „austherapierte“ Frau erzählte, dass es die Bücher von Margot Käßmann waren, die ihr über ihre schwersten Stunden im Krankenhaus hinweghalfen. Was auch immer sie dort über sich ergehen lassen musste, einige Bände von Margot Käßmann waren immer dabei.

Dieselbe Frau hat mich auch unter Tränen gebeten, sie zu segnen. Gesegnet zu werden gab ihr Kraft und linderte ihre Angst. Vielleicht sollten wir einander öfter segnen. Als Kind bin ich immer mit großer Zuversicht in die Schule geschlendert, weil meine Mutter mich jeden Morgen vor dem Schulweg mit Weihwasser gesegnet hat.

## Wie können wir Sterbenden helfen?

Was können Ehrenamtliche im Hospiz tun, um Sterbenden zu helfen? Die wichtigste Antwort lautet: nichts. Oder anders ausgedrückt: Wir können nicht mehr tun, als einfach nur da zu sein.

Im Alltag sind wir ständig damit beschäftigt, irgendetwas erreichen zu wollen. Diesen Anspruch müssen wir aufgeben, sobald wir das Hospiz betreten. Hier kommt es darauf an, auszuhalten, dass wir nicht helfen können. Nur dann werden Sterbende uns in ihrer Nähe ertragen können. Sterbende und Trauernde brauchen keine Lösungen; sie wissen, dass es keine gibt. Sie brauchen jemanden, der – oder die – das aushält. Der zuhört, ohne Antworten geben zu müssen.

Rückt der Tod näher, so kann es geschehen, dass Sterbende Visionen haben. Bricht durch diese Visionen eine jenseitige Realität hervor?

In manchen Fällen wohl eher nicht. Beispielsweise, wenn ein Sterbender halluziniert, dass finstere Verschwörer aus dem Nebenraum heraus sein Essen vergiften und feindliche Strahlen auf ihn abfeuern, um ihn zu töten und anschließend die Weltherrschaft anzutreten. Aber stellen wir uns vor, eine Sterbende sieht, dass sich die Zimmerwand öffnet und ihre verstorbene Tante eintritt, um sie abzuholen. Wenn diese Frau mich nun fragt, ob ich ihre Tante auch sehe: Wie soll ich reagieren?

Eine erfahrene Hospiz-Mitarbeiterin wird in einer solchen Situation dem Grundsatz folgen: Erkenne die Realität des anderen an, ohne unehrlich zu werden. Daher wird sie nicht sagen: „Nein, ich sehe niemanden." Sie wird aber auch nicht sagen: „Ja, ich sehe sie auch." Eine weise Antwort wäre: „Ihre Tante ist nur für Sie gekommen. Deshalb können auch nur Sie sie sehen."

Von Mitarbeiterinnen, die Sterbende missionieren, trennen sich Hospize sofort. Geschwächten Menschen den eigenen Willen aufzudrängen, entspräche nicht dem Geist dieser Häuser. Hier erfährt jeder Gast Respekt für seine Lebensgeschichte und Überzeugungen. Die Mitarbeiterinnen begegnen allen in einer Haltung der Ehrfurcht davor, wie verschieden ihre Wege sind.

Jedes Gespräch mit einem Gast kann das letzte sein: Eine Frau, die heute noch lebhaft erzählte, kann morgen schon in einen Zustand tiefer Erschöpfung verfallen, aus dem sie sich nicht mehr erholt. Umso wichtiger ist es, sich aus jedem Gespräch mit einem Ausdruck der Dankbarkeit und Wertschätzung zu verabschieden.

Was bewegt nun Menschen, wenn sie wissen, dass ihr Tod näher rückt?

## Was zählt am Ende?

Ein Gefühl, das auch in Altersheimen weit verbreitet scheint, ist Enttäuschung: Das war es also? Das Leben ist so schnell vergangen, viele Träume haben sich nicht erfüllt. Was auf später verschoben wurde, ist am Ende überhaupt nicht passiert. Den Menschen, für die ich mich verausgabt habe, bedeute ich nichts mehr. Ich habe nicht richtig gelebt. Was bleibt nun von mir?

Bei manchen Menschen kommt Verdrängtes wieder hoch. Ein Kriegsveteran mag die Ehrenamtliche schütteln und anschreien: „Wenn Sie wüssten, was ich getan habe!“ Andere quält die Erinnerung an einen Schwangerschaftsabbruch oder an eine erlittene Vergewaltigung.

Ein Mensch, den alle nur als äußerst liebenswürdig erlebt haben, kann plötzlich wie ausgewechselt sein, beleidigen und schreckliche Dinge sagen, als wäre er „der Teufel persönlich“.

Aber greifen wir unsere Eingangsfrage wieder auf: Wie steht es mit den weltanschaulichen Überzeugungen, die wir unser Leben lang gepflegt haben? Geben sie uns auch angesichts des Todes noch Halt?

Während unseres Vorbereitungs-Kurses auf die Hospiz-Arbeit sprachen wir immer wieder auch darüber mit Hospiz-Mitarbeiterinnen sowie mit

Rettungskräften aus dem Notdienst. Die folgenden Notizen speisen sich vor allem aus ihren Eindrücken, sind also subjektiv und nicht repräsentativ.

Offenbar gibt es Menschen, die gut zurechtkommen mit der Überzeugung, dass ihr Bewusstsein bald für immer verlöschen wird. „In ein paar Tagen werde ich Futter für die Würmer sein, nichts weiter“: Diesen Gedanken können sie gelassen aussprechen, ohne zu erschrecken. Für diese Menschen ist Atheismus offensichtlich bis zuletzt eine unproblematische Lebenshaltung.

Wer sein Leben lang keine Spiritualität gepflegt hat, wird sie in der Regel auch in seinen letzten Lebenstagen nicht mehr entwickeln. Es kommt aber auch vor, dass Menschen angesichts des Todes ihre Haltung zum Leben noch einmal völlig verändern. So kann ein Mensch, der sein Leben lang mit ausgefahrenen Ellenbogen nur auf seinen Vorteil bedacht war, angesichts der liebevollen Zuwendung, die er im Hospiz erfährt, zu dem Schluss kommen: „Ich habe mein Leben lang falsch gelebt.“ Eine niederschmetternde Erkenntnis? Mag sein. Aber der Mann, an den ich dabei denke, ist versöhnt und friedlich gestorben.

Ein Rettungssanitäter hat uns aus seiner Erfahrung gesagt: Kultur und Religion spielen im Angesicht des Todes nicht mehr die Rolle wie früher. Er habe auch Pfarrer in großer Angst sterben sehen.

Religion kann die Angst vor dem Tod lindern, aber auch verstärken. Dazu teilt Richard Dawkins in „Gotteswahn“ die Erfahrung der Leiterin eines Altersheims mit: Sie hat im Lauf ihres Berufslebens den Eindruck gewonnen, dass religiöse Menschen meist die größte Angst vor dem Tod haben. In meinem Hospizkurs, an dem überwiegend religiös und spirituell orientierte Menschen mitwirkten, klang das etwas differenzierter: Gefährlich seien Formen konservativer Religiosität, in denen jenseitige Schreckensszenarien eine große Rolle spielen.

Weitere Erfahrungen, die mir Hospizkräfte mitgegeben haben: Harmonie in der Familie hilft. Friede mit allen Menschen wird zum Lebensende sehr wichtig. Gottvertrauen trägt, wenn es echt ist. Nur dann können auch kirchliche Rituale hilfreich sein. Nichts lässt sich erzwingen. Aber wenn wir bemerken, dass eine positive Spiritualität in uns wächst, dann tun wir gut daran, sie wachsen zu lassen.

Bei den folgenden Ausführungen bitte ich Sie zu bedenken: Ich bin kein Mediziner und habe nicht die Kompetenz, Ihnen Handlungsempfehlungen zu geben. Ich notiere lediglich subjektive Eindrücke aus der Hospiz-Praxis, von Personen, die keinen medizinischen, sondern einen pflegerischen oder seelsorgerischen Hintergrund haben. Dabei möchte ich nicht unterschlagen, dass es in Hospizen gelegentlich zu Meinungsverschiedenheiten zwischen Pflegekräften und Ärzten kommen kann. Fragen Sie bitte, wenn es konkret wird, Fachpersonal aus beiden Bereichen um Rat. Holen Sie, wenn möglich, verschiedene Meinungen ein. Zweifeln Sie auch das an, was ich Ihnen jetzt aus meiner bescheidenen Erfahrung nach bestem Wissen und Gewissen mitteile.

Angehörige können ihren Sterbenden helfen, indem sie den Mut aufbringen, den Sterbeprozess geschehen zu lassen. Das kann bedeuten, dass sie eine Sterbende nicht zwingen, mehr zu essen, als sie will, oder überhaupt zu essen. Es hat einen Grund, wenn der Organismus wenig oder keine Nahrung mehr aufnehmen will. Wer isst, nährt damit auch seinen Tumor. Das sollte auch bei der Entscheidung über künstliche Ernährung bedacht werden. Sie kann dazu führen, dass sich der Sterbeprozess nur unnötig in die Länge zieht.

Nicht hilfreich ist es, einen Sterbenden nicht gehen zu lassen, mit verzweifelten Appellen wie „Du darfst nicht sterben". Das kann den Übergang erheblich erschweren. Aber auch das Gegenteil kann verfehlt sein: „Warum stirbt er nicht endlich? Das ist doch nur noch Quälerei." Was von außen wie sinnlose Quälerei aussieht, kann ein wichtiger seelischer Prozess sein. Niemand weiß, was ein Sterbender, eine Sterbende noch mit sich ausmachen muss, bevor sie in Frieden loslassen kann.

Sterbende geben oft Laute von sich, die ihre Angehörigen entsetzen. Dann kann es hilfreich sein, sich klarzumachen: Stöhnen entlastet. Man sollte Sterbende deshalb stöhnen lassen.

Wenn die Atmung in ein Röcheln übergeht oder rasselnd wird, haben Angehörige oft Angst, dass der oder die Sterbende nun schwer leidet. Aber bei der Rasselatmung kurz vor dem Tod entsteht kein Gefühl von Atemnot mehr. Wenn Pfleger einer Sterbenden mit „Todesröcheln" Atropin verabreichen, dann tun sie das nicht der Sterbenden zuliebe, sondern um die Angehörigen zu beruhigen. Das ist auch der Fall, wenn sie bei Rasselatmung Schleim und Speichel absaugen.

Bei ALS-Kranken im Endstadium – ALS ist die Nervenkrankheit, mit der Stephen Hawking ungewöhnlich lange gelebt hat – versagt irgendwann die Atmung. Bedeutet das, dass die Kranke erstickt? Im Hospiz haben sie uns versichert, dass das nicht der Fall ist. Vielmehr entwickle sich die Atmung so, dass nicht mehr genügend Sauerstoff in die Lunge gelange, so dass der Tod wie ein friedlicher Schlaf komme. Stattdessen ein Beatmungsgerät über einen Luftröhrenschnitt anzuschließen, könne dagegen zu einem qualvollen Sterben führen. Irgendwann versage dann eben statt der Lunge ein anderes Organ. In der Zwischenzeit bekomme der Sterbende von einer Maschine ihren Atmenrhythmus aufgezwungen. Man könne sich vorstellen, dass das eine sehr unangenehme Erfahrung sein müsse.

Unbedingt sollte man in der Umgebung von Sterbenden auf Ruhe achten und alle unangenehmen Geräusche vermeiden. Das kann bedeuten, dass man einen Stuhl nicht einfach quietschend über den Boden zieht, sondern anhebt und behutsam neu aufsetzt. Denn wir wissen nicht, was für Alpträume wir in Sterbenden mit unangenehmen Geräuschen auslösen. Am Sterbebett sollten Angehörige deshalb nur in sanftem und leisem Ton sprechen. Auf keinen Fall sollten sie sich zanken – auch nach dem Tod nicht: Niemand kann wissen, wie lange das Bewusstsein noch da ist, wenn Atmung und Herzschlag ausgesetzt haben.

Einer Patientin, die es wünscht und dafür offen ist, wird eine Hospiz-Mitarbeiterin tröstende religiöse Texte nicht versagen. Einen Text, der für solche Menschen – auch für Hinterbliebene – häufig verwendet wird, möchte ich hier stark verkürzt wiedergeben. Er geht zurück auf den Rabbiner Maurice Lamm.

Gespräch von Zwilligen, die vor ihrer Geburt im Schoß ihrer Mutter miteinander sprechen:

Schwester: „Ich glaube an ein Leben nach der Geburt!"

Bruder: „Unsinn! Hier ist alles, was es gibt. Hier ist es schön und warm. Wir brauchen uns nur an die Nabelschnur zu halten, die uns ernährt."

S: „Aber es muss doch mehr als das hier geben, einen Ort, wo Licht ist und man sich frei bewegen kann. Und irgendwie müssen wir ja auch entstanden sein. Ich glaube, wir haben eine Mutter."

B: „Was redest du da? Ich habe noch nie eine Mutter gesehen, und du auch nicht. Wer hat dir denn diese Idee in den Kopf gesetzt? Dieser Ort ist alles, was es gibt! Außerdem geht es uns hier gar nicht so übel. Sei doch endlich zufrieden! "

S: „Es wird aber immer enger hier. Ich glaube, wir werden diesen Ort eines Tages verlassen."

B: „Unsinn. Dieser Glaube hat keine Grundlage. Du versuchst dich nur zu beruhigen, weil es hier eines Tages mit uns zu Ende sein könnte. Aber mach dir nichts vor: Es gibt nur dieses Leben, da kommt nichts hinterher!"

Plötzlich platzt die Fruchtblase, der Gebärmuttermuskel zieht sich zusammen …

Zu den Menschen, denen man mit dieser Geschichte ganz sicher nicht hätte kommen dürfen, gehört der Autor und Journalist Christopher Hitchens (1949–2011).

## Wer war Christopher Hitchens?

Am 8. Juni 2010 erfuhr Christopher Hitchens, dass seine Ärzte Speiseröhrenkrebs bei ihm diagnostiziert hatten – dieselbe Krankheit, an der auch sein Vater gestorben war. 19 Monate später, am 15. Dezember 2011, starb er im Alter von 62 Jahren. Seine Reflexionen aus dieser letzten Lebensphase, veröffentlicht drei Jahre nach seinem Tod, enthalten persönliche Eindrücke, die mir äußerst wertvoll scheinen für den Umgang mit Menschen, die an einer Krebserkrankung mit geringen Heilungschancen leiden.

2007 hatte Hitchens „God Is Not Great" veröffentlicht, zu Deutsch „Gott ist kein Hirte", einen der schärfsten denkbaren Angriffe auf die Religion. Dieser Angriff lässt sich nicht verstehen ohne den persönlichen Hintergrund des Autors. Oder täusche ich mich, und dieser Hintergrund trägt in Wahrheit nichts zum Verständnis bei? Immerhin hatte Hitchens' Bruder dieselben Eltern wie er und wuchs in derselben Umgebung auf. Dennoch wurde der eine der beiden religiös, der andere nicht – worüber die beiden bereits als Kinder uneins und später lange Zeit zerstritten waren.

Hitchens' Vater war im Zweiten Weltkrieg als Soldat in der britischen Marine unter anderem an der Versenkung des deutschen Schlachtschiffs „Scharnhorst" beteiligt. Das, so Christopher Hitchens anerkennend, „war ein besseres Tagewerk als alles, was ich jemals getan habe". Um seinem wortkargen Vater näher zu kommen, lernte er Golfen, obwohl er selbst sich nicht im Geringsten für Sport interessierte.

Christophers Eltern hatten sich bei der britischen Marine kennengelernt. Ihre Ehe war unglücklich. Der Junge verehrte seine schöne und elegante Mutter. Sie war es, die durchsetzte, dass Hitchens trotz der bescheidenen finanziellen Verhältnisse der Familie eine gute Schule besuchen und in Oxford studieren konnte. Sie vertraute ihm an, dass sie vor und nach seiner Geburt eine Abtreibung gehabt hatte. Ihre romantische Affäre mit einem Ex-Kleriker, der sich esoterischen Ideen zugewandt hatte, endete tödlich: Die beiden nahmen sich 1973 das Leben. Kurz vor ihrem Tod hatte seine Mutter mehrmals vergeblich versucht, ihn telefonisch zu erreichen – die Telefonate waren nicht durchgestellt worden. Erst nach ihrem Tod erfuhr Hitchens, dass seine Mutter eine jüdische Immigrantin aus Osteuropa war.

„Es gibt keine Atheisten in Schützengräben", lautet ein verbreitetes Vorurteil gegen Atheisten: Wenn es hart auf hart komme, suche jeder Mensch seine Zuflucht bei Gott. Auf den Atheist Hitchens traf das nicht zu: Als Auslands- und Kriegskorrespondent von Vanity Fair, New Statesman und anderen Medien hat sich Hitchens immer wieder Gefahren ausgesetzt. Nordirland, Libyen, Irak, Griechenland zur Zeit der Militärjunta, Argentinien unter Diktator Jorge Rafael Videla, Uganda zur Zeit des Terrors von Joseph

Konys Lord's Resistance Army: Hitchens „reiste zu jedem Krisenherd, den Sie sich vorstellen können", schrieb Graydon Carter, der ihn für Vanity Fair als Kolumnist engagiert hatte. In Sarajewo überließ Hitchens einmal unter Beschuss seine kugelsichere Weste einer Frau, „die noch mehr Angst hatte als ich". Um darüber berichten zu können, wie sich „Waterboarding" anfühle, ließ er diese US-amerikanische Foltermethode am eigenen Leib ausführen. Seitdem begleitete ihn die posttraumatische Angst zu ersticken.

All diesen Gefahren setzte sich Hitchens aus als ein Mensch, der mit seinen Mitmenschen fühlte, tief betrübt über die Leiden und Ängste, in denen er sie vorfand. Aus seiner Mitmenschlichkeit heraus hatte er sich als junger Mensch so sehr für den Kommunismus begeistert, dass er Kuba aufsuchte, um die Revolution zu unterstützen. Zu seiner Enttäuschung fand er dort jedoch einen abstoßenden Herrscher-Kult um Fidel Castro vor, der jede abweichende Meinung als „konterrevolutionär" brandmarkte. Über Stalin hatte er sich als Anhänger Trotzkis und Rosa Luxemburgs ohnehin nie Illusionen gemacht. Hitchens verstand sich so lange als Linker, wie er dort den Kampf für Menschenrechte gut aufgehoben sah: Mit der Linken engagierte er sich gegen den Vietnam-Krieg, gegen Atomwaffen und Rassismus. Aber in seiner Empörung über islamistische Gräueltaten wie Khomeinis Fatwa gegen seinen Freund Salman Rushdie, die Anschläge vom 11. September 2001 und die Bestialitäten des Tyrannen Saddam Hussein fühlte er sich von der Linken im Stich gelassen.

Dieser Mann also hasste die Religion. In Anlehnung an die Bibel könnte man sagen: Er hasste Gott von ganzem Herzen, aus vollster Seele und mit all seiner Kraft. Oder galt sein Hass gar nicht Gott, von dem er ja überzeugt war, dass er nicht existiere?

## Warum hasste Hitchens die Religion?

Hitchens verfolgte mit Abscheu, was Menschen im Namen der Religion anrichten. Und er war nicht gewillt, diesen destruktiven Kräften auch nur einen Millimeter entgegenzukommen.

Ein Jahr vor seinem Tod führte Hitchens eine öffentliche Debatte mit dem britischen Ex-Premierminister Tony Blair (*1953) über die Rolle der Religion in der Welt. Blair sprach sich für Religion aus. Zwar gebe es religiöse Kräfte, die viel Unheil anrichteten. Aber daneben gebe es auch positive religiöse Kräfte. Wer die fördere, habe weltweit starke Verbündete im Kampf gegen Armut und Not. Hitchens wies das heftig zurück: Wer Not und Unterentwicklung überwinden wolle, müsse zuallererst die Frauen stärken. Das hätten sämtliche Untersuchungen gezeigt. Wo man aber weltweit auch hinschaue, überall sei die Kraft, die der Gleichberechtigung der Frau im Weg stehe: die Religion.

Wenn religiöse Menschen böse handeln, so Hitchens, dann nicht, weil sie ihre Religion falsch verstehen, sondern weil sie sie ernst nehmen und tatsächlich daran glauben. Schließlich sind die Kardinalfehler der Religionen in ihre heiligen Schriften selbst eingeschrieben: Alle abrahamitischen Religionen – Judentum, Christentum, Islam – preisen Abraham für seine Bereitschaft, seinen eigenen Sohn zu schlachten wie ein Stück Vieh, im Glauben, damit Gottes Wille zu tun. Sie propagieren die Unterwerfung unter ein himmlisches Regime à la Nordkorea, angeführt von einem göttlichen Diktator, der den Menschen unerfüllbare Aufgaben stellt, um anschließend ihr unvermeidliches Versagen unverhältnismäßig hart mit ewigen Höllenqualen zu bestrafen. Ein Tyrann, der einen nicht einmal nach dem Tod in Ruhe lässt.

Ein Entkommen gibt es zwar, aber nur für diejenigen, die sich sklavisch unterwerfen. Freiheit ist in diesem System die Freiheit der Wahl zwischen absoluter Unterwerfung und ewiger Verdammnis. So fördert die Religion einen Geist der Unterwürfigkeit, statt die Menschen in ihrer Freiheit und Selbstbestimmung zu stärken. Ja, manche religiöse Schriften ergehen sich sogar in der Schadenfreude über die ewigen Qualen der Verdammten und sehen ein besonderes Vergnügen der Geretteten darin, sich dereinst am Anblick dieser Qualen weiden zu dürfen.

Wer die Menschen unter ein derart schreckliches Joch zwingt, sollte dafür exzellente Gründe haben. Tatsächlich aber haben die Religionen für die

Behauptungen, die sie aufstellen, keinerlei reale Grundlage. Kosmologen haben bewiesen, dass wir nicht als Abbild Gottes im Zentrum der Welt stehen, sondern eine ungeplante Randerscheinung eines fast überall lebensfeindlichen Universums sind. Evolutionsbiologen haben widerlegt, dass wir Geschöpfe Gottes sind, Hirnforscher haben widerlegt, dass unser Bewusstsein unseren Tod überdauern kann: Wir *haben* keinen Körper, wir *sind* unser Körper. Die Religionen ignorieren diese und andere Erkenntnisse der Wissenschaft, um ihre Fabeln aus vorwissenschaftlicher Zeit weiter verbreiten zu können.

Dass manche der auf frommen Fabeln basierenden Behauptungen unwiderlegbar sind, spricht nicht für, sondern gegen sie. Denn das zeigt: Diese Behauptungen sind so schlecht, dass man nicht einmal daraus lernen kann. Sie sind, wie Wissenschaftler sagen würden, „nicht einmal falsch". Sie sind frei aus der Luft gegriffen und müssen deshalb auch nicht widerlegt werden. Denn die Beweislast liegt immer bei dem, der eine Behauptung aufstellt. Wenn die Religiösen Gottes Existenz behaupten, ohne Beweise dafür vorzulegen, dann brauchen die Atheisten für die Zurückweisung dieser grundlosen Behauptung ebenfalls keine Beweise.

Und zurückweisen sollte man die Wahnideen der Religiösen unbedingt, war Hitchens überzeugt. Denn sie sind alles andere als harmlos. Sie dienen als Rechtfertigung für Rassismus, sexuelle Unterdrückung und Faschismus. So hat die katholische Kirche mit faschistischen Regimen paktiert, auch mit dem deutschen. 25 Prozent der SS-Männer waren praktizierende Katholiken. Von der gesamten Herrscher-Clique des Nazi-Terrorstaats wurde nur ein einziger exkommuniziert: Joseph Goebbels – weil er eine geschiedene evangelische Frau geheiratet hatte. Die Kirche stellte dem Nazi-Staat ihre Kirchenbücher zur Verfügung, damit er darin Menschen jüdischen Ursprungs aufspüren konnte, ordnete Feiern zu Hitlers Geburtstag an und half nach dem Krieg nationalsozialistischen Schwerverbrechern, sich ihrer Bestrafung zu entziehen durch Flucht in andere faschistische Staaten, wo so mancher von ihnen weiteres Unheil anrichtete.

Heute terrorisieren Islamisten Menschen, die kein anderes Verbrechen begangen haben als einen Roman zu schreiben oder eine Karikatur zu zeichnen – oder auch nur, wie am 11. September 2001, zur falschen Zeit am falschen Ort gewesen zu sein. Die feigen Reaktionen westlicher Intellektueller auf diesen Terror zeigen: Wir leben in einer Welt, in der religiöse Fanatiker mit absolutistischem Anspruch ihre Kritiker einschüchtern und verfolgen können. Hitchens wusste, wovon er sprach: Auch ihm wurde nach seinem öffentlichen Engagement für Salman Rushdie von der Polizei nahegelegt, seine Adresse zu ändern.

In Israel vereiteln jüdische und islamistische Fanatiker in Feindschaft vereint die Versöhnung zwischen Juden und Palästinensern, unter Berufung auf ihre jeweilige Heilige Schrift. Wo man auch hinschaut: Religion vergiftet alles.

Deshalb wird es höchste Zeit, dass die Atheisten und Agnostiker endlich aufstehen und das aussprechen, was kritische Menschen immer schon gedacht haben, aber nicht öffentlich auszusprechen wagten: Die Welt braucht nicht mehr, sondern weniger Religion. Sie braucht säkularen Pluralismus und das Recht auf Unglauben. Natürlich gibt es auch atheistische Tyranneien, und die müssen ebenso abgeschüttelt werden wie die religiösen. Bei näherem Hinsehen zeigt sich freilich oft, dass die atheistischen Tyrannen so atheistisch gar nicht sind: Stalin hielt sich seine Marionettenkirche, und die nordkoreanische Herrscherdynastie propagiert einen quasi-religiösen Ahnenkult um die mythisch überhöhte Vaterfigur Kim Il Sung.

Fehlbar sind Atheistinnen und Atheisten zwar genauso wie die Anhänger der Religionen. Aber im Unterschied zu diesen können sie ihre Fehler korrigieren, ohne damit gleich das Fundament eines dogmatischen Glaubenssystems infrage zu stellen – weil sie ein solches System nicht haben. Dass aber Atheisten auf dem Sterbebett reumütig in den Schoß der Religion zurückkehren würden, ist ein Mythos. Solche Berichte sind gewöhnlich von „religiösen Rowdys“ erfunden, die Atheisten auch noch in ihrer letzten Stunde nicht in Ruhe lassen wollen. Nein: Atheistinnen und Atheisten, so Hitchens, lehnen gewöhnlich religiösen Trost auch am Lebensende ab. Sie ertragen die Tatsache, dass sie ewige Bewusstlosigkeit erwartet.

## Wie reagierten die Frommen auf die Nachricht von Hitchens′ Erkrankung?

Als bekannt wurde, dass Hitchens an Krebs erkrankt sei, löste das unter den Religiösen Amerikas die unterschiedlichsten Reaktionen aus. Hitchens war vielen ein Begriff, weil er in zahlreichen öffentlichen Debatten unermüdlich seine religiösen Gesprächspartner angegriffen hatte.

„Wie weise es doch Gott eingerichtet hat", sinnierten manche, „dass er Hitchens eine Krebserkrankung schickt, die ihm die Stimme nimmt, mit der er ihn so oft beleidigt hat." Andere konnten es nicht erwarten, bis Hitchens qualvoll sterben würde, um anschließend im Höllenfeuer auf ewig gefoltert zu werden. Doch gab es auch menschlichere, mitfühlende Reaktionen; viele bekundeten, für Hitchens zu beten. Auch der katholische Konvertit Tony Blair zeigte in der öffentlichen Debatte Hochachtung vor seinem kranken Kontrahenten.

## Was empfiehlt Hitchens für den Umgang mit Schwerstkranken?

In seinen Aufzeichnungen während seiner letzten Lebensmonate schilderte Hitchens, wie es sich anfühlt, als Krebspatient ungebetene Ratschläge zu bekommen. Die einen raten ihm, er solle Pfirsichkonzentrat einnehmen, die anderen wollen, dass er sich vegan ernährt, wieder andere regen an, er solle sich in der Hoffung auf medizinischen Fortschritt vorläufig einfrieren lassen. Tipps, so Hitchens, sollte man einem Krebskranken nur dann geben, wenn sie sich exakt auf die spezifische Erkrankung beziehen, die er hat, in dem Stadium, in dem er sich befindet. Alles andere führt zu unnötigen Enttäuschungen.

Deprimierend wirkte auf Hitchens, wenn Leser seine Krankheit zum Anlass nahmen, ihm Leidensgeschichten aus ihrem Umfeld zu erzählen, etwa so: „Mein Cousin hatte auch Krebs, an der Leber, sein Tod war qualvoll. Ich weiß, was Sie durchmachen."

Solche entmutigenden Bemerkungen haben Hitchens veranlasst, eine Etiquette für den Umgang mit Krebskranken anzuregen. Beispielsweise wollen sie nicht ständig auf ihre Erkrankung angesprochen werden. Keineswegs ermutigend sind auch Heilungsgeschichten, die mit der eigenen Diagnose nichts zu tun haben, nach dem Muster: „Bei meiner Großmutter wurde Unterleibskrebs im Endstadium diagnostiziert, man wollte sie schon aufgeben, aber sie blieb dran und nahm riesige Dosen Chemotherapie und Radiatin, und heute kraxelt sie wieder auf dem Mount Everest herum."

Unpassend sind auch Fragen wie: „Hast du Angst, England nie wieder sehen zu können?" Die Konfrontation mit der grausamen Realität leisten die Erkrankten schon selbst, sie wollen nicht auch noch von ihren Freunden dazu genötigt werden.

Für diejenigen, die wie Hitchens selbst schwer erkrankt sind, hat er ebenfalls einen Rat parat: Sie sollten sich hüten, der ständigen Versuchung nachzugeben, nur noch um sich selbst zu kreisen.

Die Schlaf- und Beruhigungsmittel, mit denen seine Ärzte Hitchens' Zustand erleichtern wollten, kamen ihm vor wie eine Verschwendung kostbarer Lebenszeit: Zum Bewusstlos-sein bleibe in der Zukunft noch genug Zeit, meinte er. Bis zuletzt tat er alles, um wieder gesund zu werden. Am 8. Oktober 2011, als er mit dem Richard-Dawkins-Award geehrt wurde, teilte er noch einmal kräftig gegen die Religionen aus. Am 15. Dezember starb er.

## Wer hat Angst vor dem Atheismus?

Ich möchte nur in einer Gesellschaft leben, in der ein Atheist wie Christopher Hitchens frei sagen kann, was er denkt. Verfolgt und verboten waren Atheisten und Agnostiker lange genug, und in vielen Ländern der Erde sind sie es noch. Da ist es doch besser, wenn wir Gläubigen es ertragen, dass die freien Geister uns ins Gesicht sagen, was sie von unseren Argumenten halten.

Warum fällt das vielen Gläubigen so schwer? Ist es, weil sie ahnen, dass ihr Glaube keine Basis hat? So lange alle dasselbe glauben, fällt das nicht auf. Andersgläubige sind wenigstens in derselben Situation: Sie werden für ihren Glauben genauso wenig Gründe angeben können wie ich für meinen und mir deshalb das Spiel nicht verderben. Aber Atheisten stehen vor all den schönen Gotteshäusern, die Gläubige gebaut haben; vor den Gebeten, die sie durch die Jahrtausende gesprochen haben; vor den Lehren, auf die Generationen ihr Leben gegründet haben; vor all dem Verzicht, den Gläubige für ihren Gott geleistet haben; den Schmerzen, die sie für ihn erduldet haben; vor all dem kostbaren Kultgerät, den feinen Messgewändern, den sorgfältig abgezirkelten liturgischen Schritten, Kniebeugen und Verneigungen; vor all diesen Kostbarkeiten stehen sie und sagen: Das ist alles Unsinn. Das hättet ihr euch sparen können, euer Leben lang. Ihr und alle eure Vorfahren, ihr habt euer Leben ausgerichtet auf etwas, das es nicht gibt.

Damit treffen sie einen Nerv: eine dunkle Ahnung, dass die Atheistinnen und Atheisten Recht haben könnten. Aber so etwas sagt man nicht. Zumal dann nicht, wenn man nichts Besseres anzubieten hat. Und was haben die Atheisten anzubieten für die Sinngebung und die Jenseitshoffnung, die sie uns rauben? So verhalten sich nur Spielverderber.

Dabei könnte die Auseinandersetzung mit dem Atheismus für Gläubige eine Chance sein: Die Atheistinnen und Atheisten, das sind die Leute, die den wunden Punkt offenlegen, an dem ich arbeiten muss und den ich ohne sie nicht finden würde. Vielleicht werde ich das, was ich heute glaube, ändern müssen. Aber dann nicht, weil die Atheisten mir das Spiel verderben, sondern weil mit meinem Glauben tatsächlich etwas nicht stimmt. Wenn ich das korrigiere: Vielleicht finde ich dann zu dem Glauben, der mir wirklich hilft, wenn es darauf ankommt, weil er die Feuerprobe bereits bestanden hat.

Mit welchem Glauben wir auf unseren Tod zugehen werden? Vielleicht kommt es darauf irgendwann gar nicht mehr an. Eine Palliativ-Krankenschwester, die schon viele Patientinnen und Patienten hat sterben sehen, hat mir gesagt: Die meisten Menschen sterben am Ende friedlich.

# 12.
# Nachwort

Ich sitze am offenen Fenster und schaue hinaus in den Garten. Es ist eine der Abendstunden, von denen ich mir noch viele wünsche. Ein langer Regen hat die Luft gereinigt, nun scheint die Sonne wieder. Vom Kirschbaum leuchtet frisches Grün herüber, ein sanfter Wind streicht durch die Blätter. Die Vögel zwitschern. Aus der Ferne Glockengeläut.

Ob ich wohl jetzt dasselbe fühlen würde, wenn ich nicht mehr an einen Gott glauben würde? Vielleicht wäre es gar nicht viel anders, wenn ich mich erst einmal daran gewöhnt hätte?

Ob wir Atheistinnen und Atheisten sind oder Gottesgläubige, wir sind Menschen und empfinden dasselbe. Grün beruhigt uns, Eichhörnchen erheitern uns, ein Glas Wein stimmt uns gesprächig.

In einem bin ich mir mit den entschiedensten Atheisten einig: Johann Sebastian Bach ist der Größte. Richard Dawkins liebt Bachs geistliche Musik, Christopher Hitchens hat ihn seinen Lieblingskomponisten genannt, Daniel Dennett wählte für einen Buchtitel den Namen Bach als Synonym für den höchsten Grad der Evolution. Und ich liebe Bachs Präludien und Fugen noch in der schlechtesten mir zugänglichen Interpretation: meiner eigenen.

Über Bachs Musik erreicht, so scheint mir, auch seine Spiritualität die Menschen, an ihren rationalen Glaubens- oder Unglaubenssystemen vorbei. Bach bewirkt, dass Atheistinnen und Atheisten sich fromm fühlen und Katholikinnen und Katholiken aufmüpfig. Denn auch das steckt in Bachs frommer Musik: Freiheit, Rhythmus, Rebellion, Blues, Jazz.

Die Naturwissenschaften lehren uns das Staunen: Diese Stunde ist nichts angesichts der Jahrmilliarden, die vergangen sind und vergehen werden. Dieser Garten ist nichts angesichts der 200 Milliarden Galaxien unseres Universums. Die Stare, die uns fröhlich die Kirschen wegfressen, sind Nachfahren der Dinosaurier, die vor 66 Millionen Jahren ausgestorben sind.

Was bin ich, was ist mein Bewusstsein? Warum liegt mir so viel daran, dass es meinen Tod überdauert? Mich bekümmert nicht, dass mein Bewusstsein nicht da war, bevor ich im Körper meiner Mutter herangereift bin. Mich bekümmert nicht, dass es nur in meinem Körper steckt und in keinem der bald acht Milliarden anderen Menschenkörper, die mit mir auf dieser Erde leben, ganz zu schweigen vom Leben auf anderen Sternen. Warum liegt mir ausgerechnet so viel daran, dass dieses mein Bewusstsein in dem Zeitraum fortbesteht, der meinem Tod folgt? Warum sollte ich nicht auch darauf verzichten können, wie ich auf die anderen Räume und Zeiten verzichte?

Es wird immer liebende Menschen geben, die mit solchen Gedanken nichts anfangen können. Sie werden immer wünschen, dass die geliebte Mutter oder der geliebte Partner auch nach seinem Tod weiterlebe. Darin kann sie ihre alltägliche Erfahrung ermutigen: Als der geliebte Mensch noch nicht gestorben war, war er auch manchmal fort, so wie jetzt, wo er tot ist. Aber dann war er nicht nirgends, sondern anderswo. Es war immer klar, dass wir uns wiedersehen würden. Auch jetzt noch, wo der geliebte Mensch tot ist, sagt die Intuition: Wir sind nur an verschiedenen Orten unterwegs. Eines Tages werden wir uns wiedersehen. Diese Hoffnung ist zu elementar, als dass sie jemals aussterben könnte, zumal viele Verwitwete ihre verstorbene Frau, ihren verstorbenen Mann weiter um sich zu spüren meinen. Schon deshalb wird es Gottesgläubige immer geben.

Aber auch der Atheismus wird niemals aussterben. Sogar im Mittelalter gab es Menschen, auf die ein feierlicher Gottesdienst anders wirkte als auf die übrigen. Denen dazu nur einfiel: Das stimmt doch alles gar nicht. Diese Gesänge, Kerzen und Weihrauchschwaden – das ist doch Mummenschanz. Der Gott, den sie anrufen, den gibt es überhaupt nicht. Dass Menschen auf solche Gedanken kommen, lässt sich durch keine Zensur verhindern. Denn auch diese Regung ist elementar, genauso wie die religiöse. Deshalb wird es auch immer Atheistinnen und Atheisten geben.

Religiosität scheint in einem erheblichen Ausmaß genetisch bedingt zu sein. Offensichtlich gibt es Menschen, die ganz natürlich zur Religion neigen, und andere, die ebenso natürlich zum Atheismus neigen. Umso wünschenswerter erscheint es, dass für beide Weltanschauungen Spielraum bleibt. Ist das so?

Ob es in unserer Gesellschaft so ist und in unseren Familien: Das liegt an uns. Religionsfreiheit beginnt, wenn ein Vater es akzeptiert, dass seine Kinder nicht mehr beten wollen, oder dass sie zu seiner Verwunderung beten. Oder wenn zwei Menschen, die sich lieben, damit umgehen können, dass die Partnerin oder der Partner den eigenen Glauben nicht teilt. Weder die Religion noch der Atheismus macht einen Menschen gut oder schlecht. Ich habe mit Frauen und Männern verschiedener Religionen ebenso gute Erfahrungen gemacht wie mit Menschen ohne Religion. Deshalb fällt es mir nicht schwer, Jüdinnen und Juden, Musleminnen und Muslimen und Atheistinnen und Atheisten gleichermaßen zu vertrauen. Wir haben alle dieselben Spiegelneuronen.

Aber ist es vielleicht am Ende doch vernünftig, Naturalist zu sein, und unvernünftig, an das Übernatürliche zu glauben? Ist die naturwissenschaftliche Erkenntnis an einen Punkt gelangt, an dem religiöse und spirituelle Deutungen des Lebens widerlegt sind, auch wenn die meisten Menschen das noch nicht verstanden haben?

Schauen wir uns zusammenfassend noch einmal die wichtigsten Gründe an, die Naturalisten gegen das Übernatürliche vorbringen:

1. Die Grausamkeit der Natur lehrt uns: Das kann nicht das Werk eines liebenden Gottes sein.
2. Ist es auch nicht: Die Vielfalt des Lebens ist Folge absichtsloser evolutionärer Prozesse, wie wir heute wissen.

3. Dabei wird deutlich: Alles, was komplex ist, lässt sich zurückführen auf etwas, das einfacher ist. Das gilt auch in der unbelebten Natur. Deshalb muss der Anfang von allem einfach sein.
4. Für Leben und Bewusstsein gilt dasselbe: Sie sind sekundäre Folgen zunehmender Komplexität, also völlig natürlich erklärbar.
5. Die Religionen basieren auf haltlosen mythologischen Phantasien aus vorwissenschaftlicher Zeit, die in Konflikt stehen mit den Erkenntnissen der modernen Naturwissenschaften. Dabei müssen die Religionen den Kürzeren ziehen, weil nur die Naturwissenschaften sich der kritischen Überprüfung stellen und sich in ihr behaupten.
6. Alle Behauptungen übernatürlicher Fähigkeiten haben sich noch immer als haltlos erwiesen, sobald man sie unter Laborbedingungen wissenschaftlich untersucht hat.
7. Für eine Transzendenz gibt es keinerlei Anhaltspunkte. Die Naturwissenschaften können immerhin zeigen, dass der Glaube an eine solche Dimension absurd wäre. Deshalb sollten wir ihn verwerfen.

Diese Argumente sind rational und einleuchtend. Aber sind sie auch zwingend? Schauen wir uns an, wie Transzendenz-Gläubige sich gegen diese Angriffe zur Wehr setzen:

zu. 1. (Grausamkeit der Natur):
Für die leidende Kreatur ergreift man nicht Partei, indem man ihr Leid für die Widerlegung Gottes instrumentalisiert. Damit erreicht man weiter nichts, als dass man leidenden Menschen auch noch ihren letzten Trost nimmt. Wer leidet, will, dass sein oder ihr Leid endet, nichts weiter. Darauf hinzuarbeiten, ist unsere Aufgabe. Warum Gott das Leid zulässt, brauchen wir nicht zu verstehen. Die Frage, ob es eine übernatürliche Dimension gibt, ist davon unabhängig.

zu. 2. (Leben ist Folge absichtsloser evolutionärer Prozesse):
Die Evolution war nur möglich, weil die Naturkonstanten exakt so eingestellt sind, dass ein lebensfreundliches Universum ent-

stehen konnte. Das ist unwahrscheinlicher, als mehrere Male hintereinander im Lotto zu gewinnen, und doch ist es so. Warum, wissen wir nicht. Die naturwissenschaftliche Faktenlage lässt Spielraum für die Annahme, dass ein göttlicher Plan dahinter steckt.

zu. 3. (Der Anfang von allem muss einfach sein):
Die Naturkonstanten lassen sich nicht auf einfachere Ursachen zurückführen, das Prinzip der Evolution gilt also nicht absolut. Wenn Atheisten es dennoch absolut setzen, dann, weil sie verliebt sind in die Idee, wir Menschen könnten irgendwann alles verstehen, was es gibt. Das aber ist nicht Wissenschaft, sondern Wunschdenken.

zu 4. (Leben und Bewusstsein sind natürlich erklärbar):
Noch bleibt abzuwarten, ob den Biologen die vollständige Aufklärung der Ursachen von Leben und Bewusstsein tatsächlich gelingen wird. Doch selbst wenn das eines Tages der Fall sein sollte: Dann können sie dennoch nicht ausschließen, dass es in anderen Dimensionen Formen von Leben und Bewusstsein geben könnte, die sich ihrem Zugriff entziehen.

zu 5. (Religionen sind vorwissenschaftlich und kritikunfähig):
Neben den Religionen, aber auch innerhalb von ihnen, gibt es Menschen mit spiritueller Orientierung, die Zweifel zulassen und an das Übernatürliche glauben, ohne an überholten Weltbildern festzuhalten. Sie trifft dieser Einwand nicht.

zu 6. (Übernatürliche Fähigkeiten sind unbewiesen):
Hier steht Aussage gegen Aussage. Es gibt viele Berichte über Ereignisse, die sich im Rahmen des heutigen naturwissenschaftlichen Weltbilds nicht erklären lassen, darunter auch sorgfältig von unabhängiger Seite untersuchte. Dass selbst die Naturwissenschaftler das nicht grundsätzlich ausschließen, sieht man daran, dass sie ein Forschungsgebiet dafür eingerichtet haben, die Anomalistik.

zu 7. (Transzendenz ist zwar unwiderlegbar, aber absurd):
Zugegeben: Es ist kein Beweis für die Realität des Übernatürlichen, dass nahezu alle Kulturen der Welt daran auf die eine oder andere Weise glauben. Aber einen solchen menschheitsübergrei-

fenden Konsens für so absurd zu halten wie den Glauben an den Weihnachtsmann: Das ist nicht naturwissenschaftlich gedacht, sondern eine persönliche Entscheidung.

Auch diese Gegenargumente halte ich für zwar vernünftig, aber nicht zwingend.

Vielleicht reden Naturalisten und Gläubige oft aneinander vorbei, weil sie sich selten Rechenschaft ablegen über einen entscheidenden Punkt: Was hinter ihrer Überzeugung steht, sind nie Fakten alleine. Sondern es kommt immer noch ein zweites hinzu: Haltung.

Immerhin: Die Atheisten, mit deren Argumenten gegen die Religion wir uns hier auseinandergesetzt haben, machen aus ihrer Haltung keinen Hehl.

- Dennett bekennt seinen Glauben, dass es für naturwissenschaftliche Erkenntnis keine Grenzen gibt, dass sie allen anderen Formen der Erkenntnis überlegen ist und dass sie früher oder später alles erfassen wird, was es gibt.
- Dawkins gesteht, dass er es unerträglich finden würde, einen Schöpfergott annehmen zu müssen, dem man nicht mit wissenschaftlichen Methoden beikommen kann, weil dann zu vieles unerklärt bleiben würde.
- Blackmore hat so viel Freude an naturwissenschaftlicher Forschung, dass es sie enttäuschen würde, falls es ein Jenseits gäbe, weil sich das nicht so schön erforschen ließe wie Zustände des menschlichen Gehirns.
- Hitchens hielt die Vorstellung, nach seinem Tod weiterleben zu müssen, für eine Zumutung. Ihm graute davor, bis in alle Zeit und Ewigkeit einem himmlischen Diktator lobhudeln zu müssen.

Wir sollten allen Menschen dankbar sein, die ihre Haltung so offenherzig darlegen, wie diese Autoren es tun. Wer Haltung zeigt, macht sich angreifbar. Das ist mutiger, als die eigenen Motive hinter angeblich unangreifbaren Tatsachen zu verstecken.

Wenn Naturwissenschaftlerinnen und Naturwissenschaftlern das Übernatürliche ablehnen: Tun sie das aufgrund von wissenschaftlichen Fakten, denen wir uns beugen müssten? Oder stehen dahinter andere Motive?

Ich kann nicht in die Köpfe von Naturwissenschaftlern hineinschauen. Aber es gibt ein Motiv für die Ablehnung des Übernatürlichen, das mir sehr plausibel vorkommt. Ich möchte es niemandem unterstellen, aber doch als Möglichkeit vorstellen:

## Warum lehnen so viele Naturwissenschaftler das Übernatürliche ab?

Stellen Sie sich vor, es gäbe eine Dimension jenseits der Physik, in die wir eingehen, wenn wir sterben und von der her sich der Sinn unseres Lebens erschließt. Welche Folgen hätte das für die Wissenschaften?

„Dann wäre alles falsch, was die Wissenschaft bisher über die Natur und das Gehirn herausgefunden hat“, argumentieren Naturalisten. Aber warum sollte das stimmen? Warum sollte sich an den Methoden, Erkenntnissen und der Nützlichkeit der Naturwissenschaften auch nur das Geringste ändern, wenn es eine übernatürliche Dimension gäbe?

Der Philosoph Thomas Nagel bestreitet das: Die naturalistische Weltanschauung sei keine notwendige Bedingung für die Ausübung der Naturwissenschaften. Die Akzeptanz oder Nichtakzeptanz des Naturalismus habe „im Großen und Ganzen keine Auswirkungen auf die wissenschaftliche Forschung“ (Nagel 2016, S. 12).

Und warum auch? Als das Weltbild der Newtonschen Physik durch Relativitätstheorie und Quantenmechanik überholt wurde, verloren doch auch die Newtonschen Gesetze nicht ihre Gültigkeit. Es erwies sich lediglich, dass der Bereich, in dem diese Gesetze anwendbar sind, kleiner ist, als man zuvor geglaubt hatte. Genauso würde sich doch auch an den Erkenntnissen heutiger Wissenschaftler nichts ändern, wenn sich herausstellen sollte, dass ihr Gültigkeitsbereich eingeschränkter ist als gedacht.

Deshalb rechne ich damit, dass der wahre Grund, warum viele Naturwissen-schaftler das Übernatürliche ablehnen, ein anderer ist. Plausibler scheint mir folgendes Motiv: Wenn es etwas Übernatürliches gäbe, dann wären die Naturwissenschaftler nicht mehr zuständig für alles, was ist, für die gesamte Wirklichkeit also, sondern nur noch für einen Teil der Wirklichkeit. Und nicht einmal für den wichtigeren. Was für ein Bedeutungsverlust wäre das!

Ich kann nicht feststellen, welche Rolle dieser Gesichtspunkt bei der Ablehnung des Übernatürlichen durch viele Naturwissenschaftler spielt. Aber genauso wenig kann ich mich darauf verlassen, dass es ihnen ausschließlich um die reine wissenschaftliche Erkenntnis geht. Wir alle haben persönliche Gründe für die Art, wie wir die Welt und das Leben sehen.

In diesem Sinn möchte ich nun meine persönliche Haltung offenlegen.

### Wie stehe ich dazu?

Mich irritiert, dass Naturwissenschaftler persönliche Erfahrungen geheim halten, weil sie ihrem naturalistischen Weltbild widersprechen. In den Kapiteln über Parapsychologie und Nahtoderfahrungen war davon die Rede. Offenbar sind diese Wissenschaftler nicht so ehrlich, wie man es von ihnen eigentlich erwarten müsste. Sie enthalten uns etwas äußerst Wichtiges vor. Sie verschließen eine Tür, die offenstehen sollte. Offenbar glauben sie selbst nicht an den Naturalismus, den sie nach außen vertreten. Ahnen sie, dass dieser Naturalismus der Gesamtheit aller Phänomene nicht gerecht werden kann? Dann sollten sie uns das sagen. Indem sie irritierende Erfahrungen unterschlagen, nehmen sie mir das Vertrauen in ihre Aufrichtigkeit.

Ich finde, Evolutionstheorie und Hirnforschung lassen mehr offen, als Naturalisten lieb ist:

- Unter dem Eindruck der Evolutionstheorie einen geistigen Ursprung des Universums zu verwerfen, ist eine nachvollziehbare Entscheidung. Aber genauso gut kann man annehmen, dass die Evolution das Mittel ist, mit dem ein Gott die Entwicklung des Lebens ermöglicht.
- Unter dem Eindruck der Hirnforschung anzunehmen, dass das Bewusstsein den Tod des Gehirns nicht überleben kann, ist plausibel. Aber genauso gut kann man argumentieren: Das Gehirn ist zwar der einzige Datenträger für das Bewusstsein, den wir kennen. Aber das bedeutet nicht, dass das Bewusstsein nicht eines Tages auf einen anderen Datenträger überspielt werden könnte, den wir noch nicht kennen. Außergewöhnliche Erfahrungen in Todesnähe sprechen dafür, diese Möglichkeit nicht als absurd abzutun.

Ich nehme die Möglichkeit ernst, dass es uns überlegene geistige Mächte geben könnte, die uns durchschauen. Und mir leuchtet ein, dass man solche geistigen Mächte nicht erkennen könnte, wenn sie es nicht wollten. Deshalb halte ich es für falsch, die Existenz solcher Mächte mit Methoden zu überprüfen, die zur Voraussetzung haben, dass diese Mächte zu dumm sind, diese Methoden zu durchschauen. Sprich: Ich halte die üblichen naturwissenschaftlichen Methoden für ungeeignet, mehr über die jenseitige Welt zu erfahren. Dass Naturwissenschaftler die uns überlegene Dimension nicht aufspüren können, sagt nichts darüber aus, ob es sie gibt oder nicht.

Ich möchte mich dem Übernatürlichen auf andere Weise nähern, als Naturwissenschaftler sich ihrer Gegenstände bemächtigen. Eine respektvolle Haltung halte ich für kein Hindernis der Erkenntnis: Man entwickelt sein Sensorium für höhere Dimensionen nicht, indem man Labormäuse quält.

Von den guten Mächten der jenseitigen Welt erwarte ich nicht, dass sie Dogmengebäude offenbaren, wie die mittelalterliche Kirche sich das vorgestellt hat. Eher wohl empfangen wir gerade so viel, wie wir brauchen, um an dem Punkt unseres Weges, an dem wir uns gerade befinden, den nächsten Schritt zu gehen. Solche transzendentalen Anregungen könnten auch dann hilfreich sein, wenn sie auf der rationalen Ebene falsch sind. Dann würde es sich eben nicht um absolute Wahrheiten handeln, sondern um pädagogische Hilfestellungen. Woher wollen wir wissen, dass die jenseitige Welt unsere verbissene Wahrheitssuche ernster nimmt als ein Vater, der sich für seinen Sohn als Weihnachtsmann verkleidet? Es gibt auch einen Weg durch den Irrtum. Deshalb spricht es nicht gegen einen göttlichen Anteil an der Entstehung der Religionen, dass sie einander inhaltlich widersprechen.

Wie stehe ich zu Jesus? Eines ist unter Bibelforscherinnen und Bibelforschern unumstritten: Nach Jesu Tod haben Menschen aus seiner Umgebung seelische Erfahrungen gemacht, die sie als Begegnungen mit dem auferstandenen Jesus Christus deuteten. Ich halte diese Begegnungen für Nachtodkontakte. Denn auch heute berichten immer wieder Menschen, die im Leben eng mit einer oder einem Verstorbenen verbunden waren, dass dieser Verstorbene sich ihnen auch nach seinem Tod mitteilt. Warum sollte dies nicht auch mit Jesus geschehen sein? Was Paulus und die Evangelien darüber berichten, spricht dafür, dass Jesus über außergewöhnliche spirituelle Kräfte verfügte, so dass seine Wirkung besonders eindrücklich und nachhaltig war. Aber die Menschen, die er erreichte, waren Kinder ihrer Zeit. Sie werden damals schon vieles falsch verstanden haben. Deshalb nehme ich nicht alles wörtlich, was über Jesus im Neuen Testament geschrieben steht.

Ich schließe auch nicht aus, dass Jesus selbst sich gelegentlich geirrt haben könnte. Das würde ihn nicht kleiner machen. Davon hängt auch nicht ab, ob wir auch heute noch mit Jesus kommunizieren können. Viele außergewöhnliche Erfahrungen sprechen dafür. Besonders beeindruckt hat mich die Nahtoderfahrung von Howard Storm. Ist er in Todesnähe wirklich dem Jesus begegnet, der vor 2000 Jahren gelebt hat? Er selbst ist sich sicher. Menschen mit außergewöhnlichen Erfahrungen beschreiben immer wieder, dass sie eine Gewissheit erlangen, die sie nicht begründen können. Freilich lässt sich eine solche Gewissheit nicht erzwingen.

Offenbar stellt sie sich ein, wenn die Zeit reif ist. Ich wünschte, ich könnte Storms Gewissheit teilen, denn ich fühle mich sehr zu Jesus hingezogen.

Zu zweifeln gilt als wissenschaftlich, zu vertrauen als naiv. Aber um neue Erkenntnisse zu gewinnen, sind wir auf Vertrauen ebenso angewiesen wie auf Zweifel. Vertrauen kann enttäuscht werden. Wer den falschen Autoritäten vertraut, kann zum religiösen Fanatiker werden. Deshalb folge ich dem Grundsatz: Niemand, auch keine Religion, hat das Recht, von mir etwas Unmenschliches zu verlangen. Aber dass Vertrauen auch missbraucht werden kann, bedeutet nicht, dass ich es preisgeben könnte. Es geht nicht ohne, nicht in der Wissenschaft und schon gar nicht im Leben. Ohne das Grundvertrauen, das mir meine Eltern vermittelt haben, würde es mir schlecht gehen.

Mich beeindruckt die Geschichte, die dem Film „Betty Anne Waters" zugrunde liegt: Ein Mann wird zu Unrecht wegen Mordes zu lebenslänglicher Haft verurteilt. Er kann seiner Schwester nicht beweisen, dass er unschuldig ist. Aber sie vertraut ihm. Das gibt ihr die Kraft, alles zu tun, was in ihrer Macht steht, um ihn aus dem Gefängnis zu befreien. Etwas Ähnliches geschieht, wenn Menschen wie Howard Storm während einer außergewöhnlichen spirituellen Erfahrung eine Gewissheit erfahren, die sie nicht begründen können und die dennoch ihr Leben verwandelt.

Ich bin aus der römisch-katholischen Kirche in eine Kirche konvertiert, die die katholische Liturgie pflegt, die aber – anders als ihre große Schwesterkirche – Frauen zu Priesterinnen weiht, geschiedene Wiederverheiratete zur Kommunion zulässt, homosexuelle Paare segnet und die mir keine Vorschriften macht, wie ich meinen Glauben auffassen soll: eine liberale Kirche mit dem missverständlichen Namen „altkatholisch". Aber welcher Religion oder Konfession man angehört, finde ich nicht wichtig. Man kann in jeder aufgeschlossen oder engstirnig sein. Auch wer als Muslim oder Muslima mit den Eltern die Moschee besucht, um sich gemeinsam der Quelle des Lebens zuzuwenden, muss deshalb nicht alle ihre religiösen Überzeugungen teilen.

Ich bin überzeugt, dass wir Menschen mit den Schimpansen gemeinsame Vorfahren haben. Ich weiß es nicht, aber ich glaube es. Wissenschaft ist in einem erheblichen Ausmaß keine Angelegenheit des Wissens, sondern des Glaubens: Keine Wissenschaftlerin kann alle wissenschaftlichen Voraussetzungen, auf die sie aufbaut, persönlich überprüfen; sie muss sich weitgehend darauf verlassen, dass andere vor ihr richtig gearbeitet haben. Von Nicht-Wissenschaftlern wird ohnehin nicht erwartet, dass sie die Behauptungen der Wissenschaftler überprüfen. Sie sollen sie lediglich zur Kenntnis nehmen, sprich: Sie sollen sie glauben.

Den Wissenschaftlern zu glauben ist meistens vernünftiger, als sich auf andere Quellen zu verlassen. Aber, um als Beispiel das Turiner Grabtuch herauszugreifen, in das Jesus nach seinem Tod eingewickelt worden sein soll: Als Wissenschaftler 1988 dieses Tuch ins Mittelalter datierten, waren die Gläubigen gut beraten, ihnen nicht zu glauben. Denn wenige Jahre später stellte sich heraus: Die Wissenschaftler hatten Partikel untersucht, die sich möglicherweise erst viele Jahrhunderte nach der Entstehung des Tuchs darin eingenistet hatten. Diejenigen Gläubigen, die den Wissenschaftlern von Anfang an misstraut hatten, behielten also am Ende Recht.

Und das ist noch ein harmloses Beispiel. Lange Zeit hat die Wissenschaft den Rassismus mit Argumenten versorgt. Hätten die Aktivisten gegen die Rassentrennung warten sollen, bis die Biologen ihren Irrtum einsehen würden? Und als angehenden Tierärzten noch beigebracht wurde, dass Tiere keinen Schmerz empfinden könnten, wie in den USA noch bis 1989: War es da nicht ein Segen für alle Katzen und Hunde, dass ihre Besitzer die Erkenntnisse der Wissenschaftler in den Wind schlugen und stattdessen ihrer eigenen, unwissenschaftlichen Intuition vertrauten?

Viele angeblich unumstößliche Theorien, die von Wissenschaftlern mit geradezu inquisitorischem Eifer gegen Andersdenkende verteidigt wurden, erwiesen sich dennoch eines Tages als falsch. So musste noch vor 100 Jahren ein Kosmologe, der die Überzeugung von der Ewigkeit des Universums infrage stellte, mit dem Karriere-Aus rechnen. Heute gilt die gegenteilige Idee von der Entstehung des Universums aus dem Nichts – wahlweise auch aus einem „String“ oder einem Quantenfeld – als der Weisheit letzter Schluss. Woher wollen wir wissen, ob nicht auch diese Vorstellung eines Tages überholt sein wird?

Wer sich genauer darüber informieren möchte, wie oft uns Wissenschaftler ihre Spekulationen als Tatsachen verkaufen, und mit welchen Methoden sie ihre Lieblingsideen gegen Einwände immunisieren: Dem – oder der – sei der Titel „Cosmo Sapiens“ von John Hands empfohlen. Wohlgemerkt: Mit Verschwörungstheorien und Kreationismus hat dieser Chemiker nichts am Hut. Er unterscheidet lediglich akribisch zwischen wissenschaftlichen Fakten und noch ungesicherten Theorien. Und er ist allergisch gegen Dogmatismus in der Wissenschaft. So kommt es, dass er uns wieder zweifeln lehrt – sogar an der Entstehung von allem aus nichts.

Vielleicht wird man eines Tages auch den Kopf darüber schütteln, wie lange die persönliche Meinung, dass es keine jenseitige Dimension gebe, sich als wissenschaftliche Tatsache ausgeben konnte. Sollen wir geduldig warten, bis es so weit ist? Darf ich erst wieder beten, wenn auch der letzte naturalistische Wissenschaftler eingesehen hat, dass er sich überschätzt hat?

Dürfen Wissenschaftler erwarten, dass wir ihren Theorien, so haarsträubend sie uns auch erscheinen mögen, so lange glauben, bis sie selbst ihren Irrtum eingesehen haben? Davon halte ich nichts. Das würde mich zu sehr an den Dogmatismus katholischer Traditionalisten erinnern, mit dem ich mich vor Jahrzehnten herumgeschlagen habe. Damals grübelte ich über einer Zusammenstellung katholischer Lehrdokumente. Darin waren die unfehlbaren Dogmen mit Fettdruck markiert. Die nicht markierten Dogmen waren zwar fehlbar, man musste sie aber dennoch glauben. Nur behielt sich die Kirche in diesen Fällen vor, das Dogma eines Tages zu widerrufen – und erst dann durften auch die Gläubigen es für unwahr halten. Ich habe übrigens zwei Auflagen dieser Zusammenstellung miteinander verglichen und festgestellt, dass manche Dogmen in der einen Ausgabe als unfehlbar markiert waren, in der anderen nicht. Diesen Dogmatismus habe ich nicht zurückgewiesen, damit ich ihn mir nun von Wissenschaftlern gefallen lasse. Unter Aufklärung stelle ich mir etwas anderes vor. Ich denke dabei eher an Kants Leitspruch: „Habe Mut, dich deines eigenen Verstandes zu bedienen."

Dass wir Laien den Wissenschaftlern vertrauen, erlegt diesen eine große Verantwortung auf. Dieser Verantwortung werden sie nicht gerecht, wenn sie sich auf ihre Autorität als Fachwissenschaftler berufen, um persönliche Meinungen, die ihre Fachkompetenz überschreiten, als unumstößliche Fakten darzustellen. Mit diesem Missbrauch von Fachautorität rechne ich immer dann, wenn Naturwissenschaftler sich zum Übernatürlichen äußern. In diesem Bereich vertraue ich ihnen nicht. Hier versagen die Methoden, auf die sie sich bei der Erforschung natürlicher Phänomene verlassen.

Mein eigenes Urteil – wenn nötig auch gegen die Meinungen von Wissenschaftlern – bilde ich mir insbesondere über Berichte, in denen Menschen bezeugen, dass sie etwas erlebt haben, was mit dem heute gültigen naturwissenschaftlichen Weltbild unvereinbar ist. Solche Berichte sind Legion. Ich habe zwar so etwas selbst noch nicht erlebt, aber ich habe in meinem persönlichen Umfeld davon gehört. Wohl die meisten Menschen würden in ihrem Umfeld ebenfalls davon hören, wenn sie dafür aufgeschlossen wären. Aus Kulturen, die bis vor Kurzem noch ohne Smartphone und Internet auskommen mussten, erreichen uns Berichte über weitverbreitete telepathische Fähigkeiten. Solche Berichte pauschal als Unsinn abzutun, ist eine persönliche Entscheidung. Ich habe mich anders entschieden.

Dass die meisten Wissenschaftler die zahllosen Berichte über außergewöhnliche Erfahrungen nicht ernst nehmen, sagt wenig über die Bedeutung dieser Berichte, aber umso mehr über das naturalistische Paradigma, dem sich diese Wissenschaftler verpflichtet fühlen. „Paradigma" bezeichnet in der Wissenschaftstheorie eine grundlegende Weltsicht, die zu einer bestimmten Zeit an den Universitäten gelehrt wird. Erweist sich ein Paradigma irgendwann als ungenügend, wird es durch ein neues abgelöst. Das ist in der Geschichte der Naturwissenschaften immer wieder geschehen – auch mit Paradigmen, die bereits durch unzählige Experimente bestätigt schienen, wie das Paradigma der klassischen Physik Newtons.

Wie ein solcher Paradigmenwechsel stattfindet, hat der Physiker und Wissenschaftsphilosoph Thomas S. Kuhn 1962 in „The Structure of Scientific Revolutions“ beschrieben, einem Standardwerk der Wissenschaftstheorie. Ausgelöst werden Paradigmenwechsel stets von Wissenschaftlern, die den Mut haben, anzuzweifeln, was gerade als unverrückbare, wissenschaftlich gesicherte Tatsache gilt, und die deshalb von dem etablierten Wissenschaftsbetrieb an den Rand gedrängt oder ausgeschlossen werden.

„Der Weg der Wissenschaft ist gepflastert mit abgelegten Theorien, die einst als selbstevident galten“, schreibt der Philosoph und Erkenntnistheoretiker Karl Popper (1902–1994). Warum sollte ich den Naturalismus für unverrückbar wahr halten, nur weil weil ihn heute einige – keineswegs alle – Naturwissenschaftler als selbstevident präsentieren, also als etwas, das sich von selbst versteht? Muss man nicht heute schon zu viele Bereiche der Wirklichkeit ausblenden, um dem Naturalismus treu zu bleiben? Werden außergewöhnliche Phänomene, die heute schon als Anomalien wissenschaftlich untersucht werden, eines Tages ein Umdenken bewirken? Ich rechne mit dieser Möglichkeit.

Berichte über Begegnungen mit dem Übernatürlichen lassen in aller Regel viel Deutungsspielraum, weil sie weder beweisbar noch widerlegbar sind. Diesen Spielraum durch naturalistische Vorannahmen einzuschränken, ist eine Entscheidung. Ich habe mich anders entschieden. Ich lese solche Berichte, lasse sie auf mich wirken und denke darüber nach, bevor ich ihnen Glauben schenke oder auch nicht. Besonders aufgeschlossen bin ich für die Berichte Nahtoderfahrener, weil mir ihre Lebensweisheiten unmittelbar einleuchten.

Naturalisten verwerfen Berichte über die Begegnung mit dem Übernatürlichen als Halluzinationen. Berichte über verifizierte Außerkörperlichkeitserfahrungen und Studien aus den Parawissenschaften lehnen sie ab nach dem Prinzip „extraordinary claims require extraordinary evidence“ – „außerordentliche Behauptungen verlangen außerordentliche Beweise“. Natürlich kann man die Anforderungen an die Beweiskraft paranormaler Erfahrungen und Studien unendlich hoch und immer höher schrauben, damit sie auch wirklich sicher unerfüllbar bleiben. Aber hieße das nicht, den Naturalismus so sehr gegen Kritik zu immunisieren, dass er unwiderlegbar wird – und damit so schlecht, dass man nicht einmal mehr aus ihm lernen kann, weil er „nicht einmal falsch" ist? „Wer in den empirischen Wissenschaften strenge Beweise verlangt (oder strenge Widerlegungen), wird nie durch Erfahrung eines Besseren belehrt werden können", kritisiert Karl Popper dogmatische Immunisierungsstrategien in der Wissenschaft.

Ich möchte durch Erfahrung belehrbar bleiben. Deshalb habe ich mich entschieden, einen gegen Fakten immunisierten Naturalismus abzulehnen. Ich nehme nicht alle, aber einige Berichte über außergewöhnliche Erfahrungen ernst nach dem Motto „außerordentlich wichtige Fingerzeige verlangen außerordentliche Aufmerksamkeit".

Auch moderne Theologen verwerfen gewöhnlich Berichte über die Begegnung mit dem Übernatürlichen, weil sie den Konflikt mit den Naturwissenschaften scheuen. Sie argumentieren ohne Bezug auf Erfahrungen rein spekulativ für eine Transzendenz, von der sie offen lassen, was sie damit meinen und ob sie damit überhaupt etwas meinen. Mir ist das zu wenig.

Alle seelischen Erfahrungen, die ich in meinem Leben gemacht habe, kann man im Rahmen des naturalistischen Weltbilds erklären. Aber das stimmt nicht für alle Erfahrungen, von denen ich in meinem persönlichen Umfeld gehört habe. Und was meine eigenen Erfahrungen angeht, so gibt es einige, auf die ich mit meinem Leben anders antworten will, als das naturalistische Weltbild es zulässt. Auch wenn ich die Existenz übernatürlicher Mächte nicht beweisen kann, möchte ich dennoch in Harmonie mit ihnen leben, mich entwickeln – und sterben: Wie ich über meine Lebensentscheidungen denken werde, wenn ich eines Tages an der Schwelle stehe – darüber kann ich von Nahtoderfahrenen mehr lernen als von denen, die Mäuse zu Tode quälen, um die Neuronenfeuer in sterbenden Hirnen messen zu können. Insofern kann ich das naturalistische Weltbild zwar nicht widerlegen. Aber ich stelle fest, dass es unangemessen ist. Und die naturwissenschaftliche Faktenlage lässt sehr wohl Spielraum für ein anderes Weltbild, das der Wirklichkeit, wie ich sie erlebe, besser entspricht.

# Danksagung

Ich danke allen, die mich bei der Entstehung dieses Buches begleitet, inspiriert und ermutigt haben, unter anderem:

- Andreas Neyer, Physiker, emeritierter Professor für Elektrotechnik und Autor von Büchern über Quantenmechanik und Nahtoderfahrungen, aus denen ich für dieses Buch schöpfen durfte. Ihm danke ich unter anderem für seine wertvollen Hinweise zu meinem Kapitel über die Quantenmechanik.
- Wennemar Schweer, evangelischer Pfarrer im Ruhestand, Theologe und Autor eines mir sehr kostbaren Buchs über das schwierige Verhältnis der Theologie zu Nahtod- und anderen Grenzerfahrungen. Ihm bin ich unter anderem dankbar für seine Rückmeldungen zu meinem Theologie-Kapitel.
- Heide Bitto, Seelsorgerin im Wiesbadener Kinderhospiz Bärenherz. Ich hatte das große Glück, 2014 und 2015 im Hospiz Advena an ihrem letzten Kurs zur Ausbildung ehrenamtlicher Begleiterinnen und Begleiter von Menschen am Lebensende teilnehmen zu dürfen. Danke, liebe Heide, dass du dir die Zeit genommen hast, das Kapitel gegenzulesen, in dem ich die Erfahrungen von damals verarbeitet habe.
- Michael Nahm, Biologe mit Interesse an grenzwissenschaftlichen Fragestellungen, zu denen er seit 2018 am Freiburger Institut für Grenzgebiete der Psychologie und Psychohygiene forscht. Ihm danke ich, dass er die Zeit gefunden hat, die Passagen meines Buches gegenzulesen, in denen ich seine Auffassungen zu Darwinismus und Parapsychologie darstelle.
- Eckart Ruschmann, Philosoph, Indologe, Psychologe, Autor von Publikationen zu weltanschaulichen Grundfragen sowie – ge-

meinsam mit seiner Frau Elisa Ruschmann – Leiter des Bregenzer Bodensee-Kollegs, an dem er als Therapeut viele Menschen ermutigt, ihre persönliche Weltsicht zu reflektieren und weiterzuentwickeln. Ihm danke ich für seine Rückfragen und für spannende Gespräche, die mir sehr weitergeholfen haben.

Sehr dankbar bin ich auch für die Unterstützung, die ich aus meinem Freundeskreis erfahren habe: herzlichen Dank an Alois Seitz und seine Frau Eva-Maria Eibicht, an den christkatholischen Pfarrer im Ruhestand Hansjörg Vogt sowie an Emese Möhrig-Marothi und ihren Mann, den Schriftsteller und Herausgeber Wolfgang Möhrig-Marothi. Ihnen allen verdanke ich Rückmeldungen und Literaturtipps, die in dieses Buch eingeflossen sind.

Auch meinen Geschwistern danke ich für ihre ermutigenden Rückmeldungen zu meinem Buchvorhaben. Besonders intensiv hat sich mein Bruder Kilian Bauer mit dem Manuskript auseinandergesetzt. Nach seinen zahlreichen Anmerkungen war das Buch ein anderes als zuvor. Danke auch meinem Sohn Gregor Bauer, er hat das Buch sehr aufmerksam gelesen und wertvolle Anregungen beigesteuert. Und danke meiner Tochter Elisabeth Bauer: Sie hat als Graphik-Designerin tolle Ideen für das Buch-Cover entwickelt, die beim Verlag hervorragend angekommen sind.

Kurz vor Weihnachten 2020 rief der Verleger Dirk Kohl bei mir an mit der Zusage, dieses Buch im Weltbuch Verlag zu veröffentlichen – er hätte mir kein schöneres Weihnachtsgeschenk machen können. Ich danke ihm und allen im Verlag, die sich für dieses Buch eingesetzt haben, sehr herzlich für die angenehme und unkomplizierte Zusammenarbeit.

Meine Frau ist eine leidenschaftliche Leserin. Ihr stilsicheres Urteil war das Nadelöhr, das jedes Kapitel passieren musste. Danke, liebe Susanne, für deine Kritik, deinen Rat und deine Unterstützung.

Ihnen, liebe Leserin, lieber Leser, danke ich, dass Sie sich die Zeit genommen haben, dieses Buch zu lesen. Hat es Ihnen gefallen? Dann danke ich Ihnen sehr herzlich, wenn Sie es weiterempfehlen.

# Weiterführende Hinweise

Hier finden Sie:

- Stellenbelege, soweit sie nicht im Text direkt vermerkt wurden
- Hinweise auf weiterführende Informationen

Die Belege und Hinweise sind nach den Überschriften und Zwischenüberschriften des Buchs geordnet. Unter diesen Überschriften stehen jeweils:

- die Buch-Passagen, zu denen ich einen Beleg oder Hinweis gebe (in Normalschrift)
- *die weiterführenden Belege oder Hinweise (kursiv)*

Hinweise auf Bücher bestehen meist nur aus Autoren-Name und Jahreszahl, z. B. „Blackmore (2017)“. Eine hochgestellte Ziffer vor einer Jahreszahl wie in „($^{6}$1991)“ bezeichnet die Auflage (hier „6. Auflage 1991“). Um mehr zu erfahren, schlagen Sie bitte im Literaturverzeichnis nach.

Im Literaturverzeichnis habe ich die Angaben gemacht, die erforderlich sind, um die Bücher bei einer Internet-Recherche sicher zu finden. Um Platz zu sparen, habe ich Verlag und Erscheinungsort in der Regel weggelassen.

Viele Bücher habe ich als E-Books gelesen. In diesen Fällen habe ich keine Seitenangaben gemacht, sondern kurze Original-Zitate aus dem E-Book angeführt, meist mit dem Vorsatz „SF“ = „Suchfunktion“. Wenn Sie ein solches Zitat in der Suche Ihrer E-Book-Anwendung eingeben, kommen Sie zu der gesuchten Stelle.

# Hinweise

## zu 1. Zur Einstimmung

### Um welchen Konflikt geht es?

[...] China, wo im 17. und 18. Jahrhundert unsensible Kirchenmänner den Gottesbegriff in Misskredit brachten.
*vgl.*

- *Der Spiegel Nr. 23 / 1.6.2019, S. 107.*
- *Küng ([6]1991) S. 644ff*

## zu 2. Wissenschaftsgeschichte: Was haben Naturwissenschaft und Religion einander angetan?

*Zum Verhältnis von Wissenschaft und Religion vgl.:*

- *https://www.theologie-naturwissenschaften.de/startseite/einfuehrung/*
- *https://de.wikipedia.org/wiki/Naturwissenschaft_und_Religion*
- *https://www.theologie-naturwissenschaften.de/startseite/leitartikelarchiv/konfliktmythos*
- *https://www.theologie-naturwissenschaften.de/startseite/leitartikelarchiv/gretchenfrage*
- *https://www.zeit.de/zeit-wissen/2011/06/Religioese-Wissenschaftler-Pro-Contra*
- *https://www.science.lu/de/vereinbarkeit-von-wissenschaft-und-glauben/kann-man-als-naturwissenschaftler-gott-glauben (u. a. zu Umfragen unter amerikanischen Naturwissenschaftlern über ihren Glauben)*

- *https://www.sueddeutsche.de/wissen/naturwissenschaft-und-religion-glaube-und-evolution-passt-das-zusammen-1.3553055*
- *http://www.pro-leben.de/glaube/naturwissenschaftler_zitate.php*

**Wie alt ist der Konflikt zwischen Wissenschaft und Religion?**

[...] „Achsenzeit“: So bezeichnete der Philosoph Karl Jaspers [...] *vgl. Jaspers (1949). Kritik an dem eurozentrischen Blick auf die Geistesgeschichte übt Frankopan (2016).*

[...] die ionische Revolution der „Vorsokratiker“ [...] *vgl. Capelle (Hg.) (⁹2008). Zu meiner persönlichen Sicht der Vorsokratiker und weiterer Philosophen des griechischen Altertums vgl. Bauer (2018).*

**Wann war die erste Blütezeit von Wissenschaft und Technik?**

[...] in der gesamten griechischsprachigen Welt [...] *Zur Verbreitung des Griechischen in hellenistischer Zeit vgl. https://de.wikipedia.org/wiki/Koine.*

**Warum fiel das Mittelalter hinter den Hellenismus zurück?**

*Zum mittelalterlichen Weltbild vgl. https://www.theologie-naturwissenschaften.de/startseite/leitartikelarchiv/flache-erde-mythos/*

**Wie hat die islamische Welt im Mittelalter die Wissenschaften gefördert?**

[...] die wissenschaftsfreundliche Mu'tazili-Schule [...] die rigoros orthodoxe Ash'ari-Schule [...] *vgl. Küng, Hans (⁶1991) S. 360ff*

**Wie begann die wissenschaftliche Revolution?**

[...] wurde 1485 bei den Osmanen der Buchdruck verboten [...] *vgl. https://www.theologie-naturwissenschaften.de/startseite/leitartikelarchiv/islam-und-wissenschaft*

**Widerlegt die Biologie den Glauben an eine unsterbliche Seele?**

Der Widerstand gegen Darwins Evolutionstheorie [...] *Zu religiös motivierter Ablehnung Darwins vgl. https://www.sueddeutsche.de/wissen/naturwissenschaft-und-religion-glaube-und-evolution-passt-das-zusammen-1.3553055*

Inzwischen gilt die Evolution als das umfassendste Prinzip überhaupt. *vgl.*

- *Ditfurth ([3]1982) S. 22*
- *https://www.theologie-naturwissenschaften.de/einsteigerfragen/, SF „Auf dem Evolutionsgedanken basieren heute auch die physikalischen Überlegungen zur Entstehung des Kosmos […].“*

**Was hat die Religion zu ihrer Verteidigung vorzutragen?**

*Dass es einen ständigen Krieg zwischen Wissenschaft und Religion gegeben habe, bestreitet Peter Harrison 2016 in https://www.theologie-naturwissenschaften.de/startseite/leitartikelarchiv/konfliktmythos*

So wurde auch Darwin im 19. Jahrhundert in seinem religiösen Glauben [...] *Zu Darwins Verhältnis zur Religion vgl.*

- *https://www.theologie-naturwissenschaften.de/?id=186*
- *https://www.youtube.com/watch?v=_snkDm2ZFjM&list=PL3F157F08D2EC5688&index=7 (Richard Dawkins über Darwins Verhältnis zur Religion)*

Wallace hatte auf seinen Forschungsreisen südostasiatische Stammesgesellschaften kennen gelernt. *vgl. Blum (2006), SF „the moral evolution of Western society did not match its intellectual development“*
[...] zählten zu Darwins Unterstützern auch etliche hochrangige Kleriker der anglikanischen Kirche. *Beispiele:*

- *„Frederick Temple, der spätere Erzbischof von Canterbury, oder Charles Kingsley, den Darwin in der zweiten Auflage der Origin of*

*Species (1860) auch zitiert" (Andreas Losch in https://www.theologie-naturwissenschaften.de/startseite/einfuehrung).*

- *Der presbyterianische Biologe Asa Gray (so Peter Harrison in https://www.theologie-naturwissenschaften.de/startseite/leitartikelarchiv/konfliktmythos).*

Albert Einstein [...] glaubte zwar nicht an einen persönlichen Gott. Aber [...] *vgl.*

- *Dürr (Hg.) (1988), S. 67–78*
- *https://www.theologie-naturwissenschaften.de/startseite/leitartikelarchiv/einsteins-religion*
- *https://de.wikipedia.org/wiki/Albert_Einstein#Einstellung_zur_Religion*

Und von den Pionieren der Quantentheorie glaubten etliche, dass das Bewusstsein der Materie vorausgehe.

- *Hands (2015), SF „Many pioneers of quantum theory espoused the belief that matter does not exist independently but only as the construction of the mind"*
- *Dürr (Hg.) (1988)*

[...] findet man Offenheit für religiöse und spirituelle Auffassungen.

*Als Wissenschaftler, die heute ihren religiösen Glauben offen bekennen, führt Hands (2015) an: John D. Barrow (Kosmologe), Francis Collins (ehemaliger Leiter des Human Genome Project), Ahmed Zewail (Nobelpreis für Chemie 1999) und John Polkinghorne (theoretischer Teilchenphysiker).*

*Zu den weltanschaulichen Vorstellungen von Naturwissenschaftlern siehe auch https://www.focus.de/wissen/weltraum/odenwalds_universum/tid-20873/gott-vs-wissenschaft-woran-naturforscher-glauben_aid_585443.html*

**Was kommt nach der Religion?**

[...] Vorstandssprecher der Giordano-Bruno-Stiftung, benannt nach [...] *Zum Inquisitionsprozess gegen Giordano Bruno vgl. https://www.theologie-naturwissenschaften.de/startseite/leitartikelarchiv/giordano-bruno-deutsch.*

**zu 3. Gottesbeweise:**
**Hat Kant sie widerlegt?**

*Zu den Gottesbeweisen vgl.*

- *https://de.wikipedia.org/wiki/Gottesbeweis*
- *Küng (⁶1991) S. 586ff*
- *Dawkins (2008) S. 108–154)*

2007 waren viele Millionen US-Bürger weit über ihre Verhältnisse verschuldet. [...] *Zur Immobilienblase von 2007 vgl.:*

- *https://www.luebbe.de/eichborn/buecher/wirtschaft/der-groesste-crash-aller-zeiten/id_7541012*
- *https://nurbaresistwahres.de/finanzkrise-vor-10-jahren-platzte-die-immobilienblase-in-den-usa/*
- *https://www.planet-wissen.de/gesellschaft/wirtschaft/boerse/pwiefinanzkrise100.html*

**Der ethnologische Beweis: Können fast alle menschlichen Kulturen irren?**

*Vgl. M. T. Cicero, Gespräche in Tusculum I, 30*

**Der teleologische Beweis: Ist in der Natur ein göttlicher Plan erkennbar?**

*Eine humorvolle Hinführung zu Thomas von Aquin bietet Zander (2009).*

**Wie raubt Kant den Gottesbeweisen ihre Beweiskraft?**

Die Kant-Lektüre hatte ihn [*Kleist*] zutiefst verstört, wie er am 28. März 1801 schreibt, in einem Brief an seine Verlobte Wilhelmine von Zenge (1780–1852). *Siehe http://kleistdaten.de/index.php?title=Brief_1801-03-22*

Die neuere Verhaltensforschung betrachtet Kants Erkenntnistheorie vor dem Hintergrund der Evolution. *vgl. von Ditfurth (³1982)*

Von all dem hält Kant nichts. Offenbarungen, Wunder, übersinnliche Fähigkeiten, kirchliche Gottesdienste – all das ist für ihn religiöser Wahn. *vgl. https://de.wikipedia.org/wiki/Die_Religion_innerhalb_der_Grenzen_der_blo%C3%9Fen_Vernunft#Kritik_an_Offenbarungsglauben_und_religi%C3%B6sen_Kulten*

## zu 4. Evolution: Was kann sie erklären, was nicht?

- In Ihrer Nachbarschaft lebt ein Zauberer, [...]
- Es lebte einmal ein Sohn einer Jungfrau, der [...]

*siehe Darwin (2008), S. 248f*

**Was hat die Evolutionstheorie mit Gott zu tun?**

*Hands (2015) wendet sich dagegen, Evolution mit Natürlicher Auslese gleichzusetzen (SF „most evolutionary biologists today conflate, or even equate, evolution with natural selection“). Zur Evolutionstheorie vgl. ders., SF „six principles of the Neo-Darwinian/molecular biology model“.*

**Wie hat die Evolution den Menschen hervorgebracht?**

*Als beste, allgemeinverständliche und dennoch fundierte Darstellung der Darwinschen Theorie von der Entwicklung der Arten, ergänzt um neue Erkennt-*

*nisse insbesondere aus der Genetik, gilt vielen immer noch „The Blind Watchmaker" (Dawkins 1986). Zu neueren Entwicklungen und Darstellungen siehe Dawkins' Einleitung zur Neuauflage des „Blind Watchmaker" von 2006.*

**Wie anerkannt ist die Evolutionstheorie?**

*Kritische Anmerkungen zur Evolutionstheorie bei Hands (2015), SF „The Neo-Darwinian orthodox hypothesis fails to explain ..."*

Die großen Kirchen betonen heute, dass diese Evolutionstheorie und der Glaube nicht zueinander in Widerspruch stehen. *Das gilt nicht unbedingt für die russisch-orthodoxe Kirche, vgl. https://www.focus.de/wissen/mensch/evolutionstheorie_aid_124024.html.*

*Zum Verhältnis von Religion und Evolutionstheorie vgl. außerdem*

- *https://www.welt.de/wissenschaft/article3186383/Die-Religionen-und-die-Evolutionstheorie.html*
- *https://www.zeit.de/online/2009/12/darwin-evolution-religion*

Aber für Richard Dawkins war Darwins Evolutionstheorie der entscheidende Grund, warum er sich für den Atheismus entschieden hat. *vgl.*

- *https://www.zeit.de/online/2009/12/darwin-evolution-religion/komplettansicht, SF „Für Dawkins ist klar"*
- *Dawkins (1986) S. 5f.*

Er [*Nagel*] hält diese darwinsche Lehre für eine „Annahme" und „nicht etwa eine gut bestätigte wissenschaftliche Hypothese" (Nagel 2016, S. 24). *ähnlich Hands (2015), SF „Darwin has become a secular saint ..."*

**Wie argumentiert ein Außenseiter gegen die darwinsche Theorie von der Entstehung der Arten?**

Die Evolution erkennt er [*Nahm*] als Tatsache an. *Nahm (2007) S. 108*

Hier einige seiner [*Nahms*] Gegenargumente: *Nahm (2007) S. 112ff, S. 126*

[...] Wie ist dieses sprunghaft schnelle Auftreten [*fast aller heute noch bekannten Tierstämme während der kambrischen Explosion*] mit der kleinschrittigen Evolutionstheorie Darwins vereinbar?

*Zu bedenken ist m. E. in diesem Zusammenhang sicherlich das Aufkommen der ersten Tiere mit Rechts-Links-Symmetrie entlang der Längsachse des Körpers zu Beginn der kambrischen Explosion, vgl. https://de.wikipedia.org/wiki/Kambrische_Explosion#Bedeutung*

**Wie ist das Leben entstanden?**

[...] in den winzigen Kristallen, aus denen Ton zusammengesetzt ist. *Dawkins (1986 S. 152*

Biologen geben für Leben mehrere Kriterien an, die gemeinsam erfüllt sein müssen. *vgl.*

- *Hands (2015), SF „Claimed characteristics of life"*
- *https://www.theologie-naturwissenschaften.de/startseite/leitartikelarchiv/was-ist-leben*

In neueren Ursuppen-Experimenten ist es sehr wohl gelungen [...] *vgl. https://www.spektrum.de/news/der-geist-der-ursuppe/1066972. Dagegen Hands (2015): „[...] more than 60 years of experiments with different primordial soup recipes and different conditions have failed to produce anything remotely like a self-replicator, still less a cell".*

**Was geschah vor 13,8 Milliarden Jahren?**

*Zweifel an der Urknall-Theorie äußert Hands (2015) in den Kapiteln „Problems with the Big Bang Theory" und „What Science's Orthodox Theory Fails to Explain".*

Was war vor dem Urknall? „Das ist die falsche Frage", wenden manche ein. „Die Zeit ist mit dem Urknall überhaupt erst entstanden. Deshalb ergibt die Frage nach der Zeit vor dem Urknall keinen Sinn." *vgl. https://www.wissenschaft-im-dialog.de/projekte/wieso/artikel/beitrag/was-war-vor-dem-urknall/*

[…] der Astronom Florian Freistetter schreibt: „Unendlich kleine Objekte können außerhalb der Mathematik nicht existieren. Wenn Singularitäten auftreten, ist das ein Zeichen dafür, dass die benutzte Theorie nicht mehr funktioniert und man sich etwas anderes ausdenken muss." *siehe Freistetter (2018) (zitiert nach der E-Book-Ausgabe). Vgl. auch https://scienceblogs.de/astrodicticum-simplex/2014/10/13/ist-ein-schwarzes-loch-eine-singularitaet-und-kann-es-sowas-ueberhaupt-geben/*

**Warum sind die Naturkonstanten, wie sie sind?**

*Zur Feinabstimmung der Naturkonstanten vgl.*

- *Lewis u. a. (2016)*
- *https://cosmosmagazine.com/physics/a-universe-made-for-me-physics-fine-tuning-and-life/*
- *https://www.str.org/w/we-live-in-a-very-fortunate-universe#.WSZLk5LyuUk*
- *https://www.theologie-naturwissenschaften.de/startseite/leitartikelarchiv/universum-schoepfung/*
- *https://reasonandscience.catsboard.com/t2538-quark-fine-tuning*
- *https://evidencetobelieve.net/fine-tuning-of-the-universe-2/*
- *Gegenargumente gegen die Feinabstimmung als „zweckmäßig" eingerichtete kosmische Ordnung:*
- *http://www.ag-evolutionsbiologie.net/html/2015/widenmeyer-welt-ohne-gott-kritik-naturalismus-teil-3.html*

**Was wäre, wenn die Naturkonstanten anders wären?**

2007 sagte selbst Richard Dawkins […] *Im Gespräch der „Four Horsemen": https://www.youtube.com/watch?v=n7IHU28aR2E nach der 51. Minute*

**Welche Chemie braucht das Leben?**

[...] geht alles Leben auf der Erde auf nur einen Ursprung zurück. *Hands (2015): Genetic analysis of a wide range of cells strongly suggests, but does not prove, that life emerged naturally only once on Earth, and that all current liefeforms [...] evolved from a single common ancestor*

**Was lässt sich gegen das Konzept der Feinabstimmung einwenden?**

In einem [...] Multiversum wäre es nicht erstaunlich, dass sich irgendwann, sozusagen nach unzähligen „Fehlversuchen", das Universum bilden würde, in dem Leben möglich ist. *Zum Konzept des Multiversums kritisch Hands (2015) in Kapitel 7, „The multiverse explanation"*

„Theorem der endlos tippenden Affen" *Zu diesem Lehrsatz, den auch Dawkins in „Blind Watchmaker" verwendet, siehe https://de.wikipedia.org/wiki/Infinite-Monkey-Theorem*

Denn nun stehen die Naturalisten da als diejenigen, die Dinge – Naturgesetze und Naturkonstanten – einfach hinnehmen, statt ihnen auf den Grund zu gehen. *Hands (2015) argumentiert: „Most cosmological explanations say or assume that matter behaves and evolves according to the laws of physics. Hence the fundamental question is what caused these laws to exist? As we shall see [...] there is no clear answer."*

**Was kann die Evolutionstheorie, was nicht?**

*Dass das Evolutionsprinzip der natürlichen Auswahl nicht nur für das Leben gelte, sondern bereits für die unbelebte Materie, sagen auch Theologen wie Küng (2005), S. 156.*

Dawkins erklärt es so: [...] *vgl. Dawkins (2008), S. 174ff*

[...] erklärt er [*Dawkins*]in „The Magic of Reality" (2012) bescheiden, dass er als Biologe die Entstehung des Universums nicht erklären kann]

*Dawkins (2011) über die Entstehung von Zeit und Raum mit dem Urknall: „[...] not being a cosmologist, I don't understand it myself"*

Und was ist mit der Feinabstimmung der Naturkonstanten? Die nimmt Hawking quasi achselzuckend hin [...] *Siehe Hawking (2018), Kapitel 2, SF „Wie hat alles angefangen?"*

Der Astrophysiker Harald Lesch jedenfalls betont, dass die Annahme von Multiversen mit Physik nichts zu tun habe, sondern eine rein mathematische Spekulation sei, ohne Anhaltspunkte in der physikalischen Welt. *siehe u. a. Lesch (2017), SF Multiversen*

[...] Physiker und Chemiker, die angesichts der feinabgestimmten Naturkonstanten so weit gehen würden. *vgl. auch https://www.focus.de/wissen/weltraum/odenwalds_universum/tid-20873/gott-vs-wissenschaft-woran-naturforscher-glauben_aid_585443.html*

## zu 5. Hirnforschung: Widerlegt sie den Glauben an die Unsterblichkeit?

*Zum Verhältnis von Religion bzw. Theologie und Neurowissenschaften vgl. https://www.theologie-naturwissenschaften.de/startseite/leitartikelarchiv/theologie-und-neurowissenschaften/ Zur Bewusstseinsforschung vgl.*

- *https://www.theologie-naturwissenschaften.de/startseite/leitartikelarchiv/bewusstsein/*
- *https://www.dasgehirn.info/grundlagen/evolution/die-evolution-des-menschlichen-gehirns*

**Mit wem sind wir verwandt?**

Zu den ältesten Lebewesen mit Nervenzellen gehören die Quallen. *siehe https://www.tagesspiegel.de/wissen/stammt-der-mensch-von-der-rippenqualle-ab-die-suche-nach-dem-urtier/11567570-all.html*

Vor etwa 250 Millionen Jahren wuchs uns das limbische System […] *vgl. https://www.netdoktor.de/anatomie/gehirn/limbisches-system/*

**Sind wir Affen?**

Mensch und Schimpanse: […] ihre letzten gemeinsamen Vorfahren lebten vor sieben Millionen Jahren. *Dazu Hands (2015):*

- *SF „Indirect dating put its age at 7 million years, which is older than the generally accepted genetic dating of 6.3 to 5.4 million years ago"*
- *„Estimates of the branching of the chimpanzee genus Pan and the human genus Homo range from 2,7 million years ago to 13 million years ago."*

Vor spätestens etwa 300.000 Jahren war der anatomisch moderne Mensch ausgebildet […] *https://de.wikipedia.org/wiki/Djebel_Irhoud*

höhere geistige Fähigkeiten scheint er allerdings erst seit etwa 70.000 Jahren entwickelt zu haben. *Nach Hands (2015) begann die Entwicklung des „reflective consciousness" „some 40,000 to 10,000 years ago".*

Beschädigt ein Schlaganfall unsere Hirnrinde, erleiden wir Sprach- und Gedächtnisstörungen. *https://magazin66.de/2014/04/25957-2/*

**Woher kommt unser Bewusstsein?**

Unser Bewusstsein ist eine Koordinierungsleistung des Gehirns […] *vgl. https://www.dasgehirn.info/entdecken/grosse-fragen/vom-kaefer-der-schachtel-den-noch-keiner-gesehen-hat*

[…] die so genannten „Qualia" […] *https://de.wikipedia.org/wiki/Qualia*

[…] Kaja Nordengen (*1987) [..]: Ohne mein Gehirn wäre ich nicht ich. *Nordengen (2018), SF „Wir sind Biologie"*

**Ist der Naturalismus alternativlos?**

[...] Neurowissenschaftler wie Thomas Metzinger: Dass wir einen freien Willen haben, ist nur eine nützliche Illusion [...] *vgl.*

- *Metzinger (2014)*
- *vgl. https://www.dasgehirn.info/entdecken/grosse-fragen/video-buchvorstellung-und-lesung-hirnforschung-was-kann-sie-wirklich*

Wer freundlich und zuverlässig ist [...], verbessert seine Chancen im Kampf ums Dasein. *vgl. Hands (2015) Chapter 23 „Complementary and Competing Hypotheses 2: Collaboration"*

**Gibt es ein Bewusstsein ohne Hirnfunktionen?**

Stellen wir uns vor, wir legen als Vinyl-Fans eine Schallplatte auf den Plattenspieler, um eine Sinfonie zu hören. *Hands (2015) zitiert den Neurowissenschaftler Mario Beauregard: Von dem Zusammenhang zwischen Hirnstörungen und mentalen Funktionen auf eine Identität von Hirnaktivität und Bewusstsein zu schließen, sei „as illogical as listening to music on a radio, demolishing the radio's receiver, and thereby concluding that the radio was creating the music".*

**Was hat Dennett gezeigt?**

Unser Gehirn ist evolutionär nicht darauf getrimmt, alles zu verstehen [...] *vgl.*

- *Ditfurth ($^{3}$1982) S. 73*
- *Hands (2015): „Neither science nor reasoning offers a covincing explanation of the origin and form of the universe, and hence of the origin of the matter and energy of which we consist. I think it most likely that it is beyond their ability to do so."*

[...] String-Theorie [...] *Zur String-Theorie vgl. kritisch Hands (2015), SF „Problems with string theory"*

Wir Menschen können immer nur einen Bruchteil der gesamten Wirklichkeit erfassen und müssen stets damit rechnen, dass uns das Wichtigste verborgen bleibt. *vgl.*

- *„[Our age] has become an age of superstition about the infallibility of science" (Louis Kronenberger 1954, zitiert in Hands (2015)*
- *https://www.science.lu/de/vereinbarkeit-von-wissenschaft-und-glauben/kann-man-als-naturwissenschaftler-gott-glauben*
- *https://www.sueddeutsche.de/wissen/naturwissenschaft-und-religion-glaube-und-evolution-passt-das-zusammen-1.3553055*
- *Zitate von Naturwissenschaftlern über Glaube: http://www.pro-leben.de/glaube/naturwissenschaftler_zitate.php*

[...] Überzeugung [*Dennetts*] , dass es für die Erkenntnisfähigkeiten des Menschen keine Grenzen gebe. *siehe Dennett (2017), SF „human brains have become equipped with add-ons ..."*
*Dagegen Hands (2015): „Just because science cannot explain a phenomen now, it does not follow that science will never be able to explain the phenomenon. Equally, it does not follow that science* will *be able to explain the phenomenon in the future, as some materialists like Richard Dawkins assert."*

## zu 6. Quantenmechanik: Taugt sie als Brücke von der Physik zur Spiritualität?

*vgl. https://www.theologie-naturwissenschaften.de/startseite/leitartikelarchiv/quantentheorietheologie/*

### Jenseits von Ursache und Wirkung: Können wir doch frei entscheiden? Kann Gott doch in unser Leben eingreifen?

*vgl. https://de.wikipedia.org/wiki/Indeterminismus*

*zur Frage des freien Willens siehe https://www.theologie-naturwissenschaften.de/startseite/leitartikelarchiv/willensfreiheit/*

Einer, der dieser Konsequenz widerspricht, ist der israelische Historiker Yuval Noah Harari (*1976). *siehe Harari (2018), SF „either determination or random or a combination of both“*

**Materie ist nicht Materie: Ist nur der Geist real?**

Die meisten bevorzugen den weniger missverständlichen Begriff Naturalismus. *vgl. https://de.wikipedia.org/wiki/Naturalismus_(Philosophie)*

**Elementarteilchen verhalten sich anders, wenn sie beobachtet werden: Kann bloße Gedankenkraft also doch Materie verändern?**

*Zum Doppelspalt-Experiment*

- *Camejo ([4]2015) S. 53ff*
- *Baker (2015) S. 60ff*
- *https://www.spektrum.de/news/was-verraet-die-quantentheorie-ueber-die-realitaet/1592854*
- *Neyer (2017), Kapitel 3.2*
- *Neyer (2021), Kapitel 1.3.1*

Dann bedeutet das ja, dass bloßes Bewusstsein – Geist – die Materie verändert! *Zur Diskussion um diese Frage siehe auch Holden (Hg.) (2019)*

**Zwei-Ebenen-Struktur: Haben die Dualisten doch recht?**

*Zu Neyers Zwei-Ebenen-Struktur siehe Neyer (2017), Kapitel 3 und Neyer (2021), Kapitel 1.2.3 Existenz auf zwei Ebenen*

**Interpretation der Quantenmechanik: Wem sollen wir glauben?**

Inzwischen können sogar Teleportationen mit ganzen Atomen durchgeführt werden. *„Im Jahre 2004 gelang es zwei Arbeitsgruppen (Universität Innsbruck und NIST in Boulder Colorado) erstmals, Quantenteleportation mit Atomen (genauer: mit Ionen) durchzuführen" (https://de.wikipedia.org/wiki/Quantenteleportation#Fortschritte_seit_2004)*

Zu den gewissenhafteren unter den Parapsychologen sei Dean Radin zu rechnen. *vgl.*

- *eine kritische Sicht auf Radin: https://en.wikipedia.org/wiki/Dean_Radin*
- *zustimmend dagegen: https://psi-encyclopedia.spr.ac.uk/articles/dean-radin*

„Physik ist ein ehrliches Handwerk; erst wenn du das gelernt hast, darfst du darüber philosophieren." *vgl. https://www.sps.ch/artikel/physik-anekdoten/neues-zum-verhaeltnis-von-werner-heisenberg-und-carl-friedrich-von-weizsaecker-15/*

## zu 7. Naturwissenschaft als Segen und Alptraum: Wohin steuert die Menschheit?

Zur Zukunft der Menschheit:

- *https://www.welt.de/wissenschaft/article112447946/Die-Zukunft-der-Menschheit-wird-fantastisch.html*
- *https://www.spektrum.de/thema/zukunft-der-menschheit/1071127*
- *https://www.spektrum.de/news/geht-die-menschheit-und-die-wissenschaft-unter-interview-mit-martin-rees/1572718*
- *https://www.perlentaucher.de/buch/nick-bostrom/die-zukunft-der-menschheit.html*
- *https://www.stern.de/gesundheit/stephen-hawking-menschheit-*

*katastrophe-all-7198302.html*

- *https://www.faz.net/aktuell/wirtschaft/netzwirtschaft/zukunft-der-menschheit-kuenstliche-intelligenz-ueberall-15130736.html*
- *https://www.focus.de/wissen/videos/unwirtliche-zukunft-studie-zeigt-die-menschheit-macht-die-erde-unbewohnbar_id_4428383.html*
- *https://www.kaspersky.de/blog/earth-2050-launch/9845/*

**Was haben die ersten Menschen angerichtet?**

[...], der Homo erectus, nutzte wohl als erster Feuer für die Zubereitung von Nahrungsmitteln, vor etwa 800.000 Jahren. *Lt. Wikipedia sind die ältesten zweifelsfrei durch Homo erectus angelegten Feuerstellen etwa eine Million Jahre alt: https://de.wikipedia.org/wiki/Feuer#Alt-_und_Mittelsteinzeit*

[...] 35.000 bis 41.000 Jahre alte Elfenbein-Skulptur aus Hohlenstein-Stadel [...] *https://de.wikipedia.org/wiki/L%C3%B6wenmensch*

**War die landwirtschaftliche Revolution ein Fehler?**

[...] dass Harari das Leben der Jäger und Sammler zu positiv darstellt. *Die grausamen Seiten dieses Lebens betont Hands (2015), Kapitel 27, Absatz „Nomadic hunter-gatherer bands to settled farming comunities"*

[...] vereinte das Römische Reich mehr als 100 Millionen Menschen und unterhielt eine Armee mit bis zu 500.000 Soldaten. *vgl. Harari (2014), SF „The Roman Empire at its zenith [...]*

Begünstigt wurde diese Entwicklung durch eine neue Kulturtechnik: die Schrift. Wann und wo die erste Schrift aufkam, ist umstritten. *siehe*

- *https://de.wikipedia.org/wiki/Geschichte_der_Schrift#Die_%C3%A4ltesten_Schriften*
- *Hands (2015), SF „Most lingustics scholars consider the earliest writing systems were [...]"*

[…] bei den Vorsokratikern und Sophisten, reflektiert bei Platon und weiterentwickelt bei Aristoteles. *Meine persönliche Sicht dieser Denker siehe Bauer (2018), S. 39–171*

**Wie hat die wissenschaftliche Revolution unsere Welt und unser Bild von ihr verändert?**

Erdgeschichtlich betrachtet, haben sich all diese und viele andere Entwicklungen, die heute unser Leben prägen, in wenigen Sekundenbruchteilen ereignet: *vgl. https://de.wikipedia.org/wiki/Geologische_Zeitskala#Vergleich_Erdzeitalter_%E2%80%93_Ein_Tag (umgerechnet auf 24 Stunden)*

Vor 10.000 Jahren lag der Anteil der Menschheit und ihrer Tiere noch bei 0,1 Prozent, heute liegt er bei 98 Prozent. *siehe Dennett (2008), SF „According to MacCready's calculations (1999) […]"*

**Was hat der technische Fortschritt aus uns gemacht?**

[…] dass die Suizid-Rate in den entwickelten Ländern […] erheblich höher ist […] *so Harari (2016), SF „despite higher prosperity […]"*

**Hinweise zu 8. Moderne Theologie: Was bleibt von der Religion, wenn sie das heutige naturwissenschaftliche Weltbild übernimmt?**

So jedenfalls raten ihnen die Theologen ihrer Kirche […] *Zur theologischen Rezeption*

- *des Alten Testaments vgl. z. B. Albani u. a. (2002)*
- *des Lebens und der Lehre Jesu vgl. z. B. Theißen u. a. (³2001)*

**Worauf sind naturwissenschaftliche Methoden anwendbar, worauf nicht?**

Küng ist Theologe, also muss er doch wohl irgendwie begründen können, warum er an Gott glaubt. *zum Folgenden siehe insbesondere Küng (⁶1991) S. 624ff*

**Woran glaubt Küng, woran nicht?**

So schreibt er [*Küng*], dass der Himmel [...] *Küng (1982) S. 184f*

In „Credo" (⁵1995) schreibt er [...] *Küng (⁵1995) S. 145 und 148–150*

Küng lehnt die Vorstellung einer Seele, die vom Körper unabhängig weiterexistieren könnte, ab. *Küng (1982) S. 143*

Moderne Theologen behaupteten heute nicht mehr, dass Körper und Geist aus zwei ganz verschiedenen „Stoffen" bestünden. *Küng (2005) S. 189*

Auferweckung des Leibes heiße, dass bei Gott nichts verloren gegangen sei [...] *Küng (1982) S. 146*

Jesus, so Bultmann, sei „in die Verkündigung der Kirche hinein auferstanden". *bzw. „ins Kerygma", vgl. Theißen/Merz ( (³2001) S. 419f*

Er [*Küng*] hoffe „auf ein Sterben in die allererste-allerletzte Wirklichkeit, in Gott hinein [...]" *Küng (2005) S. 225*

**Was hält Küng von Nahtoderfahrungen?**

„kein Beweis, ja nicht einmal ein Indiz, für den Eingang in ein freundliches ewiges Licht"*Küng (1982) S. 36*

**Welche Glaubenserfahrungen lässt Küng gelten?**

[...] keiner und keine von ihnen [*den Naturwissenschaftlern*] würde auf die Idee kommen, sich mit einem solchen Datensalat zu beschäftigen, ohne [...] *vgl. Küng (2005) S. 102f*

## zu 9. Parapsychologie: Kann sie das heutige naturwissenschaftliche Weltbild erschüttern?

*Die Parapsychologie ist heftig umstritten. Wer sich von den Gegensätzen einen Eindruck verschaffen möchte, schlage zu den im Folgenden behandelten Themen und Personen jeweils doppelt nach:*

- *in der Wikipedia, die der Parapsychologie meist ablehnend gegenübersteht*
- *in der Psi Encyclopedia, die der Parapsychologie grundsätzlich positiv gegenübersteht: https://psi-encyclopedia.spr.ac.uk/*

*Vorsichtig, jedoch nicht grundsätzlich ablehnend urteilt Hands (2015) in Kapitel 32, Abschnitt „Psychic energy?"*

Die Nachfrage nach Bachblüten und homöopathischen Arzneimitteln, nach Astrologie und anderen esoterischen Angeboten [...] *vgl. https://www.tagesspiegel.de/wissen/parawissenschaft-rechtsdrehender-schnee/12912750.html*

Wenn Phänomene behauptet werden, die sich naturwissenschaftlich nicht erklären lassen: Sind solche Behauptungen wissenschaftlich überprüfbar? *zum Folgenden siehe https://www.tagesspiegel.de/themen/reportage/psi-test-an-der-universitaet-wuerzburg-gibt-es-beweise-fuer-uebersinnliche-kraefte/20175116.html*

### Was haben die frühen Parapsychologen herausgefunden?

Die Grundsätze, an denen sich Myers bei seinen Forschungen orientierte [...] *siehe*

- *Myers 1903) Chapter 1 (Introduction)*
- *Emily W. Kelly in Kelly u. a. (2007), Chapter 2*

**Wofür steht die Parapsychologie heute?**

[...] auch heute noch haben fast alle Parapsychologen einen wissenschaftlichen Hintergrund und arbeiten an Universitäten [...] *Zur Qualifikation einiger führender Parapsychologinnen und -psychologen siehe den Anhang zu Cardeña u. a. (Hg.) (2015) („About the Contributors")*

[...] dass unser Hund regelmäßig eine Viertelstunde vor der Ankunft meiner Frau unruhig wird [...]? vgl. *https://en.wikipedia.org/wiki/Rupert_Sheldrake#Dogs_That_Know_When_Their_Owners_are_Coming_Home_(1999)*

**Gibt es Schnittstellen zwischen der anerkannten und der Para-Wissenschaft?**

Edgar Wunder, selbst lange in der GWUP aktiv, warf der Gesellschaft Unsachlichkeit und weltanschauliche Voreingenommenheit vor. *siehe https://de.wikipedia.org/wiki/Gesellschaft_zur_wissenschaftlichen_Untersuchung_von_Parawissenschaften#Gegenpositionen*

„Nichts führt bei der Erforschung der Natur so sehr in die Irre wie der feste Glaube, dass bestimmte Arten von Phänomenen unmöglich seien." *„I believe there is no source of deception in the investigation of nature which can compare with a fixed belief that certain kinds of phenomena are* impossible" *(William James, zitiert von E. F. Kelly in seiner Introduction zu Kelly u. a. (2007)*

Nahm [...] zählt weitere Skeptiker-Organisationen auf [...]*siehe Nahm (2007) S. 205*

Auch die materialistische Sowjetunion ließ Psi-Phänomene untersuchen, um sie militärisch nutzbar zu machen [...] *vgl. Nahm (2007) S. 265*

[...] berichtet der Parapsychologe Etzel Cardeña (*1957) [...] von Wissenschaftlern, die ihm [...] persönliche Psi-Erfahrungen anvertraut haben, zu denen sie sich niemals öffentlich bekennen würden. *Cardeña, u. a. (Hg.) (2015): „I have had a number of scientists share with me in confidence personal experiences that they could not explain away, although they would not share them publically"*

**Unterdrücken Naturwissenschaftler persönliche Erfahrungen, die nicht in ihr Weltbild passen?**

Penny Sartori [...] berichtet, dass ihr mehrere Ärzte eigene Nahtoderfahrungen mitgeteilt haben. *Sartori (2014): „I spoke to a few who confided that they had actually experienced an NDE."*

- Rajiv Parti [...]

*Parti (2016) zu Beginn in seiner Introduction.*

**Was ist von Berichten über unerklärliche Phänomene zu halten?**

Auch heute noch werden in Afrika Frauen gelyncht, weil ihnen magische Kräfte zugeschrieben werden. *vgl. https://en.wikipedia.org/wiki/Witchcraft#Africa*

drei Beispiele [...], die alle auch bei Myers auftauchen. *In Myers (1903), Appendices to Chapter VI (Beispiel 1), to Chapter VII (Beispiele 2 und 3).*

**Beispiel 3: Eine Erscheinung gibt sich durch ein Zeichen zu erkennen**

[...] was immer wieder von sterbenden Dementen berichtet wird: dass sie kurz vor ihrem Tod plötzlich eine geistige Klarheit zeigen [...] *Terminale Geistesklarheit, siehe: https://psi-encyclopedia.spr.ac.uk/articles/terminal-lucidity*

Wie geht ein Skeptiker mit solchen Berichten um? Para-Skeptiker Douglas M. Stokes erläutert das am Beispiel eines erstaunlichen Wahrsage-Traums aus der Sammlung der Botanikerin und Parapsychologin Louisa Rhine (1891–1983): *Zu Beginn des 3. Kapitels von Cardeña u. a. (Hg) (2015)*

Bruce Greyson (*1946) begegnete als junger Psychiater einer Patientin, die [...] *https://youtu.be/acN2MQQYGWg*

**Lassen sich Psi-Phänomene im Labor nachweisen?**

[...] gesunkenen Respekt vor Wissenschaftlern generell. *vgl.*

- *https://www.faz.net/aktuell/wissen/leben-gene/die-meisten-psycho-studien-sind-zweifelhaft-13775182.html*
- *Hands (2015), Chapter 32, Abschnitt „Fraud"*

[...] Studien [...], nach denen Frauen, die sich für eine Abtreibung entscheiden, mit keinen gravierenden seelischen Folgen rechnen müssen.

1. *http://www.spiegel.de/gesundheit/schwangerschaft/abtreibungsgegner-vier-aussagen-im-faktencheck-a-1253778.html*

Was nun die Parapsychologie angeht, so war Stokes bereits 1974 an der Aufdeckung eines ihrer peinlichsten Skandale beteiligt. *vgl. Cardeña u. a. (Hg) (2015), Kapitel 3*

**Gibt es Studienergebnisse, die für die Realität von Psi-Phänomenen sprechen?**

Hier [*im Lotto*] beträgt die „Zufallswahrscheinlichkeit" [...] *vgl.*

- *https://lotto.web.de/lotto-gewinnwahrscheinlichkeit/*
- *https://www.gut-erklaert.de/mathematik/zehnerpotenzen-grosse-zahlen.html*
- *https://de.statista.com/themen/130/lotto/*

***- Versuche mit Karten / Weitere Laborversuche***

*zu parapsychologischen Laborversuchen vgl.*

- *Nahm (2007) S. 214ff*
- *Cardeña u. a. (Hg) (2014)*

***- Psi bei Tieren***

*Nahm (2007) S. 243–260*

**Exkurs: Wunder**

*Zu Wundern und Wunderglaube vgl.*

- *https://www.spiegel.de/panorama/leute/indien-prahlad-jani-der-angeblich-jahrzehntelang-ohne-essen-lebte-ist-tot-a-a2cdc7b4-3696-4f1b-aee3-98acc361bb61*
- *https://www.spiegel.de/netzwelt/web/cyber-apostel-katholische-kirche-spricht-carlo-acutis-selig-a-875f5d5f-feb5-4bd7-b043-40eeb44fb9b8*
- *https://www.youtube.com/watch?v=2Kz4OgXsN1w*
- *Zum Umgang der Parapsychologie mit religiösen Wundern siehe Kelly u. a. (2007), darin unter anderem Chapter 3, Abschnitt „Stigmata"*

**Ist Psi normal?**

[...] weigern sich Naturalisten schlicht, alle Tatsachen zur Kenntnis zu nehmen, die mit ihrem Weltbild unvereinbar sind? *vgl. Kelly u. a. (2007): „[...] some of the most relevant kinds of data [...] have been systematically excluded from contemporary scientific and philosophic discussions"*

Damals habe er [*John Searle*] „mehr Leidenschaft bei den Anhängern der Computer-Theorie angetroffen als bei den Anhängern der traditionellen religiösen Seelenlehre". *zitiert nach Kelly u. a. (2007): „[...] I have encoutered more passion from adherents of the computational theory of the mind than from adherents of traditional religious doctrines of the soul."*

## Hinweise zu 10. Nahtoderfahrungen: Sind sie nur Illusion?

*Zur weltanschaulichen Relevanz von Nahtoderfahrungen*

- *pro und contra: https://www.theologie-naturwissenschaften.de/startseite/leitartikelarchiv/nahtoderfahrung/*
- *skeptisch: https://www.theologie-naturwissenschaften.de/startseite/leitartikelarchiv/nahtoderfahrungen-religionswissenschaft/*

## Wie real sind Nahtoderfahrungen?

[...] den Fall von Pam Reynolds (1956–2010) [...] *Nach Rivas u. a. (2016), Case 3.29. Vgl. außerdem:*

- *skeptisch: https://en.wikipedia.org/wiki/Pam_Reynolds_case*
- *zustimmend: https://psi-encyclopedia.spr.ac.uk/articles/pam-reynolds-near-death-experience*

## Wie steht die Ex-Parapsychologin Susan Blackmore zu Nahtoderfahrungen?

[...] zunächst sehr glaubwürdig erscheinende Persönlichkeiten der Parapsychologie als Betrüger entlarvt [...] *Beispielsweise schildert sie in Blackmore (2017) den Fall Sylvia Browne.*

Das gesamte Universum bestehe aus demselben Stoff, ob dieser nun materiell sei oder nicht, schreibt sie in „Seeing Myself" (2017) *Blackmore (2017), SF „only one kind of stuff"*

## Warum lehnt Blackmore einen Transzendenz-Horizont ab?

Unbelastet von Gott, freiem Willen und Jenseitsperspektive [...] *vgl. Blackmore (2017), „[...] giving up free will and living without its burden may be hard but is not impossible – I know, because that's how I live [...]"*

[...] schildert Blackmore, warum sie sich von der Jenseits-interessierten Nahtod-Forschung nichts verspricht: *In Kapitel 17, „Back to That Night in November", SF „Again and again the arguments come back to whether someone actually saw something they should not have been able to see, or [...]"*

**Gibt die AWARE-Studie den Naturalisten recht?**

[...] die 2014 veröffentlichte AWARE-Studie des britischen Kardiologen Sam Parnia [...] *https://psi-encyclopedia.spr.ac.uk/articles/aware-nde-study Bruce Greyson hat mit Nahtoderfahrenen über AWARE gesprochen. Sie sagten ihm, „this was the most ridiculous thing they had ever heard. They said: 'Imagine finding yourself out of your body for the first time. And they are trying to resuscitate you. Are you going to look around in the room for some meanless target?'" (https://www.youtube.com/watch?v=acN2MQQYGWg ab Minute 26:03)*

**Was hält uns davon ab, uns außergewöhnlichen Erfahrungen zu öffnen?**

Parti berichtet [...]
*Parti (2016) in seiner Einleitung*

**Was steht auf dem Spiel?**

[...] Fall eines Patienten, der im Nachhinein sehr genau beschreiben konnte, wie seine Wiederbelebung verlaufen war [...] *Sartori (2014), SF Patient 10*

Ein anderer Patient hatte auf dem Sterbebett die Vision einer kürzlich verstorbenen Verwandten, von deren Tod er nichts gewusst hatte [...] *Sartori (2014), SF Patient 11*

„Materialistische Argumente reichen nicht aus, um die äußerst komplexen Nahtoderfahrungen zu erklären." *Sartori (2014), SF „materialist arguments do not suffice when trying to explain the very complex nde "*

Die Wendung zum Positiven kann sich bei der Anrufung Gottes oder Jesu ereignen, wie ich es beispielsweise bei Howard Storm gelesen habe. *Storm (2005), Beginn des 4. Kapitels*

Vereinzelt begegnet Jesus als spirituelle Gestalt allerdings auch in Erfahrungen außerhalb des Christentums. *vgl. https://www.near-death.com/science/research/jesus.html, darin: „Dr. PMH Atwater [...] discovered that religious figures usually conform to the predominant religion the experiencer was exposed to, but not always. Jesus has appeared in near-death scenarios of Jewish people, for instance [...]"*

Sartori führt die Erfahrung einer Muslima mit Jesus an. *Sartori (2014), SF „[...] case of a young Muslim girl who saw Jesus [...]"*

Und als Rajiv Parti einen christlichen Freund im Sterbeprozess begleitet, hat er ebenfalls eine Vision von Jesus, obwohl er selbst Hindu ist. *Parti (2016), Kapitel 24 „A Shared-Death Experience"*

## zu 11. Im Angesicht von Leid und Tod: Was trägt, wenn es ernst wird?

### Was lässt sich im Hospiz lernen?

*Die folgenden Ausführungen basieren vor allem auf meinen persönlichen Eindrücken aus dem Grund- und Aufbaukurs „‚Leben und Sterben begleiten' – Ausbildung zur ehrenamtlichen Begleitung von Menschen am Lebensende" unter Leitung der Seelsorgerin Heide Bitto von Oktober 2014 bis Juni 2015 im Wiesbadener Hospiz Advena sowie auf der sich anschließenden ehrenamtlichen Mitarbeit im Hospiz bis Oktober 2015.*

### Was zählt am Ende?

Dazu teilt Richard Dawkins in „Gotteswahn" die Erfahrung der Leiterin eines Altersheims mit [...] *Dawkins (2008), Seite 496*

Er *[der Text]* geht zurück auf den Rabbiner Maurice Lamm. *Originalfassung: „Inside the womb. A Parable by Maurice Lamm, inspired by Israeli rabbi Y. M. Tuckachinsky", aus: Maurice Lamm, The Jewish Way in Death and Mourning, New York: Jonathan David Publishers 1969, S. 222-224*
*Zu Rabbi Maurice Lamm vgl. https://www.chabad.org/news/article_cdo/aid/3372883/jewish/Rabbi-Maurice-Lamm-86-Author-Teacher-Scholar-Pulpit-Rabbi.htm*

**Wer war Christopher Hitchens?**

Seine Reflexionen aus dieser letzten Lebensphase, veröffentlicht drei Jahre nach seinem Tod […] *Hitchens (2012) (first trade edition May 2014)*

Das […] „war ein besseres Tagewerk als alles, was ich jemals getan habe". *Hitchens (2010): „Sending an Nazi convoy raider to the bottom is a better day's work than any I have ever done"*

[…] die Telefonate waren nicht durchgestellt worden [...] *Hitchens (2010), SF „the operator had failed to connect"*

Auf den Atheist Hitchens trifft das nicht zu: […] *vgl. das Vorwort von Graydon Carter zu Hitchens (2012)*

In Sarajewo überließ Hitchens einmal unter Beschuss seine kugelsichere Weste [...] *Hitchens (2007), deutsche Ausgabe S. 230*

**Warum hasste Hitchens die Religion?**

Ein Jahr vor seinem Tod führte Hitchens eine öffentliche Debatte mit dem britischen Ex-Premierminister Tony Blair […] *Am 26.11.2010: https://www.youtube.com/watch?v=OViqEncLRC4*

[…] Schadenfreude über die ewigen Qualen der Verdammten [...] *Hitchens (2007) nennt auf S. 76 den Kirchenvater Tertullian*

Sie sind, wie Wissenschaftler sagen würden, „nicht einmal falsch". *vgl. auch zum Folgenden „Hitchens's Razor:" „What can be asserted without evidence can also be dismissed without evidence" (https://en.wikipedia.org/wiki/Hitchens%27s_razor)*

Die Kirche stellte dem Nazi-Staat ihre Kirchenbücher zur Verfügung, damit [...] *zu Kirche und Nationalsozialismus siehe Hitchens (2007), S. 286ff der deutschen Ausgabe*

Stalin hielt sich seine Marionettenkirche. *Hitchens (2007), S. 295 der deutschen Ausgabe*

[…] die nordkoreanische Herrscherdynastie propagiert einen quasireligiösen Ahnenkult [...] *zu Nordkorea siehe Hitchens (2007), S. 298–300 der deutschen Ausgabe*

**Wie reagierten die Frommen auf die Nachricht von Hitchens' Erkrankung?**

„Wie weise es doch Gott eingerichtet hat", sinnierten manche [...] *siehe (auch zum Folgenden) Hitchens (2012), SF „God's revenge for him using his voice to blaspheme him"*

**Was empfiehlt Hitchens für den Umgang mit Schwerstkranken?**

[...] eine Etiquette für den Umgang mit Krebskranken […] *siehe Hitchens (2012), SF „etiquette"*

Am 8. Oktober 2011, als er mit dem Richard-Dawkins-Award geehrt wurde […] *https://www.youtube.com/watch?v=aFqIiddsoKM*

## zu 12.
## Nachwort

[...] der Atheismus wird niemals aussterben. Sogar im Mittelalter [. . .]
*zu Atheismus im Mittelalter vgl. Weltecke (2010) (https://hpd.de/node/11174)*

- *https://www.spiegel.de/spiegelgeschichte/mittelalter-zweifel-an-gottes-existenz-a-1016293.html*

Religiosität scheint in einem erheblichen Ausmaß genetisch bedingt zu sein. *vgl.*

- *https://en.wikipedia.org/wiki/Religiosity#Genes_and_environment*
- *https://www.theo-web.de/zeitschrift/ausgabe-2002-01/angel02-1-2.pdf*

[...] Die Akzeptanz oder Nichtakzeptanz des Naturalismus habe „im Großen und Ganzen keine Auswirkungen auf die wissenschaftliche Forschung" (Nagel 2016, S. 12). *Hands (2015) zitiert dazu Edward O. Wilson: „The most productive scientists, installed in million-dollar laboratories, have no time to think about the big picture unad see little profit from it [...]" und fährt fort: „Few scientists transcend their specialist field to address fundamental questions of human existence such as what are we? The few who do rarely engage in open-minded debate."*

**Wie stehe ich dazu?**

[...] als angehenden Tierärzten noch beigebracht wurde, dass Tiere keinen Schmerz empfinden könnten [...] *siehe https://de.wikipedia.org/wiki/Schmerzempfinden_von_Tieren, darin „[...] nachdem bis in die 1980er Jahre Studenten gelehrt wurde, dass Tiere keinen Schmerz empfinden würden"*

Damals grübelte ich über einer Zusammenstellung katholischer Lehrdokumente. *Dem „Neuner-Roos", vgl. http://kathpedia.com/index.php?title=Neuner-Roos*

Dieser Verantwortung werden sie [*die Wissenschaftler*] nicht gerecht, wenn sie sich auf ihre Autorität als Fachwissenschaftler berufen, um persönliche Meinungen, die ihre Fachkompetenz überschreiten, als unumstößliche Fakten darzustellen. *vgl. Hands (2015): „[…] they believe the material cosmos* is *all that exists […]. However, such a view is itself unscientific […]"*

„Der Weg der Wissenschaft ist gepflastert mit abgelegten Theorien, die einst als selbstevident galten". *Popper, „Die offene Gesellschaft und ihre Feinde" (1945), Kapitel 11, Abschnitt II, zitiert nach Popper (²1997), S. 78*

[...] weil mir ihre Lebensweisheiten unmittelbar einleuchten. *vgl. dazu beispielsweise Ring u. a. (2006)*

„Wer in den empirischen Wissenschaften strenge Beweise verlangt (oder strenge Widerlegungen), wird nie durch Erfahrung eines Besseren belehrt werden können", kritisiert Karl Popper[...] *In „Die wissenschaftliche Methode" (1934), zitiert nach Popper (²1997), S. 122*

# Literatur

Albani, Matthias und Martin Rösel (2002): Altes Testament
Alexander, Eben (2017): Living in a Mindful Universe. A Neurosurgeon's Journey into the Heart of Consciousness
Baker, Joanne (2015): 50 Schlüsselideen Quantenphysik
Blackmore, Susan (2017): Seeing myself. What Out-of-body Experiences Tell Us About Life, Death and the Mind
Blum, Deborah (2006): Ghost Hunters. William James and the Search for Scientific Proof of Life After Death
Bauer, Gregor (2018): Von Homer zu Jesus. Sinnangebote der klassischen und biblischen Antike. Unveränderte Neuauflage von „Der Weise und sein Schatten", 2014
Camejo, Silvia Arroyo ([4]2015): Skurrile Quantenwelt
Capelle, Wilhelm (Herausgeber) ([9]2008): Die Vorsokratiker. Die Fragmente und Quellenberichte
Cardeña, Etzel u. a. (Herausgeber) (2014): Varieties of anomalous experience: Examining the scientific evidence
Cardeña, Etzel u. a. (Herausgeber) (2015): Parapsychology. A Handbook for the 21st Century
Dawkins, Richard (1986): The Blind Watchmaker
ders. (1996): Climbing Mount Improbable
ders. (1998): Unweaving the Rainbow
ders. (2006, deutsche Ausgabe 2008): The God Delusion (zu Deutsch unter dem Titel „Der Gotteswahn")
ders. (2011): The Magic of Reality: How We Know What's Really True
Dennett, Daniel (2008): Den Bann brechen. Religion als natürliches Phänomen
ders. (2017): From Bacteria to Bach and Back. The Evolution of Minds
Ditfurth, Hoimar von ([3]1982): Wir sind nicht nur von dieser Welt.

Naturwissenschaft, Religion und die Zukunft des Menschen
Dürr, Hans-Peter (Hg.) (1986, Sonderausgabe 1988): Physik und Transzendenz. Die großen Physiker unseres Jahrhunderts über ihre Begegnung mit dem Wunderbaren. Mit Beiträgen von David Bohm, Niels Bohr, Max Born, Arthur Eddington, Albert Einstein, Werner Heisenbaerg, James Jeans, Pascual Jordan, Wolfgang Pauli, Max Planck, Erwin Schrödinger und Carl Friedrich von Weizsäcker
Englisch, Andreas ([3]2006): Gottes Spuren. Die Wunder der katholischen Kirche
Fischer, Ernst Peter (2010, als E-Book 2011): Die Hintertreppe zum Quantensprung. Die Erforschung der kleinsten Teilchen von Max Planck bis Anton Zeilinger
Frankopan, Peter (2016): The Silk Roads. A New History of the World
Freistetter, Florian (2018): Hawking in der Nussschale. Der Kosmos des großen Physikers
Godin, Christian (2016): Die Geschichte der Philosophie für Dummies
Gurney, Edmund u. a. (1886): Phantasms of the living
Hagan, John C. u. a. (Hg.) (2017): The Science of Near-Death Experiences
Hands, John (2015): Cosmo Sapiens. Human Evolution from the Origin of the Universe
Harari, Yuval Noah (2014): Sapiens. A Brief History of Humankind
ders. (2016): Homo Deus. A Brief History of Tomorrow
ders. (2018): 21 Lessons for the 21st Century
Hawking, Stephen (2018): Kurze Antworten auf große Fragen
Hitchens, Christopher (2007): God Is Not Great. How Religion Poisons Everything (deutsche Ausgabe 2007: Der Herr ist kein Hirte. Wie Religion die Welt vergiftet)
ders. (2010): Hitch-22. A Memoir
ders. (2012): Mortality
Holden, Janice Miner, EdD (Hg.) (2019): Journal of Near-Death Studies, 37 (3) (Zeitschrift der International Association of Near-Death Studies)
Jaeger, Lars (2015): Die Naturwissenschaften. Eine Biographie
Jaspers, Karl (1949): Vom Ursprung und Ziel der Geschichte
Kastner, R. (2015): Where did this wrong idea of quantum theory implying consciousness come from? (https://transactionalinterpretation.

org/2015/10/02/where-did-this-wrong-idea-of-quantum-theory-implying-consciousness-come-from-quantum-physicists/)
Kelly, Edward F. u. a. (Herausgeber) (2015): Beyond Physicalism. Toward Reconciliation of Science and Spirituality.
Kelly, E. F. u. a. (2007): Irreducible mind: Toward a psychology for the 21st century
Küng, Hans ([6]1991, © 1978 Piper): Existiert Gott? Antwort auf die Gottesfrage der Neuzeit. Deutscher Taschenbuch Verlag München
ders. (1982): Ewiges Leben?
ders. ([5]1995): Credo. Das Apostolische Glaubensbekenntnis – Zeitgenossen erklärt
ders. (2005): Der Anfang aller Dinge. Naturwissenschaft und Religion
ders. ([4]2006): Der Islam. Geschichte, Gegenwart, Zukunft. München
Kuhn, Thomas Samuel (1973): Die Struktur wissenschaftlicher Revolutionen
Lesch, Harald (2017): Kosmologisch. Der Anfang von allem – die Entstehung des Himmels – vom Stein zum Leben
Lewis, Geraint F. und Luke A. Barnes (2016): A Fortunate Universe. Life in a Finely Tuned Cosmos
Lommel, Pim van ([4]2011): Endloses Bewusstsein. Neue medizinische Fakten zur Nahtoderfahrung
Lucadou, Walter von (2012): Die Geister, die mich riefen. Deutschlands bekanntester Spukforscher erzählt
Mayer, Gerhard u. a. (Hg.) (2014): An den Grenzen der Erkennntni. Handbuch der wissenschaftlichen Anomalistik
Metzinger, Thomas (2014): Der Ego-Tunnel. Eine neue Philosophie des Selbst: Von der Hirnforschung zur Bewusstseinsethik
Myers, Frederic W. H. (1903): Human personality and its survival of bodily death
Nahm, Michael (2007): Evolution und Parapsychologie als Grundlagen für eine neue Biologie und die Wiederbelebung des Vitalismus
Neyer, Andreas (2017): Spuren einer Welt hinter der Welt: in Nahtodforschung und Quantenphysik
Neyer, Andreas (2021): Wissenschaft und Glaube – Quantenphysik und Nahtoderfahrung

Nordengen, Dr. Kaja (2018): Wer schneller denkt, ist früher klug. Alles über das Gehirn
Parti, Rajiv (2016): Dying to Wake Up. A Doctor's Voyage into the Afterlife and the Wisdom He Brought Back
Popper, Karl ([2]1997): Lesebuch
Ring, Kenneth und Evelyn Elsaesser-Valarino (2006): Lessons from the Light. What We Can Learn from the Near-Death Experience
Rivas, Titus Rivas u. a. (2016): The Self Does Not Die. Verified Paranormal Phenomena from Near-Death Experiences
Sartori, Penny (2014): The Wisdom of Near-Death Experiences. How Understanding NDEs Can Help Us Live More Fully
Schäfer, Lothar (2004): Versteckte Wirklichkeit: Wie uns die Quantenphysik zur Transzendenz führt
Schmidt-Salomon, Michael (2014): Manifest des evolutionären Humanismus: Plädoyer für eine zeitgemäße Leitkultur
Schumannn, Siegfried (2019): Bewusstsein unabhängig vom Gehirn – empirische Belege? Eine Literatursichtung mit Blick auf Willensfreiheit und einen möglichen Paradigmenwechsel
Schweer, Wennemar (2012): Hoffnung über den Tod hinaus? Nahtoderfahrungen, Nachtodkommunikation und christlicher Glaube
Stapp, Henry P. (2015): A Quantum-Mechanikal Theory of the Mind/ Brain Connection. In: Kelly u. a. (Hg) (2015): Beyond Physicalism (siehe oben)
Storm, Howard (2005): My Descent Into Death. A Second Chance at Life
Theißen, Gerd und Annette Merz ([3]2001): Der historische Jesus. Ein Lehrbuch
Weltecke, Dorothea (2010): „Der Narr spricht: Es ist kein Gott" – Atheismus, Unglauben und Glaubenszweifel vom 12. Jahrhundert bis zur Neuzeit
Widenmeyer, Markus (Herausgeber) Das geplante Universum. Wie die Wissenschaft auf Schöpfung hindeutet
Zander, Hans Conrad (2009): Dummheit ist Sünde: Thomas von Aquin im Interview mit Hans Conrad Zander

* * *